U0189215

Salvage Therapy for Prostate Cancer

前列腺癌挽救性治疗

原著　[英] Sanchia S. Goonewardene

　　　[英] Raj Persad

　　　[美] Karen Ventii

　　　[美] David Albala

　　　[英] Declan Cahill

主译　姚旭东

中国科学技术出版社

· 北　京 ·

图书在版编目（CIP）数据

前列腺癌挽救性治疗 /（英）桑奇亚·S. 古内瓦德内 (Sanchia S. Goonewardene) 等原著；姚旭东主译 . —北京：中国科学技术出版社，2023.8

书名原文：Salvage Therapy for Prostate Cancer

ISBN 978-7-5046-9998-5

Ⅰ . ①前… Ⅱ . ①桑… ②姚… Ⅲ . ①前列腺疾病—癌—治疗 Ⅳ . ① R737.255

中国国家版本馆 CIP 数据核字 (2023) 第 039067 号

著作权合同登记号：01-2022-5978

策划编辑	宗俊琳	郭仕薪
责任编辑	延　锦	
文字编辑	张　龙	
装帧设计	佳木水轩	
责任印制	徐　飞	

出　　版	中国科学技术出版社
发　　行	中国科学技术出版社有限公司发行部
地　　址	北京市海淀区中关村南大街 16 号
邮　　编	100081
发行电话	010-62173865
传　　真	010-62179148
网　　址	http://www.cspbooks.com.cn

开　　本	889mm×1194mm　1/16
字　　数	309 千字
印　　张	13.5
版　　次	2023 年 8 月第 1 版
印　　次	2023 年 8 月第 1 次印刷
印　　刷	北京盛通印刷股份有限公司
书　　号	ISBN 978-7-5046-9998-5/R·3018
定　　价	168.00 元

译者名单

主 译　姚旭东

译 者　（以姓氏笔画为序）

于 洋　艾麦提阿吉·喀迪尔

叶 林　刘晟骅　许天源

杨 斌　沈立亮　张文涛

姚旭东　耿 江　郭三维

郭长城　彭 波

内容提要

本书引进自 Springer 出版社，由国际知名泌尿外科专家 Sanchia S. Goonewardene 和 Raj Persad 联合相关专家共同编写，详细介绍了前列腺癌挽救性治疗的各种策略、方法及结局，凝聚了泌尿外科、放射诊断科、放射治疗科、病理科等各学科著名专家的智慧与经验，涵盖了前列腺癌挽救性治疗的最新实践，反映了前列腺癌治疗分支领域的最高水平。全书共 21 章，重点阐述了开放式、腹腔镜和机器人挽救性根治性前列腺切除术的系统评价，详尽列举了复发诊断、手术技巧与治疗特点，探讨了 MRI 和 PET/CT 在复发性前列腺癌挽救性治疗中的应用，介绍了挽救性放射治疗、局灶治疗后挽救性治疗、挽救性冷冻疗法、近距离放射治疗后的挽救性近距离放射治疗、挽救性淋巴结清扫术等内容，极大丰富了挽救性治疗的知识内涵。最后，还对临床医生、患者、家属非常关心的挽救性治疗后排尿及性功能问题，进行了全面分析和总结。本书内容实用、聚焦前沿，可为一线工作的泌尿外科医生、放疗科医生、泌尿肿瘤专业研究生及前列腺癌患者提供参考。

译者前言

  Salvage Therapy for Prostate Cancer 一书是针对局限性前列腺癌患者初始治疗失败后进行挽救性治疗的临床实践指南。前列腺癌局灶治疗后的挽救性治疗具有挑战性，与初始前列腺癌治疗相比，其并发症发生率更高，肿瘤控制和功能预后不易预测。该书涉及放射治疗失败后挽救性手术、放射治疗失败后再放射治疗、手术失败后放射治疗等内容，还涉及初始治疗选择激光技术、微波消融、高能聚焦超声（high intensity focused ultrasound，HIFU）或冷冻疗法等新型局灶治疗失败后的挽救性治疗临床决策和结局。同时，该书还阐述了前列腺癌初始治疗后局部区域的病理特点、挽救性治疗方法选择的决策理由、影响治疗预后的多种因素，以及各种影像学方法。书中对多种挽救性治疗手段、治疗方法适应证选择、治疗技巧、判断预后等都有清晰描述，可帮助读者了解挽救性治疗的丰富内涵，掌握前列腺癌临床特点及治疗意义。

  Sanchia S. Goonewardene 教授和 Raj Persad 教授是世界知名的泌尿外科专家。有幸翻阅 *Salvage Therapy for Prostate Cancer* 一书，发现其临床实用性强、数据可靠、治疗方法前卫、逻辑严谨、图表清晰。著者通过 21 章全面囊括了前列腺癌挽救性治疗方法和结局，反映了前列腺癌治疗学的最新动态和前沿水平。

  本书的诸位译者均是同济大学附属第十人民医院泌尿外科从事临床一线工作的医师，在 COVID-19 大流行期间，大家积极抗疫之余，辛苦编译，为本书的出版面世付出了巨大的努力和辛勤的汗水，在此表示衷心的感谢！

  由于书中涉及的专业术语众多，加之中外语言表达习惯有所差别，尽管翻译过程中我们反复斟酌，希望能够准确表达原著者的本意，但中文翻译版中仍可能存在一些疏漏或欠妥之处，恳请各位学界前辈、同仁和读者批评指正！

同济大学附属第十人民医院 姚旭东

原书前言

　　欢迎阅读 *Salvage Therapy for Prostate Cancer*。我很高兴代表我和我的团队为您展示这些内容。前列腺癌挽救性治疗是一个对患者和临床医生来说都很值得探讨的话题，而本书正是专门为临床医生编写的。多年前，当年轻的我作为一名医生在盖伊医院和圣托马斯医院工作时，便遭遇了这一困境。显然，临床医生和患者不得不面临治疗瓶颈。患者前列腺癌的主要治疗失败了，下一步要怎么做？因为这一阶段的治疗方法很有限，或者说没有治愈性的治疗方式。现在，人们对前列腺癌的治疗积累许多经验，我觉得有必要将这些经验汇总介绍给更多人，所以便有了编写本书的想法。

　　我们很幸运与来自世界各地的专家共同编写本书。书中探讨了很多临床需要处理的困难话题，从哪种类型的挽救性疗法最好，到观察治疗结果，以及何时可使用何种疗法。此外，本书还探讨了复发性前列腺癌的诊断等话题，以及更多基于临床试验的治疗方法，如 HIFU 和冷冻疗法。最重要的是，要始终将患者的护理工作放在首位，只有这样做，您才会一直获得成功。

Sanchia S. Goonewardene

Southend, UK

Karen Ventii

Boston, MA, USA

Raj Persad

Bristol, UK

David Albala

Syracuse, NY, USA

Declan Cahill

London, UK

原著者简介

Sanchia S. Goonewardene, MBChB (Hons. Clin.Sc), BMedSc (Hons), PGCGC, Dip.SSc, MRCS (UK), MPhil

毕业于伯明翰医学院，获得临床科学荣誉学位和医学遗传学和分子医学学士学位。在工作之余致力于泌尿外科学术界的发展，以她的名义发表了超过 627 篇论文，其中 2 篇论文在相关领域（生物医学图书馆）中被引用次数排名第一，并为泌尿外科学术界做出了重大贡献。她此后增选为欧洲泌尿外科学会前列腺癌生存和支持治疗协分委会的成员，并且是 EAU 慢性盆腔疼痛指南小组的候选委员。她是 EAU 主导的挽救性前列腺切除术研究的英国负责人。作为合作者，她还为 BURST IDENTIFY 研究做出了贡献。

她的研究使其需要获得哲学硕士学位，这项工作随后被起草为 PCUK 的文件，并得到 NICE 的认可。她的研究选修课获得了惠康信托基金的资助。她也是泌尿外科基金会的校友，她赞助了一次前往 USANZ 实习周的活动。她还出版了四部著作：*Core Surgical Procedures for Urology Trainees*（10 826 次下载）、*Prostate Cancer Survivorship*（7773 次下载）、*Basic Urological Management*（13 943 次下载）和 *Management of Non Muscle Invasive Bladder Cancer*（19 639 次下载）。

她曾在伦敦国王学院和盖伊医院发表她的第一篇论文（BMedSci 学位，获得一等奖，学生论文得分 95%）。最近，她获得了 *Journal of Robotic Surgery* 的第一副主编职位，并担任泌尿外科编辑。她是 *World Journal of Urology* 的编委，并被邀请担任前列腺癌挽救性治疗特刊的客座编辑。她还是 BMJ 病例报告的审查委员会成员。此外，她是国际尿失禁协会盆底功能障碍和良好尿动力学实践小组的成员，是 ICS 摘要审稿人，并曾担任 ICS 的 EPoster 主席。最近，她成了 2020 年 ICS 大使和 ICS 导师。她还在 ERUS 主持了实时转播手术，并在 ERUS 青年学术泌尿外科部门介绍了她的工作。

Raj Persad, MB, BS, ChM, FRCS (Eng)

于 1996 年被任命为布里斯托尔泌尿外科和男科顾问。

在他的临床工作中，他是英国最有经验的盆腔肿瘤外科医生之一，并且是英国最早实施女性浸润性膀胱癌的膀胱全切术及新膀胱重建术的术者之一。多年来，为了改善肿瘤学和功能学预后，他一直专注于精准手术技术，其中包括使用达·芬奇机器人进行辅助腹腔镜根治性前列腺切除术；用于前列腺癌微创非手术治疗的高能聚焦超声（HIFU）；以及直肠垫片和基准标记物的精确放置，用于优化前列腺癌影像引导下放射治疗的结果。

在诊断领域，他是为 PSA 升高的患者开发前列腺 MRI 融合穿刺活检的英国主要倡导者之一。这优化了肿瘤诊断准确性，并将经直肠活检相关的临床风险和败血症降至最低。他已将前列腺的认知经会阴活检和前列腺的融合活检发展成一门艺术。

Persad 教授是治疗有症状良性前列腺的微创技术的英国先驱，可替代经尿道前列腺切除术（transurethral resection of prostate，TURP）。这些技术包括根据患者偏好在全身或局部麻醉下进行的 Urolift（前列腺尿道提升）手术，以及 REZUM（前列腺蒸汽治疗）。他还用绿激光治疗良性前列腺增生（benign prostatic hyperplasia，BPH）。如果 BPH 的药物治疗失败或患者不能耐受，所有这些手术均由 Persad 教授主刀，就如同传统的 TURP 一样。

Persad 教授也是英国治疗勃起功能障碍的权威。他为所有男性患者提供最佳药物治疗，并接诊过大量糖尿病患者或接受过前列腺切除术且需要恢复勃起功能的患者。如果保守疗法因勃起药物疗法或使用医疗器械而失败，他可以提供最先进的阴茎假体置入术。Persad 教授还治疗各种严重程度的 Peyronie 病引起的畸形，在其早期阶段提供治疗性注射，如果治疗失败，则根据患者需要提供各种类型的手术矫正。

Persad 教授在显微外科输精管切除术恢复生育能力方面拥有 25 年的经验，并且在英国取得了一些较好的治疗结果。他还为更复杂的患者提供附睾 – 血管造口术。未来，他将与布里斯托尔生殖医学中心合作提供男性不育手术，如微型 TESE（睾丸提取精子），以优化辅助受孕技术。

在学术上，Persad 教授广泛参与了布里斯托尔大学、匹兹堡大学、伦敦大学和牛津大学的研究，其中包括早期膀胱癌和前列腺癌的诊断，以及这些疾病的最新的影像学和治疗策略。他曾领导一个研究小组致力于改进晚期前列腺癌领域的激素治疗和免疫治疗（BPCRN）策略。他是 MRC、EORTC、CRUK 和 NCRN 赞助的许多国家和国际研究的首席研究员和合作者。他获得了来自英国机构和美国国立卫生研究院的 450 万英镑研究资助，并在泌尿外科领域发表了 300 多篇科学研究和出版了 7 部专著。

他与布里斯托尔的科学家和临床医生一起，是富有成效的 BRC（生物医学研究中心）的成员，该中心在癌症领域有许多影响深远的临床和科学影响，并且是前列腺癌生活方式干预的 PReVENT 和 PREEMPT 临床试验的外科首席研究员。他与 Chris Melhuish 教授在医疗机器人方面开展了一项创新研究计划，以通过机器人辅助来增强手术和放射治疗方式。

除了在大学和 NHS 临床工作之外，他还访问发展中国家（如坦桑尼亚）的医院帮助培训初级医生和其他医疗保健专业人员。

Karen Ventii, BSc, MSc, PhD

哈佛训练有素的医疗保健传播专家，在肿瘤学和泌尿学领域拥有超过 10 年的经验。作为哈佛大学的访问学者，她对继续医学教育的发展趋势进行了独立研究，旨在缩小证据与实践之间的差距。她的研究是与 Aria F. Olumi 博士（哈佛医学院的 Janet & William DeWolf 外科 / 泌尿外科教授、Beth Israel Deaconess 医疗中心泌尿外科主任和美国泌尿外科协会研究主席）合作进行的。

在她的整个职业生涯中，Ventii 博士参与了学术和制药领域的众多医学教育计划，如 NIH 拓宽科学培训经验（BEST）计划，旨在增加早期职业科学家的培训机会，并为他们在动态生物医学领域的职业选择做好准备。Ventii 博士还撰写了许多以肿瘤学和泌尿学为重点的出版物，包括一篇关于前列腺癌生物标志物的综述文章，该文章被评选为 2014 年肿瘤学顶级综述之一。

Ventii 博士曾与多家专注于肿瘤学的全球医疗保健公司合作，并负责多个客户的内容开发、内容编辑、出版和支持战略规划。

Ventii 博士拥有佐治亚州亚特兰大埃默里大学的生物化学博士学位，以及宾夕法尼亚州匹兹堡杜肯大学的理学学士学位和生物学硕士学位。完成博士学位后，她继续在 Winship 癌症研究所进行研究，研究乳腺癌易感基因相关蛋白 1（BAP1）肿瘤抑制蛋白的生化特性。她的研究已发表在 *Cancer Research* 和 *Biochemistry and Oncology* 等期刊上，并在国家会议上以口头和海报形式展示了她的工作。

David Albala, MD

毕业于宾夕法尼亚州伊斯顿的拉斐特学院，获得地质学学位。他在密歇根州立大学完成了医学院的培训，然后在达特茅斯希区柯克医学中心完成了他的外科住院医师实习。此后，Albala 博士在 Ralph V. Clayman 的指导下成为华盛顿大学医学中心的泌尿外科研究员。

他在芝加哥洛约拉大学医学中心执业，并在 8 年内从讲师晋升为泌尿学和放射学正教授。10 年后，他成为北卡罗来纳州杜克大学医学中心的终身教授。在杜克大学，他是泌尿外科奖学金的联合主任，以及微创和机器人泌尿外科中心的主任。他在同行评议期刊上发表了 180 多篇文章，并撰写了 5 部关于泌尿外科和普通泌尿外科的著作。他是 *Journal of Robotic Surgery* 的主编，以及 *Medical Reviews in Urology* 和 *Current Opinions in Urology and Urology Index and Reviews* 的编委。他担任 8 种外科期刊的审稿人。

目前，他是纽约锡拉丘兹 Crouse 医院的泌尿科主任，也是 AMP（Associated Medical Professionals，由 29 名泌尿科医师组成的医疗专业小组）医师。他被认为是腹腔镜和机器人泌尿外科手术的美国权威和国际权威，并在该领域活跃了 20 多年。他的研究和临床专业集中在机器人泌尿外科。此外，其他临床兴趣包括良性前列腺增生（BPH）的微创治疗和在手术中使用纤维蛋白密封剂。他曾在美国、印度、中国、冰岛、德国、法国、日本、巴西、澳大利亚和新加坡等国家的众多机构担任客座教授。此外，他还在超过 32 个国家和 23 个州进行了手术演示。他已经培训了 16 名内科和机器人手术的研究员。

此外，Albala 博士是前白宫研究员，曾担任交通部长 Federico Pena 的特别助理，负责处理机密和非机密公共卫生相关问题。

Declan Cahill, MBBS, BSc, MSc, FRCS (Urol)

2003 年被任命为 Guy's and St Thomas' NHS Trust 的泌尿外科顾问。2015 年，他就职于 Royal Marsden，这是世界上最好的机构之一，致力于癌症诊断、治疗、研究和教育。

他在伦敦和巴黎接受培训，并于 2002—2003 年在蒙苏里斯学院与 Guy Vallancien 教授一起获得奖学金。

他的兴趣是前列腺癌诊断、主动监测和手术、机器人辅助的根治性前列腺切除术（初次和挽救性）。他是英国根治性前列腺切除术手术量最大的外科医生。他治疗的患者预后处于世界领先水平。他拥有不断改进前列腺癌手术过程的记录，并发表了支持改善手术疗效和患者预后的出版物。

他监督博士生和外科实习生的研究。他目前在跨国和国家研究项目 PCAST TS（SPCG-17）和 PROTEUS 中进行合作和领导。

他的重点是将患者置于护理的中心，并尽一切努力不断改善与患者的沟通，优化患者的治疗效果和体验。

致　谢

谨以本书献给我的家人和朋友，感谢他们永远支持我所做的事情。

谨以本书献给我生命中的所有超级英雄，你们真的很鼓舞人心。

感谢 Springer Nature 的团队，感谢我总是有机会发表文章。对于所有为本书做出贡献的出色临床医生，尤其是在 COVID-19 大流行时期。

感谢 Persad 教授和 Albala 教授，感谢你们一直以来的帮助和支持。

感谢 Declan Cahill 和前列腺癌团队的伙伴们（Ben Challacombe、Prokar Dasgupta 教授、Rick Popert），感觉我们像是一家人。

感谢东英格兰学院院长 Georgina Wilson 女士，感谢她一直支持我和我的工作。

目　录

第 1 章 开放式、腹腔镜和机器人挽救性根治性前列腺切除术的系统评价

Systematic Review of Open, Laparoscopic and Robotic Salvage Radical Prostatectomy

Kouros Driscoll　Sanchia S. Goonewardene　Ben Challacombe　著

姚旭东　译

通过回顾性分析 1980 年 6 月—2018 年 8 月在 Medline、Embase、PsycINFO 和 Global Health 数据库发表的文献进行系统评价。任何未以英文发表的研究均被排除在外。通过合格性筛选后，共纳入 31 项研究。

结果显示腹腔镜和机器人手术有许多明显的优势，手术切缘阳性率分别从开放手术的 30.1% 下降到腹腔镜和机器人研究中的 21.1% 和 21.6%。在并发症发生率方面相当，在开放式、腹腔镜和机器人手术中分别为 38.2%、27.7% 和 33.8%。然而，在开放手术中，Clavien-Dindo 的平均分类为 III 级，在腹腔镜和机器人辅助手术中减少到了 I 级。这 3 种手术的尿失禁发生率相似。在无生化复发率方面，从开放手术的 59.5% 提高到在腹腔镜手术的 76.5%，机器人辅助中 71.8%，这可能是由于手术切缘阳性率的改善。

这项研究得出的结论是，腹腔镜和机器人辅助手术在并发症严重程度和较好阴性切缘率的结果来看，均有优势。

一、背景

挽救性根治性前列腺切除术（salvage radical prostatectomy，SRP）可以获得＞10 年的长期肿瘤控制[1]。尽管 SRP 具有治愈潜力，但大多数局部复发性前列腺癌（prostate cancer，PCa）患者接受过雄激素剥夺治疗（androgen-depri-vation therapy，ADT）或放射治疗[2]，不愿意进行 SRP。因为接受过治疗的组织与原始组织相比，受照组织的显著纤维化导致组织平面丧失，使手术过程更具挑战性。从既往经验看，这可能导致高发生率的并发症，其中包括术后尿失禁，以及开放手术中的直肠损伤（损伤率为 19%）[3, 4]。

1980 年 Carson 等首次发布挽救性根治性前列腺切除术的报道[5]，该术式有效，但并发症高。2007 年，一项开放式挽救性根治性前列腺切除术系统地[6]报道了 41% 的失禁率和 4.7% 的直肠损伤率，与之前报道的 19%（直肠损伤）相比，有了明显的减少[3]。

2003 年，Vallancien 等[7]发表了一系列挽救性腹腔镜前列腺切除术（salvage laparoscopic prostatectomy，SLRP）。2008 年，Jamal 等[8]

描述了第一例挽救性根治性腹腔镜辅助机器人前列腺切除术（salvage radical laparoscopic assisted robotic prostatectomy，SRARP）。这些方法的发展有可能改善肿瘤学和功能结局。

与初始手术相比，挽救手术面临的主要问题是并发症发生率增加。而机器人辅助手术的好处在于改进的可视化程度，更好地识别手术被初始治疗照射破坏的平面，从而降低了手术切缘阳性和并发症的风险，同时改善了功能结局。

二、系统评价方法

进行了系统评价以确定与局部复发性 PCa 的挽救性开放式根治性前列腺切除术（salvage open radical prostatectomy，SORP）、SLRP 或 SRARP 相关的文献。使用的搜索策略旨在识别所有关于挽救性根治性前列腺切除术的论文。搜索词包括前列腺切除术、挽救治疗、开放手术、腹腔镜手术、机器人手术。仅考虑 1980 年之后以英文发表的包含原始数据的研究。

数据库和筛选年份如下所述。

- Medline（1980 年—2020 年 3 月）。
- Embase（1980 年—2020 年 3 月）。
- PsychINFO（2002 年—2020 年 3 月）。
- 全球卫生（1976 年—2020 年 3 月）。

两名评价员（KD 和 SG）独立筛选了从检索词中获得的所有摘要是否符合资格，从而纳入了 31 项研究（表 1-1）。如 PRISMA 图（Moher，2009 #13）所示（图 1-1）。研究者之间的任何分歧都通过讨论或转交给独立的第三方来解决。Cohen's Kappa 评分用于评估选择论文时研究者之间的可靠性水平 [40]。两位评价员都同意所有研究都应该被纳入，

Cohen's Kappa 评分为 1 分。

表 1-1　将纳入综述的文献按手术类型和出版日期顺序排列

开放手术	[10–14] [15, 16] [17–25]
腹腔镜手术	[7, 26–30]
机器人辅助手术	[31, 32] [33–37] [38, 39]

主要结局是手术切缘阳性（positive surgical margins，PSM）、淋巴结阳性（lymph node positivity，LNP）和并发症发生率。PSM 被认为与生化无复发生存率相关 [41]。此外，虽然淋巴结清扫术在降低复发率方面的重要性受到质疑 [20, 42]。然而，它在肿瘤的病理分期中是重要的。并发症根据 Clavien-Dindo 分级进行分类（表 1-2）。

次要结局是控尿率、性功能情况、无生化复发率和疾病特异性生存率。所有结局均为随访期结束时的数据。

根据《初级研究的证据水平》[44]，除两项外，所有研究都被归类为 Ⅳ 级证据，因为它们是研究治疗效果的病例对照研究。另外两项研究是 Pisters [23] 和 Tefilli 等 [13] 的 Ⅲ 级队列研究。

关键技能评估项目（critical skills appraisal programme，CASP）用于确定系统评价的证据质量。CASP 强调了这些研究的相关性、结果和局限性。下面设定的问题的答案记录在附录 1 中。评估的 12 个问题如下所述。

- 该研究是否解决了一个明确关注的问题？
- 队列是否以可接受的方式招募？
- 是否准确测量了曝光量以尽量减少偏差？
- 是否准确评估结局以尽量减少偏差？
- A. 作者是否确定了所有重要的混杂因素（列出任何遗漏）？ B. 他们是否考虑了设计

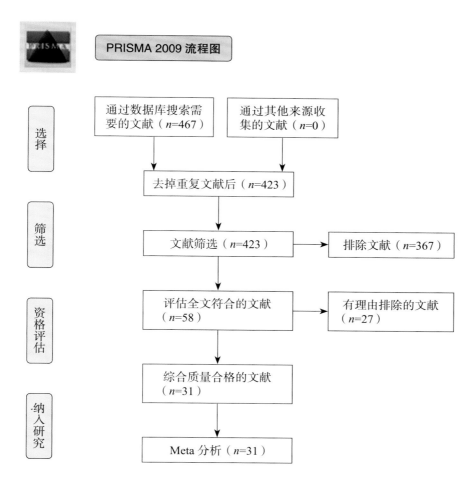

▲ 图 1–1 系统综述的 **PRISMA** 流程图，显示研究纳入的选择、筛选和资格评估[9]

引自 Moher D，Liberati A，Tetzlaff J，Altman DG，The PRISMA Group（2009），Preferred Reporting Items for Systematic Reviews and Meta-Analyses：The PRISMA Statement：PLoS，Med 6（7）：e1000097.Doc10.1371/formal.pmed1000097. 欲了解更多信息，请访问 www.prisma-statement.org

表 1–2 **本综述使用 Clavien-Dindo 分级法对 SRP 引起的手术并发症严重程度进行分类**[43]

手术并发症的 Clavien 分级	
Clavien 分级	**定　义**
Ⅰ级	任何正常术后的症状，但不需要药理学 / 手术 / 放射干预（允许使用止吐药、镇痛药、退热药、利尿药、电解质）
Ⅱ级	需要药物治疗
Ⅲ级	需要手术 / 内镜 / 放射干预
Ⅳ级	需要重症监护的危及生命的并发症
Ⅴ级	患者死亡

和（或）分析中的混杂因素？

- A. 受试者的随访是否足够完整？ B. 受试者的随访是否足够长？
- 这项研究的结果是什么？
- 结果有多精确？
- 你相信结果吗？
- 结果可以应用于当地人口吗？
- 结果是否与其他现有证据相符？
- 这项研究对实践有什么影响？

一些论文没有说明患者是否随机，或者是否要求所有符合条件的患者参加研究，因此患者选择可能导致偏倚。生化复发（biochemical recurrence，BCR）、尿失禁和性功能的结局有多种定义。由于 Clavien-Dindo 并发症分级直到 2009 年才成为普遍的做法，早期的研究没有使用它，且结果的可比性有限。

因此后续数据突出了两个问题，首先，由于许多研究是回顾性研究，因此一些患者的基线数据不完整。其次，所有机器人和腹腔镜研究的随访期，以及 17 项开放手术研究中的 8 项都很短。这使得随访数据不可靠，因为无法确定所得数据是否是研究者的最终数据。

单独来看，没有一项研究足够大，无法提供一个可应用于当地人群或对临床实践有影响的明确结果。然而，把数据整合到一起就可以提供一个相当大的数据支持。

三、结果

（一）开放式挽救性前列腺切除术结果

表 1-3 记录了 16 项公开研究的结果。第一项开放式研究[11]报道了 43 例患者，其中 35 例患者进行了挽救性前列腺切除术，6 例患者死于转移性前列腺癌，2 例患者死于围术期并发症（表 1-3），1 例患者死于继发性转移。这归因于肿瘤比预期的更有进展，导致 30 例患者的手术切缘阳性。

Rogers 等[12]在 12 例患者中使用了一种将直肠与前列腺分离的术式，而其他 28 例患者则采用标准的开放性耻骨后入路，该术式的并发症发生率很高，因为既往双侧淋巴结清扫术导致广泛的纤维化。一项纳入 42 例患者的前瞻性研究报告，尿道狭窄或膀胱颈狭

窄的发生率为 50%[24]。这需要使用尿道内切开术（Clavien-Dindo Ⅲb 级）进行治疗。这可以解释为由于放射治疗引起组织血管形成减少进而导致愈合下降。

相反地，在几项研究中报道了低并发症发生率。Leonado 等[21]对 32 例患者进行了 SRP，其中 8 例患者发生生化复发（BCR），2 例患者因转移接受了化学药物治疗；直肠损伤率低，这归因于逆行和顺行解剖相结合。Lawrentschule 等[20]检查了来自 5 个机构的 15 例患者的结果。这项研究显示并发症发生率很低，这可能是由于外科医生的经验，只有一个并发症是 Clavien Ⅲ 级。

Tefilli 等[13]得出结论，原发性 RP 后进行挽救性放射治疗比先行放射治疗后再进行 SRP 更有效，鉴于接受治疗的患者年轻化，挽救治疗应考虑更积极的疗法。然而，就挽救治疗后的结局而言，Pisters 等[23]认为，与挽救治疗相比，SORP 组在 5 年时具有更好的无生化生存率和总体存活率。

许多研究报道了由于改进或膀胱保留技术而改善尿失禁发生。Vaidya 和 Soloway 等[14]报道了 6 例 SORP 患者，其中 5 例保持正常控尿，这归因于使用膀胱颈保护技术。Pisters 等[10]进行了具有可控导管插入重建的 SORP，他们报道了 76.9% 的高控尿率，并将其归因于技术的改进和患者问卷调查而不是回顾性图表审查。Van der Poel 等[25]报道了 27 例挽救性会阴前列腺切除术患者，其并发症发生率较高，13 个 Ⅰ 级、2 个 Ⅲ 级和 1 个 Ⅴ 级；但他们得出的结论是，于会阴入路，功能结局高于开放性耻骨后系列。De 等同时使用膀胱颈闭合和可插导管造口的膀胱增强术[18]，9 例患者回应了问卷调查，其中 4 例患者没有漏尿，2 例患者报告每周泄尿≤1

表1-3 纳入综述的开放手术文献统计

作 者	队列数量	手术切缘阳性	淋巴结阳性	Clavien-Dindo 分级 低级别		Clavien-Dindo 分级 高级别			尿失禁	性功能	无生化复发生存率	无病特异存活率
				I级	II级	III级	IV级	V级				
Pontes 等	43	30（70%）	/	1 UR		2 RI, 1 UI, 4 BCN		2 DTH	9（54.3%）	/	10（33.3%）	25（73.5%）
Pearce 等	408	124（33.7%）	19（6.2%）					1 DTH	/	/	/	407（99.8%）
Gontero 等	12	7（58.3%）	6（54.5%）	1 IC		1 RI, 1 RF, 1 BN, 2 ILC			7（58.3%）	/	3（25%）	6（50%）
Chade 等	404	99（25%）	65（18.8%）								209（52%）	364（92%）
Lawrentschuk 等	15	4（26.3%）	4（26.3%）			1 RI			6（60%）		12（85.7%）	/
Seabra 等	42	/	/			21 UST, 2 RF			28%	74%	33（78.6%）	/
Pisters 等	42	/	/						/		（61%）	98%
De 等	11	2（18.2%）	3（27.3%）		2 IFN	3 SR, 4 BCN			4（44%）		6（54.5%）	10（90.9%）
Vaidya 等	6	1（16.2%）	/	0					5（83.3%）	0	5（83.3%）	100%
Tefilli 等	27	5（18.5%）	/	1 HU, 2 BD		3 BCN, 1 RB, 1 HN			10（37%）		12（44.4%）	26（96.3%）
Leonardo 等	32	11（34.4%）	0	2 AS		2 AS			7（24.1%）	3（10.3%）	（75%）	100%
Van der Poel 等	27	9（33.3%）	/	8 AL, 3 HU, 2 UR		1 RVF, 1 BNC		1 DTH	10（48%）	2（20%）	（31%）	22（91.6%）
Dall Oglio 等	9	/	/			2 BNC			7（77.8%）	4（50%）	（77.80%）	100%
Darras 等	11	0	0			2 AS			9（81.8%）	0	55%	91%
Pisters 等	13	3（27.3%）	0			1 ILV, 1 AW, 1 VUF, 1 SS		1 DTH	10（76.9%）		9（81.8%）	12（92.3%）
Rogers 等	40	15（38%）	3（7.5%）		1 IFN	11 AS, 6 RI, 2 HM, 1 UT, 1 UVS	1 SS	1 DTH	13（42%）		19（54.3%）	38（95%）

次；由于保留膀胱，没有输尿管吻合口狭窄。作者认为，这些患者的控尿得到了改善。

一项包括 7 家机构的国际研究[17] 开始为 404 例患者建立生化复发率、转移和 SRP 后死亡的预测因子，他们确定淋巴结阳性是转移的指标；Pearce 等[22] 认为比 Chade 等的研究更具代表性[17]，因为它来自国家队列而非第三方中心；因此，病理和围术期结果更具代表性；手术切缘阳性（PSM）与其他研究相当，2000 年之前研究提示 PSM 率为43%～70%，随后的研究为 0%～36%。

Darras 等发表了一项针对 11 例 SORP 患者的回顾性分析[16]，在 158 个月时有 1 例前列腺癌相关死亡，3 例患者分别在 24 个月、32 个月和 38 个月时发生生化复发；9 例患者每天使用的尿垫 >1 垫。Dall Oglio 等随访了 9 例局部复发的患者[15]，其中 2 例患者生化复发，2 例患者因膀胱颈挛缩出现尿失禁，8 例患者中有 4 例有勃起功能。一项前瞻性研究纳入了 12 例非转移性去势抵抗性前列腺癌患者，进行了 SRP[19]，该研究得出结论，由于激素抵抗性疾病更具侵袭性，远期结局是不利的。

（二）腹腔镜挽救性前列腺切除术结果

表 1-4 中共列出了 6 项 SLRP 研究。由 Vallancien 等的第一项研究[7] 报道的并发症发生率较低，只有 2 例患者在延长留置导尿管期后经历了尿路感染（urinary tract infection，UTI）（Clavien-Dindo Ⅱ 级），没有直肠损伤。这可能是由于"手指辅助腹腔镜检查"技术，该技术被认为比直肠探条更安全，因为外科医生可以感觉到直肠壁的厚度。Liatsikos 等[28] 也报道了 12 例挽救性腹膜外腹腔镜根治性前列腺切除术后无直肠损伤。他们将此

归因于技术的提高和直接前列腺剥离。然而，与腹膜内技术相比，没有发现任何益处。Nuñez-Mora 等[29] 报道没有直肠损伤，他们将其描述为由于靠近前列腺（表面）的剥离；他们还表示，无吻合口狭窄是由于吻合操作期间视野更好。Leonardo 等对高能聚焦超声（high-intensity focused ultrasound，HIFU）之后的 13 例患者行 SLRP[27]，术后有 9 例患者控尿良好，但都无性功能；同样，通过与前列腺紧密结合的解剖及直肠指引，避免了直肠损伤。

挽救性腹膜外腹腔镜根治性前列腺切除术由 3 位经验丰富的外科医生对 9 例患者进行[30]。尽管采取了膀胱保护技术，仍只有77.8% 的患者维持了尿控，处于观察到的尿控的正常范围内。Ahallal 等[26] 回顾性分析了15 例患者，其中 4 例患者接受了机器人辅助经腹膜腹腔镜途径，其余患者进行了常规腹腔镜途径，3 例患者术后持续性（检测到）的前列腺特异性抗原（prostate-specific antigen，PSA），这被归因于微转移。

（三）机器人挽救前列腺切除术结果

本综述中认定的第一个机器人（前列腺切除术）研究是由 Kaouk 等人完成[32]（表1-5），队列中患者没有直肠损伤得益于后解剖层面良好的 3D 视野。1 例生化复发（BCR）的患者被认为是未确诊的远处转移。在一项包含 34 例患者的综述中[36]，直肠损伤发生率低是由于改进了前列腺后侧机器人视野的可视化，并且使用了一种改良的手术，其中背深静脉免结扎，前列腺的侧缘完全释放。1 例直肠损伤发生在 1 例低分期 pT4 患者（Clavien-Dindo Ⅲb 级）中。Chauhan 等也避免了直肠损伤[34]，通过使用"乙状结肠"

表 1-4　纳入综述的经腹腔镜手术文献统计

作　者	队列数量	手术切缘阳性	淋巴结阳性	I级	II级	III级	IV级	V级	尿失禁	性功能	无生化复发生存率	无病特异存活率
Y Ahallal	15（4人机器人辅助）	2（13.3%）	2（13.3%）	3 HU	1 AL, 1 UTI	1 RI			7（46.7%）	1（10%）	11（73.3%）	100%
G Vallancien	7	2（28.6%）	/		2 UTI				2（28.6%）	0	4（57%）	/
Liatsikos 等	12	3（25%）	0	1 UR					10（83.3%）	0	11（91.7%）	100%
Leonardo 等	13	2（15.4%）	0	3 AL	1 IFN	2 AS			9（69.2%）	0	12（92.3%）	100%
Stolzenburg 等	9	2（22.2%）	/	1 UR					7（77.8%）	0	8（88.9%）	/
Nuñez-Mora	9	2（22.2%）	/	1 HU, 1 PL					3（33.3%）	1（20%）	5（55.5%）	

表 1-5 纳入综述的机器人 +74 人辅助手术文献统计

作 者	队列数量	手术切缘阳性	淋巴结阳性	I级	II级	III级	IV级	V级	尿失禁	性功能	无生化复发生存率	无病特异存活率
B Yuh	51	16（31.4%）	3（5.9%）	9 AL, 1 HU, 1 UR, 1 UTI		8 BNC, 1 RUF, 1 HU, 1 HN, 1MS, 1 SBE, 1 FBBN, 1 UI, 1UR, 1 IL	1 AF, 2 DVT, 2 US		23（45%）	6（46.1%）	57%	48（94.1%）
Zugor 等	13	0	0	2 UTI		2 EV			7（53.8%）	2（23.1%）	10（76.9%）	100%
Chauhan 等	15	2（13.3%）	1（6.7%）	1 AL	1 DVT, 1 IFN	1 AS			10（71%）	0	11（73.3%）	/
Kaffenberger 等	34	9（26.5%）	0	5 AL, 3 UTI	1 PEM	1 RL, 3 BNC			12（39%）	5（29.4%）	28（82.4%）	33（97.1%）
Boris 等	11	3（27%）	2（18.2%）	1 PPD, 1 AL		1 AS			8（80%）	2（20%）	9（81.8%）	N/a
Eandi 等	18	5（28%）	1（5.6%）	6 AL		1 EN			6（33%）	0	12（66.7%）	100%
Strope 等	6	1（16.2%）	0	2 AL		1 BCN, 1 PUD			0	0	4（66.7%）	100%
Kaouk 等	6	2（33.3%）	0				1 ARY		3（75%）		3（75%）	/
Bates 等	53	10（18.9%）	/	18 AL	1 PEM				76.90%	14（31.5%）	67%	100%

范围显示直肠的改良技术，以便可以观察到任何损伤或变薄的区域。SHIM 评分可以评估广泛的勃起功能障碍（erectile dysfunction，ED）。按年龄分层来评估尿控结果，发现年龄较大的（患者）维持尿控要差一些。

相比之下，Yuh 等[38] 报道了高并发症发生率，12 例 I 级、17 例 III 级和 5 例 IV 级。他们的结论是，这是由于在三级中心发生的其他研究，患者可能会失去随访，记录并发症长达 90 天，以及触觉反馈的丧失。当手术层面难以识别时，且需要改进机器人技术，后者（触觉感知）被确定为特别重要。

Strope 等的一项研究显示，5 例患者采用标准腹膜外 SRARP，最后 1 例患者接受腹膜内手术[37]。EPIC 和 SHIM 用于评估生活质量，显示所有患者均表现了某种形式的术前尿失禁和勃起功能障碍，与 Chauhan 等相似[34]。尿失禁和 ED 的高发生率被描述为由于触觉反馈的丧失使机器人手术更加困难。

Eandi 等对 18 例患者进行了回顾性评估[35]。0/8 例患者保持有性功能，这是由于缺乏神经血管束保留，因为他们不希望冒险保留从而失去控制肿瘤。低尿控率归因于患者随访时间短。相反，Boris 等[33] 使用神经保留技术评估了 11 例患者，2/10 例患者术后有性功能，尽管进行了神经保留操作，但性功能恢复仍然有限。他们得出结论，SRARP 在近距离放射治疗或 EBRT 后是有效的。Zugor 等[39] 也尝试给 13 例患者中的 3 例进行神经保留手术。然而，只有 1 例接受神经保留操作的患者保持了性功能。

迄今为止，Bates 等进行的最大规模的研究[31] 评估了 53 例患者，并将其与 53 例根治性前列腺切除术（radical prostatectomy，RP）患者的倾向匹配队列进行了比较。在 SRARP 患者中仅有 1 例发生术后并发症。然而，SRARP 患者的漏尿率为 18（较高），而 RARP 患者的漏尿率为 3。高吻合口漏尿被认为是由于放射治疗引起缺血性纤维化、尿道血供差导致尿道组织损害。SRARP 的生化复发率较低。尿控和性功能在 SRARP 后均有所下降。

四、结果比较

关于手术切缘阳性（PSM）和并发症发生率的数据中有一些值得注意的趋势。在开放式、腹腔镜和机器人手术中，PSM 结果分别为 16.2%～70%、13.3%～28.6% 和 0%～33%。SORP、SLRP 和 SRARP 的平均 PSM 分别为 30.1%、21.1% 和 21.6%（表 1-6）。仅报告所有并发症的研究被用来计算均值。然而，SLRP（$P=0.15$）或 SRARP（$P=0.10$）的统计学无显著性差异。

在开放手术系列研究中，288 例患者记录了 110 个并发症，总体并发症发生率为 38.2%。在整个 SLRP 队列中，65 例患者因 18 种并发症接受了治疗，这意味着并发症率为 27.7%。最后，在 SRARP 中，207 例患者共有 70 个并发症，占 33.8%。然而，应该注意的是，在 SRARP 研究的 72 例并发症的患者中，有 34 例发生在单一研究中[38]。如果排除这一点，则意味着并发症发生率为 17.4%。与 SORP 相比，SLRP（$P=0.34$）和 SRARP（$P=0.69$）总体并发症发生率均未显示统计学显著变化。

然而，在 SORP 中，最常见的并发症是 Clavien III 级（73.6%）。与腹腔镜和机器人手术相比，I 级并发症最常见，分别占总并发症的 55.6% 和 47.1%（表 1-7）。此外，在开放研究中，死亡报告较多，其中 5.5% 的并发症为 V 级，而 SLRP 或 SRARP 则没有。此外，直肠损伤率也有所降低，在 SORP 中，共有 15 例患者涉及直肠的并发症，这占 SORP 引起的并发症的 13.6%。在 SLRP 与 SRARP 中，减少到 1 例直肠损伤（5.55%）和 2 例直肠损伤（2.9%）。相比之下，SRARP 中的吻合口泄漏率增加到 11.5%，SLRP 为 5.6%，SORP 为 7.3%。

关于控尿的数据在不同的过程之间大部分重叠，并且没有显示统计学上的显著差异。同样，关于性功能的范围没有统计学差异。

在开放式、腹腔镜和机器人手术中，无生化生存率的范围分别为 25%～91.7%、55.6%～92.3% 和 57%～82.4%。平均无生化复发生存率（biochemical-free recurrence，BCFR）见表 1-6，SORP 和 SLRP 之间没有统计学差异（P=0.07），但 SORP 和 SRARP 之间有统计学差异（P=0.05）。所有手术中有关疾病特异

性生存率的数据相似，在开放、腹腔镜和机器人手术中的范围为 73.5%～100%、100% 和 94.1%～100%。

五、讨论

对于局限性且预期寿命超过 10 年的 BCR 和非转移性疾病患者，挽救性根治性前列腺切除术是一种潜在的治愈性治疗选择。本综述的目的是比较 3 种不同 SRP 手术程序的结果。

SRP 是一种不常见的手术，仅占根治性前列腺手术总体的 0.5%[45]。这与 BAUS 2018 年的数据[46]并不太相似，该数据统计了 2018 年共 9747 例进行根治性前列腺切除术的患者，其中 98 例是挽救性前列腺切除术，占整个数据集的 1.01%。虽然这是一个相对近似的数字，但可以认为在 5 年内这一百分比翻

表 1-6　开放式、经腹腔镜和机器人辅助手术结果的平均百分比总结及进行 T 检验后的结果

	手术切缘阳性（%）	淋巴结阳性（%）	并发症（%）	尿失禁（%）	性功能（%）	无生化复发生存率（%）	无病特异存活率（%）
开放手术	30.1	15.6	38.2	51.5	25.7	59.5	90.7
经腹腔镜手术	21.1	4.4	27.7	56.5	5.0	76.5	100
机器人辅助手术	21.6	4.6	33.8	52.6	25.7	71.8	98.5
开放和经腹腔镜手术 T 检验 P 值	0.10	0.17	0.34	0.67	0.10	0.08	0.02
开放和机器人辅助手术 T 检验 P 值	0.15	0.12	0.69	0.91	0.95	0.05	0.06

表 1-7　不同 Clavien-Dindo 分期的开放、腹腔镜和机器人手术并发症

Clavien-Dindo 分级	低分级		高分级		
	I 级（%）	II 级（%）	III 级（%）	IV 级（%）	V 级（%）
开放手术	17.3	2.7	73.6	0.9	5.5
腹腔镜手术	55.6	27.8	16.7	0	0
机器人辅助手术	47.1	4.3	40	8.6	0

了一番，这表明，随着手术技术的改进，更多的患者被确定为适合挽救手术的候选者。Prasad 等的结果[45]似乎显示，与开放手术相比，微创手术中阳性手术切缘的比例降低，然而，这在统计学上并不显著。

一项关于初始的 RRP、LRP 和 RARP 的系统评价确实发现，机器人手术的 PSM 发生率较低[47]。然而，其他综述未注意到使用机器人辅助的 PSM 率的减少，这些综述报告 SRARP 中 PSM 的范围为 13%～50%，SORP 为 11%～33%[48]。这可能是由于 Strope 等评论的机器人手术过程中触觉反馈的减少[37]抵消了可视化方面的任何改进，并且机器人辅助的真正好处变得清晰之前需要更多的手术体验。

在整个研究中，有关淋巴结清扫的结果并不一致，使用了不同程度（范围）的淋巴结清扫术，有些根本不进行淋巴结清扫术（lymphadenectomy，LND）。一些人认为，虽然 LND 在改善分期方面有好处，但在改善结局中没有好处，并与并发症（发生）相关[34]。这可以解释使用 LND 研究的不一致性，因为它不能改善结局，因此没有一致地进行。

由于 SLRP 和 SRARP 开展较少且技术发展较新，缺乏长期肿瘤学随访数据。对于开放性、腹腔镜和机器人手术，BCFR 和 DSS 报道的中位随访期分别为 37.3 个月、16.2 个月和 17.9 个月。时间越短意味着患者在随访后出现复发可能性越高。我们发现，与 SORP 相比，SRARP 中的 BCFR 有统计学意义的增加（$P=0.05$）（表 1-6）。话虽如此，SRARP 组的疾病特异性生存率较高，这表明尽管目前需要更多的数据来进行统计学分析，但使用 SRARP 可以改善总体结果。

正如 EPIC 和 SHIM 评分所示，患者术前功能结果普遍偏差[34, 37]。我们发现这些低功能患者通常会在术后进一步下降。功能结果已被证明在开放式和机器人手术之间没有显著差异[49]。本综述保持了这一点即没有显著差异。有人认为，功能结果缺乏改善可能是由于初始治疗的效果；因此，这些结果不受挽救手术的影响[8]。然而，情况似乎并非如此，因为对于尿控和性功能患者术后功能均降低[33, 38, 39]，因此挽救治疗存在负面影响。

既往研究显示，保留神经手术可以改善术后功能结果。然而，由于倾向于尝试治疗局部复发的治疗性手术基于瘤控考虑并不适合保留神经[35]。然而，即使进行了保留神经手术，这也不能与功能的保留相一致。在 Zugor 等的研究[39]中，5 例患者在术前有勃起功能，其中 3 例患者进行了保留神经手术；术后有 3 例患者正常尿控，但其中只有 1 例有勃起功能。研究发现，当按年龄分层时，控尿和性功能在老年组不太可能维持[34]，这可以解释与原发性治疗相比，挽救性治疗的这些功能（控尿和勃起功能）降低，因为该队列实际上是年龄较大的。

Clavien 分级系统于 2009 年投入使用，因此，在此之前并非所有研究都根据这些准则报道了他们的标准。因此，我们必须使用提供的数据尽可能准确地对数据进行分类，这可能导致不正确的分类。此外，在此之前的研究没有确定并发症发生的时间段，因此通过使用更长或更短的时间段而错误地报道了发生率。

使用 Clavien-Dindo 分类法，最常见的并发症是开放手术中的高分级（Ⅲ级）。然而，腹腔镜和机器人手术改善了并发症，大多数并发症是低级别（Ⅰ级）。我们报道 SRARP 和 SLRP 的直肠损伤率降低，但在吻合口漏中这一比例没有得到改善，其中 SRARP 中最多，其次是 SORP 和 SLRP。SRARP 和 SORP 中的吻合口漏尿率与一系列报道相当，该系列报道 SRARP 中的吻合口漏尿率为 8.6%～13.5%，SORP 为 3.9%～23%[50]。Nuñez-Mora 等评论了 SLRP 的低并发症发生率[29]，据说这是由于术区视野良好。值得注意的是，在腹腔镜或机器人系列中也没有死亡发生率，而在开放手术研究中，死亡率占并发症的 5.5%。

六、结束语

这项研究表明，虽然手术切缘阳性（PSM）没有差异；但与 SORP 相比，SLRP 和 SRARP 引起的并发症的严重程度有所降低。这一点至关重要，因为从历史上看，并发症的高风险是避免 SRP 的主要原因之一。特别是，我们注意到使用 SLRP 或 SRARP 没有死亡，而 SORP 的死亡风险为 5.5%。此外，SLRP 中直肠损伤的比例减半，在 SRARP 中进一步降低。因此，微创侵入性手术的应用，挽救手术已从根本上得到改善。

参 考 文 献

[1] Rocco B, Cozzi G, Spinelli MG, Grasso A, Varisco D, Coelho RF, Patel VR. Current status of salvage robot-assisted laparoscopic prostatectomy for radiorecurrent prostate cancer. Curr Urol Rep. 2012;13(3):195–201.

[2] Agarwal PK, Sadetsky N, Konety BR, Resnick MI, Carroll PR, Cancer of the Prostate Strategic Urological Research Endeavor (CaPSURE). Treatment failure after primary and salvage therapy for prostate cancer: likelihood, patterns of care, and outcomes. Cancer. 2008;112(2):307–14.

[3] Link P, Freiha FS. Radical prostatectomy after definitive radiation therapy for prostate cancer. Urology. 1991;37(3):189–92.

[4] Neerhut GJ, Wheeler T, Cantini M, Scardino PT. Salvage radical prostatectomy for radiorecurrent adenocarcinoma of the prostate. J Urol. 1988;140(3):544–9.

[5] Carson CC 3rd, Zincke H, Utz DC, Cupps RE, Farrow GM. Radical prostatectomy after radiotherapy for prostatic cancer. J Urol. 1980;124(2):237–9.

[6] Nguyen PL, D'Amico AV, Lee AK, Suh WW. Patient selection, cancer control, and complications after salvage local therapy for postradiation prostate-specific antigen failure: a systematic review of the literature. Cancer. 2007;110(7):1417–28.

[7] Vallancien G, Gupta R, Cathelineau X, Baumert H, Rozet F. Initial results of salvage laparoscopic radical prostatectomy after radiation failure. J Urol. 2003;170(5):1838–40.

[8] Jamal K, Challacombe B, Elhage O, Popert R, Kirby R, Dasgupta P. Successful salvage robotic-assisted radical prostatectomy after external beam radiotherapy failure. Urology. 2008;72(6):1356–8.

[9] Moher D, Liberati A, Tetzlaff J, Altman DG, PRISMA Group 2010. Preferred reporting items for systematic reviews and meta-analyses: the PRISMA statement. Int J Surg. 8(5):336–41.

[10] Pisters LL, English SF, Scott SM, Westney OL, Dinney CP, McGuire EJ. Salvage prostatectomy with continent catheterizable urinary reconstruction: a novel approach to recurrent prostate cancer after radiation therapy. J Urol. 2000;163(6):1771–4.

[11] Pontes JE, Montie J, Klein E, Huben R. Salvage surgery for radiation failure in prostate cancer. Cancer. 1993;71(3 Suppl):976–80.

[12] Rogers E, Ohori M, Kassabian VS, Wheeler TM, Scardino PT. Salvage radical prostatectomy: outcome measured by serum prostate specific antigen levels. J Urol. 1995;153(1):104–10.

[13] Tefilli MV, Gheiler EL, Tiguert R, Banerjee M, Forman J, Pontes JE, Wood DP Jr. Salvage surgery

or salvage radiotherapy for locally recurrent prostate cancer. Urology. 1998;52(2):224–9.

[14] Vaidya A, Soloway MS. Salvage radical prostatectomy for radiorecurrent prostate cancer: morbidity revisited. J Urol. 2000;164(6):1998–2001.

[15] Dall'Oglio MF, Barreto F, Paranhos M, Nesrallah A, Nesrallah L, Srougi M. Salvage radical prostatectomy: an alternative treatment for local recurrence of radioresistant cancer. Intl Braz J Urol: Official Journal of the Brazilian Society of Urology. 2006;32(5):550–6.

[16] Darras J, Joniau S, Van Poppel H. Salvage radical prostatectomy for radiorecurrent prostate cancer: indications and results. Euro J Surg Oncol: The Journal of the European Society of Surgical Oncology and the British Association of Surgical Oncology. 2006;32(9):964–9.

[17] Chade DC, Shariat SF, Cronin AM, Savage CJ, Karnes RJ, Blute ML, Briganti A, Montorsi F, van der Poel HG, Van Poppel H, Joniau S, Godoy G, Hurtado-Coll A, Gleave ME, Dall'Oglio M, Srougi M, Scardino PT, Eastham JA. Salvage radical prostatectomy for radiation-recurrent prostate cancer: a multi-institutional collaboration. Eur Urol. 2011;60(2):205–10.

[18] De E, Pisters LL, Pettaway CA, Scott S, Westney OL. Salvage prostatectomy with bladder neck closure, continent catheterizable stoma and bladder augmentation: feasibility and patient reported continence outcomes at 32 months. J Urol. 2007;177(6):2200–4. discussion 2204

[19] Gontero P, Spahn M, Marchioro G, Karnes JR, Briganti A, Frea B, Ricardi U, van Poppel H, Joniau S. Salvage radical prostatectomy in nonmetastatic castration-resistant prostate cancer patients who received previous radiotherapy: a feasibility study. Eur Urol. 2014;65(1):254–5.

[20] Lawrentschuk N, Finelli A, Van der Kwast TH, Ryan P, Bolton DM, Fleshner NE, Trachtenberg J, Klotz L, Robinette M, Woo H. Salvage radical prostatectomy following primary high intensity focused ultrasound for treatment of prostate cancer. J Urol. 2011;185(3):862–8.

[21] Leonardo C, Simone G, Papalia R, Franco G, Guaglianone S, Gallucci M. Salvage radical prostatectomy for recurrent prostate cancer after radiation therapy. Intl J Urol: Official Journal of the Japanese Urological Association. 2009;16(6):584–6.

[22] Pearce SM, Richards KA, Patel SG, Pariser JJ, Eggener SE. Population-based analysis of salvage radical prostatectomy with examination of factors associated with adverse perioperative outcomes. Urol Oncol. 2015;33(4):163.e1–6.

[23] Pisters LL, Leibovici D, Blute M, Zincke H, Sebo TJ, Slezak JM, Izawa J, Ward JF, Scott SM, Madsen L, Spiess PE, Leibovich BC. Locally recurrent prostate cancer after initial radiation therapy: a comparison of salvage radical prostatectomy versus cryotherapy. J Urol. 2009;182(2):517–25. discussion 525–7

[24] Seabra D, Faria E, Dauster B, Rodrigues G, Fava G. Critical analysis of salvage radical prostatectomy in the management of radioresistant prostate cancer. Intll Braz J Urol: Official Journal of the Brazilian Society of Urology. 2009;35(1):43–8.

[25] van der Poel HG, Beetsma DB, van Boven H, Horenblas S. Perineal salvage prostatectomy for radiation resistant prostate cancer. Eur Urol. 2007;51(6):1565–71. discussion 1572

[26] Ahallal Y, Shariat SF, Chade DC, Mazzola C, Reuter VE, Sandhu JS, Laudone VP, Touijer KA, Guillonneau BD. Pilot study of salvage laparoscopic prostatectomy for the treatment of recurrent prostate cancer. BJU Int. 2011;108(5):724–8.

[27] Leonardo C, Franco G, De Nunzio C, Tubaro A, Salvitti M, Tartaglia N, Simonelli G, De Dominicis C. Salvage laparoscopic radical prostatectomy following high-intensity focused ultrasound for treatment of prostate cancer. Urology. 2012;80(1):130–3.

[28] Liatsikos E, Bynens B, Rabenalt R, Kallidonis P, Do M, Stolzenburg JU. Treatment of patients after failed high intensity focused ultrasound and radiotherapy for localized prostate cancer: salvage laparoscopic extraperitoneal radical prostatectomy. J Endourol/Endourological Society. 2008;22(10):2295–8.

[29] Nuñez–Mora C, Garcia-Mediero JM, Cabrera-Castillo PM. Radical laparoscopic salvage prostatectomy: medium-term functional and oncological results. J Endourol/Endourological Society. 2009;23(8):1301–5.

[30] Stolzenburg JU, Bynens B, Do M, Rabenalt R, Katsakiori PF, Liatsikos E. Salvage laparoscopic extraperitoneal radical prostatectomy after failed high-intensity focused ultrasound and radiotherapy for localized prostate cancer. Urology. 2007;70(5):956–60.

[31] Bates AS, Samavedi S, Kumar A, Mouraviev V, Rocco B, Coelho R, Palmer K, Patel VR. Salvage robot assisted radical prostatectomy: a propensity matched study of perioperative, oncological and functional outcomes. Euro J Surg Oncol: The Journal of the

European Society of Surgical Oncology and the British Association of Surgical Oncology. 2015;41(11):1540–6.

[32] Kaouk JH, Hafron J, Goel R, Haber GP, Jones JS. Robotic salvage retropubic prostatectomy after radiation/brachytherapy: initial results. BJU Int. 2008;102(1):93–6.

[33] Boris RS, Bhandari A, Krane LS, Eun D, Kaul S, Peabody JO. Salvage robotic-assisted radical prostatectomy: initial results and early report of outcomes. BJU Int. 2009;103(7):952–6.

[34] Chauhan S, Patel MB, Coelho R, Liss M, Rocco B, Sivaraman AK, Palmer KJ, Coughlin GD, Ferrigni RG, Castle EP, Ahlering TE, Parra-Davila E, Patel VR. Preliminary analysis of the feasibility and safety of salvage robot-assisted radical prostatectomy after radiation failure: multi-institutional perioperative and short-term functional outcomes. J Endourol/Endourological Society. 2011;25(6):1013–9.

[35] Eandi JA, Link BA, Nelson RA, Josephson DY, Lau C, Kawachi MH, Wilson TG. Robotic assisted laparoscopic salvage prostatectomy for radiation resistant prostate cancer. J Urol. 2010;183(1):133–7.

[36] Kaffenberger SD, Keegan KA, Bansal NK, Morgan TM, Tang DH, Barocas DA, Penson DF, Davis R, Clark PE, Chang SS, Cookson MS, Herrell SD, Smith JA Jr. Salvage robotic assisted laparoscopic radical prostatectomy: a single institution, 5–year experience. J Urol. 2013;189(2):507–13.

[37] Strope SA, Coelho M, Wood DP, Hollenbeck BK. Robot-assisted salvage prostatectomy: evaluation of initial patient-reported outcomes. Journal of Endourol/Endourological Society. 2010;24(3):425–7.

[38] Yuh B, Ruel N, Muldrew S, Mejia R, Novara G, Kawachi M, Wilson T. Complications and outcomes of salvage robot-assisted radical prostatectomy: a single-institution experience. BJU Int. 2014;113(5):769–76.

[39] Zugor V, Labanaris AP, Porres D, Heidenreich A, Witt JH. Robot-assisted radical prostatectomy for the treatment of radiation-resistant prostate cancer: surgical, oncological and short-term functional outcomes. Urol Int. 2014;92(1):20–6.

[40] Cohen J. Weighted kappa: nominal scale agreement with provision for scaled disagreement or partial credit. Psychol Bull. 1968;70(4):213–20.

[41] Kozal S, Peyronnet B, Cattarino S, Seisen T, Comperat E, Vaessen C, Mozer P, Renard-Penna R, Cussenot O, Roupret M, Drouin SJ. Influence of pathological factors on oncological outcomes after robot-assisted radical prostatectomy for localized prostate cancer: results of a prospective study. Urol Oncol. 2015;33(7):330.e1–7.

[42] Moschini M, Fossati N, Abdollah F, Gandaglia G, Cucchiara V, Dell'Oglio P, Luzzago S, Shariat SF, Deho F, Salonia A, Montorsi F, Briganti A. Determinants of long-term survival of patients with locally advanced prostate cancer: the role of extensive pelvic lymph node dissection. Prostate Cancer Prostatic Dis. 2016;19(1):63–7.

[43] Clavien PA, Sanabria JR, Strasberg SM. Proposed classification of complications of surgery with examples of utility in cholecystectomy. Surgery. 1992;111(5):518–26.

[44] Wright JG, Swiontkowski MF, Heckman JD. Introducing levels of evidence. J Bone Joint Surg. 2003;85:1–3.

[45] Prasad SM, Gu X, Kowalczyk KJ, Lipsitz SR, Nguyen PL, Hu JC. Morbidity and costs of salvage vs. primary radical prostatectomy in older men. Urol Oncol. 2013;31(8):1477–82.

[46] Baus 2018. https://www.baus.org.uk/_userfiles/pages/files/publications/audit/Prostatectomy 2018finalanalyses.pdf. Accessed 20 Oct 2019.

[47] Ficarra V, Novara G, Artibani W, Cestari A, Galfano A, Graefen M, Guazzoni G, Guillonneau B, Menon M, Montorsi F, Patel V, Rassweiler J, Van Poppel H. Retropubic, laparoscopic, and robot-assisted radical prostatectomy: a systematic review and cumulative analysis of comparative studies. Eur Urol. 2009;55(5):1037–63.

[48] Rosoff JS, Savage SJ, Prasad SM. Salvage radical prostatectomy as management of locally recurrent prostate cancer: outcomes and complications. World J Urol. 2013;31(6):1347–52.

[49] Wetherell D, Bolton D, Kavanagh L, Perera M. Current role of salvage robotic-assisted laparoscopic prostatectomy. World J Urol. 2013;31(3):463–9.

[50] Kawamoto S, Allaf M, Corl FM, Feng T, Yohannan J, Fishman EK. Anastomotic leak after robot-assisted laparoscopic radical prostatectomy: evaluation with MDCT cystography with multiplanar reformatting and 3D display. AJR Am J vRoentgenol. 2012;199(5):W595–601.

第2章 挽救性前列腺切除术治疗放射治疗后复发的前列腺癌

Salvage Prostatectomy for Radio-Recurrent Prostate Cancer

Mattia Sibona　Giancarlo Marra　Paolo Gontero　著

许天源　译

一、背景

如果局限性前列腺癌患者将放射治疗作为首选治疗，可选择的方式包括外照射放射治疗（external beam radiotherapy，EBRT）或近距离放射治疗（brachytherapy，BT）。初始放射治疗完成后，如果患者在随访过程中发现血清 PSA 升高，就可能被诊断为前列腺癌复发。根据 RTOG-ASTRO（肿瘤放射治疗协作组 – 美国放射肿瘤学会）定义，当放疗后 PSA 超过最低值 2ng/ml 时，可诊断为前列腺癌生化复发（BCR）[1, 2]。局限性前列腺癌放射治疗后，部分患者会出现 BCR，比例为20% 到 50% 以上不等[3-6]；无论从治疗技术层面或是发生率上，BCR 都是泌尿外科医生面临的挑战。在西方国家，前列腺癌是男性最常见的肿瘤[7]。由于大多数患者确诊时为局限性前列腺癌阶段，适合手术或放射治疗，20%～38% 的患者最终接受了放射治疗[8, 9]。因此，放射治疗后出现的 BCR 在今后将越来越多，成为常见的临床问题。

目前有几种治疗方法可用于放射治疗后出现的 BCR。以治愈为目的的非手术治疗包括各种挽救性消融治疗，如冷冻疗法、HIFU（高能聚焦超声）及其他能量来源的消融治疗、挽救性 BT 等。但是这些非手术治疗方法无法进行淋巴结分期，此外由于癌症复发部位和所用能量来源不同，这些治疗方式都存在一定局限，如冷冻消融和 HIFU 无法处理尖部肿瘤，HIFU 无法处理前列腺前叶的病灶[10, 11]。

在明显非侵袭性复发的情况下，BCR 患者也可以选择接受雄激素剥夺治疗（ADT）[2, 12]。适合手术且预期寿命超过 10 年的患者，也可考虑采用传统开放式或微创手术进行挽救性根治性前列腺切除术（SRP）。但由于肿瘤学和功能学结果的不确定性，以及手术存在较高的并发症风险，SRP 很少作为 BCR 的治疗首选。绝大多数放射治疗后 BCR 的患者接受等待观察或姑息性 ADT，但这些方法无法给患者提供治愈机会。相反，其中只有少数患者（＜5%）会被临床医生提供积极、有治愈希望的替代选择[13]。此外，ADT 还会给男性患者带来不良反应，导致生活质量下降，进而出现疾病相关的心理负担。

SRP 尽管尚未被完全验证，但其确实是一种可行的 BCR 外科治疗选择。1985 年，Mador 首次报道了这一手术，结果显示 SRP 手术时间长、技术难度高、中重度手术并发症发生率较高[14]。不仅如此，肿瘤学结果似乎也不理想。但随着临床医生对前列腺外科解剖的了解增加，以及外科技术创新（特别是机器人技术），现在人们逐渐对SRP产生了新的信心，从而再次提出用于放射治疗后复发的前列腺癌患者。事实上，近期的几个手术研究报道显示，当经验丰富的外科医生进行手术时，SRP并发症发生率显著降低，功能结果改善，这再次引起了人们对该手术的兴趣。

本章旨在从放射治疗诱发的盆腔组织变化的生物过程、SRP手术操作步骤，以及当代SRP的肿瘤学和功能学结果等方面，对SRP进行总结。

二、射线诱导的盆腔组织病理学和形态学改变

放射治疗可诱导前列腺及其周围组织发生明显改变，这些变化会影响SRP的各个手术步骤，造成操作困难。放射线照射后，最常见的改变是前列腺腺体结构的广泛退化及正常血管减少。放射治疗可明显诱导正常组织纤维化，而使许多解剖结构发生改变，正常手术层面丢失、愈合能力降低。从治疗后即刻至治疗后数年，放射治疗对盆腔组织的影响会随着时间的推移而发生改变。其广泛程度不可预测，不同患者之间亦存在差异。

从前列腺和周围组织解剖结构的角度，放射诱发的变化可以分为三类。

- 血管生成破坏：尽管放射治疗会在一定程度上促进新生血管生成，但总体来讲，放射治疗会减少组织灌注的血液总量，造成组织慢性缺血。这些放射治疗诱导的新生血管通常无序且无效，因此放射治疗后的组织往往色泽发白且存在萎缩。此外，缺

血导致的免疫监视缺乏也使这些组织更容易发生感染。另外，放射治疗可损伤局部大动脉（即盆内筋膜的动脉）的血管壁，使其更脆弱，增加手术分离过程中的出血概率。缺乏有效的血管也降低了局部组织的愈合能力。

- 纤维化：SRP手术中，医生经常要处理高度粘连的组织。作为对缺血性损伤的反应，辐射效应必然导致胶原纤维沉积，从而导致解剖结构不清。

- 脂肪组织层萎缩：是对缺血的反应，不同结构分隔的脂肪层会消失或变得极度稀薄，从而使手术解剖变得更加困难，特别是在前列腺后方平面，经常可以发现直肠与腹膜会阴筋膜粘连明显。

三、放射治疗后复发性前列腺癌患者的选择

目前SRP患者的术前选择仍存在一些争议。一般来说，BCR患者存在异质性，其肿瘤侵袭性和术前分期不同。目前尚无经过验证的SRP术前选择标准。尽管如此，如何选择患者，对SRP后的结局至关重要。根据Mandel的报道，在高风险患者中进行SRP会导致更差的术后结果[15]。在Bates的研究中，其选择的患者通常更年轻，平均年龄<70岁[16]，这样的年龄分层可能引起选择偏倚，因为年龄更大、并发症更多的患者倾向于接受ADT治疗。此外，各种研究中，术前平均PSA有较大的差异，其范围为3~15ng/ml[15,16]。

EAU指南提出的选择标准，可解决术前SRP患者选择的问题。其标准为较少并发症、≥10年的预期寿命、临床分期≤T_{2b}、Gleason评分≤7分［国际泌尿病理协会（International

Society of Urological Pathology，ISUP）≤ 2/3]、PSA≤10ng/ml 和 RT 前分期 T_1 或 T_2 的 BCR 患者推荐 SRP[17]。

遵从 EAU 标准的患者和非遵从 EAU 标准的患者之间的结局差异将随着时间的推移而逐渐增大。到第 5 年时，SRP 后的 BCR 分别为 11.9% 和 73.9%。因此，建议使用该工具选择患者。但应该强调的是，在现实生活中准确的选择患者可能更复杂，目前仍缺少对 EAU 标准依从性的研究。

四、SRP 术前分期

与术前患者的选择一样，关键是前列腺活检和分期。

尽管 PSA 变化可以在临床上提示 BCR，但前列腺活检仍然是唯一能够明确证实前列腺内复发的方式。SRP 治疗后，预期复发率高，根据指南推荐，应该考虑强制进行术前活检[2, 18]。不仅如此，活检标本还可以提供关于患者肿瘤结局的信息，如上文讨论，来决定患者是否进行 SRP（如复发的 Gleason 评分）。值得注意的是，由于放射治疗后组织的变化，活检标本的 Gleason 评分较为困难，这对病理学家而言是一项真正的挑战。有时病理学家只能给出 Gleason 样评分，而不是原始评分。

影像学检查可显著增强前列腺活检的诊断能力。目前已证实多参数磁共振对复发性前列腺内的肿瘤具有较高的敏感性，可用于引导活检，甚至引导不同于 SRP 的其他挽救性局灶治疗[18, 19]。此外，正电子发射计算机体层显像仪（positron emission tomography and computed tomography，PET/CT）诊断局部复发也是可行的，但需要注意的是，与前

列腺 MR 相比，PET/CT 缺乏前瞻性研究数据。

相反，使用 PET/CT 可使选择全身再放射治疗的患者获益。PET/CT 更大的意义在于可对转移性 BCR 患者明确诊断，而不是筛选出那些不会从局灶治疗中获益，从而避免治疗不良反应的患者。

一方面，胆碱 PET/CT 在检测转移灶方面优于腹部 CT 和骨显像，研究显示出在 BCR 患者中，对可疑复发部位的检出有更高的灵敏度和特异性[20, 21]。另一方面，它在检测淋巴结复发方面具有一定的局限性，其性能受到 PSA 数值和 PSA 动力学的限制[22]。PSMA PET/CT 在 PSA 值＜1ng/ml 的患者检查中，似乎优于胆碱 PET/CT，在对早期 BCR 的患者检查中，具有更大的潜力[23]。

五、挽救性根治性前列腺切除术：手术技术

作为一种标准的干预方法，手术技术及手术理念决定了 SRP 操作的质量。因此，在手术过程中，有一些手术步骤必须要特别注意，以减少术中及术后并发症的发生。

（一）盆筋膜切开

放射治疗可以显著改变盆腔微血管的形成，这些异常且脆弱的新生血管，使手术更容易出血。因此，在切开盆筋膜时，应特别注意进行充分的预防性止血。同时，术中需要快速地控制背深静脉复合体（Santorini 复合体）。此外，患者也可能发生骨盆内筋膜纤维化，因此肛提肌和周围层面经常可以见到这种粉红色和白色的外观（图 2-1）。一方面，盆筋膜及周围组织会因放射治疗而变得脆弱。另一方面，骨盆筋膜组织的纤维化也可使骨

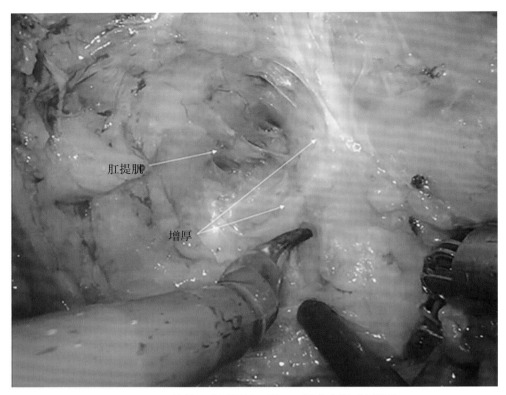

肛提肌

增厚

▲ 图 2-1　放射治疗诱导的肛提肌和骨盆内筋膜纤维化

盆内层和肛提肌层增厚，使前列腺的前外侧分离变得困难。

（二）前列腺后方分离

前列腺 - 直肠的分离有时可能是手术中最难的步骤。在放射治疗后的患者中，该区域的粘连特别明显，直肠损伤风险较大。此外，还可能发生腹膜会阴筋膜变窄，以及直肠前脂肪变窄的情况。一般在手术中，这个区域通常需要小心进行钝性分离，但有时遇到坚硬的纤维化粘连时，需要锐性分离。在止血时，需要使用电刀等器械（图 2-2）。因此，在吻合前应考虑检查直肠壁的完整性。可行的选择包括在目视控制下进行直肠指检（digital rectal examination，DRE）、生理盐水充盈盆腔后向直肠内注入空气或使用乙状结肠镜检查直肠壁。

（三）前列腺尖部的解剖

前列腺尖部的处理与术后尿失禁息息相关，因此这是 SRP 的另一个关键点。纤维化粘连，以及血管的变化，使这一手术步骤变得具有挑战性。保留足够的尿道残端对于保留尿道括约肌及膀胱入口 - 尿道的吻合至关重要（图 2-3），这点需要特别注意。此外，细致的顶部切除对于癌症控制至关重要，尤其是在挽救性治疗的情况下，肿瘤级别通常较高，且多为包膜外侵犯。膀胱颈和尿道血管形成不良、组织纤维化和愈合能力下降使得吻合口漏并不罕见。因此，许多作者建议在导管移除前对吻合口进行放射学检查，这与标准 RP 后通常进行的检查不同。近期有文献报道，通过将吻合口缝合在腹膜会阴筋膜上，起到支持作用，用于防止前列腺后方

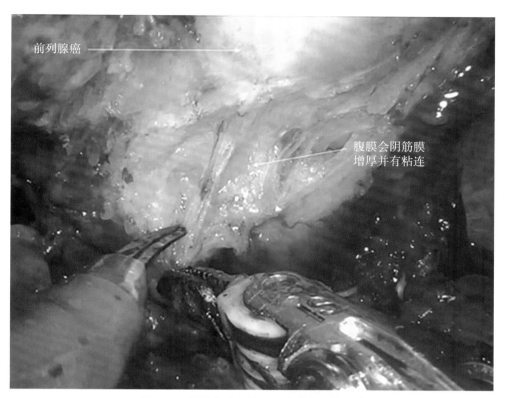

前列腺癌

腹膜会阴筋膜
增厚并有粘连

▲ 图 2-2　前列腺后方粘连，腹膜会阴筋膜增厚

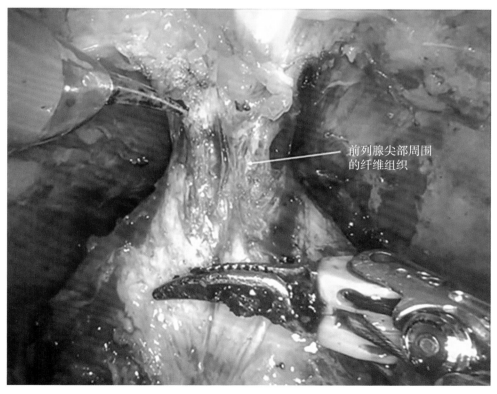

前列腺尖部周围
的纤维组织

▲ 图 2-3　纤维化、新生血管生成和前列腺尖部粘连

的尿瘘，进而改善 SRP 后的膀胱尿道吻合状态 [24]。除这些初步经验外，尚未发现在挽救治疗情况下，可以同时确保前列腺尖部和吻合口处理完美的最佳方案。

（四）神经血管束分离

一些研究显示，部分患者在初次 RT 后仍能保持有效的勃起功能，因此其中一些患者也希望在对放射治疗后复发进行二次手术治疗后也能保持勃起功能。因此有学者在 SRP 的患者中也提出了保留神经的做法，通过钝性分离神经血管束，以避免对神经纤维的热损伤。考虑到 RT 后前列腺周围的筋膜通常有较高程度的纤维化，待保留结构有较高的脆性，功能性结局确实较差，在挽救性放射治疗后保留神经尝试的效果仍不清楚（见功能性结局段落）。

（五）经验丰富的外科医生的作用

除了对 SRP 患者进行准确选择，术前提供咨询、熟练地使用器械以改善手术质量外，另外两个因素对挽救性前列腺手术的肿瘤学结局和功能结局最优化至关重要，其中包括外科医生的背景和进行这种手术的诊疗中心的专业化程度。SRP 建议由有较多标准 RP 经验的外科医生进行操作，同时建议在大型三级诊疗中心进行。

六、肿瘤学结果

与早年报道相比，SRP 的肿瘤学结果已有显著改善，其中较突出的是其短中期疾病控制效果。然而由于缺乏长期、前瞻性研究结果，并且研究病例纳入欠规范，SRP 真实疗效尚无定论。迄今为止，对于 BCR 患者术

前评估的最佳工具是欧洲泌尿外科学会制订的 SRP 患者选择标准 [2]，但其应用于实际临床时往往受到限制。另一制约因素在于 BCR 在不同背景下的定义各不相同，有的 BCR 定义为 PSA 由最低值上升＞2ng/ml [1]，该定义在近期多项研究中得到应用 [15, 25, 26]；其他还有定义为基于 PSA 随时间的变化。有时候，BCR 的界定是基于某一临床背景，而与 PSA 的变化趋势无关。

必须指出的是，在接受 SRP 的患者中，侵袭性前列腺癌占了相当高的比例。尽管大多数患者 SRP 术前评估为局限性前列腺癌，但最终病理常常证实为局部进展性肿瘤，如精囊侵犯，发生率高达 30%。由于肿瘤浸润至前列腺周围组织，以及放射治疗带来的手术操作困难，SRP 手术切缘阳性率在 13%～45% [17, 27]。切缘阳性的部位多见于前列腺尖部，而腺体少见。此外，Gleason 评分也往往呈现侵袭性肿瘤特征，≥8 分的复发肿瘤可高达 54% [28, 29]。当然，淋巴结受累也同样普遍。考虑到并非所有的外科医生都常规清扫淋巴结，淋巴结阳性率在 6%～16%。在这种背景下，PSMA-PET 这一新型前列腺癌成像技术亟待用于 BCR 的临床评估，未来应用前景广阔。

总之，SRP 术后的中短期治疗效果还远没有达到乐观的地步，这很大程度上来自于很多侵袭性前列腺癌患者选择该治疗方法。

文献报道中，SRP 术后的中位随访时间＜2 年，术后 BCR 发生率为 50%，这意味着至少有部分患者得到治愈 [25]。有趣的是，更远期的随访显示肿瘤复发趋于缓和，部分患者在 SRP 手术 5 年后仍未出现肿瘤复发 [15, 17]。

就长期肿瘤特异性生存或总生存率而言，3 项最近的 SRP 研究显示出良好结果，5 年肿

瘤特异生存率为 100%、92% 和 88.7%[15, 17, 25]。而且一项研究报道 10 年和 20 年的肿瘤特异性生存率分别为 88.6% 和 72.7%，总生存率分别为 77.5% 和 50%[30]。在后续研究中，缺乏前瞻性数据仍是一大制约因素。

总的来说，SRP 是近年来放射治疗后复发前列腺癌患者除了 ADT 之外的另一有效治疗选择。

七、功能学结果

SRP 的术后功能学结果评估主要包括两个方面，一方面是术中术后并发症，另一方面是尿控及勃起功能的保留。

高级并发症在过去的 SRP 围术期较为常见，Mador[14] 报道的首个 SRP 队列中，7 例患者中有 2 例出现了直肠损伤。幸运的是，尽管目前 SRP 并发症风险仍高于初诊 RP，但是 SRP 手术并发症已较早年逐渐减少。

相反，SRP 的远期功能学结果仍然没有得到明显改善，尿失禁发生率仍然较高，甚至在有些报道中高达 100%。患者术后勃起功能保留的比例也较低。功能学结果不理想的原因在于放射治疗后组织退变，以及术中游离困难，特别是在前列腺尖部及神经血管复合体处理困难，导致上述功能学关键解剖结构的损伤。

（一）手术并发症

SRP 在过去被认为是一种高风险手术，手术时间通常较长。>1/3 的 SRP 患者会出现 Clavien-Dindo Ⅲ 级以上的严重并发症，其中直肠损伤由于其致命性及严重影响生活质量（临时或永久肠造口）而尤为可怕。术后吻合口漏及尿道狭窄也较为常见。

幸运的是，近年来随着技术进步，SRP 的并发症逐步减少。近期报道聚焦于机器人 SRP 手术，手术时间缩短至平均 3h，术中出血更少、并发症率降低[16, 24, 27, 31]。尽管术后中重度并发症仍然存在，但发生率呈下降趋势。

（二）术中出血

传统认为 SRP 出血风险显著升高。2010 年前的有关报道 SRP 的出血平均>1000ml。而后续报道中出血情况已有明显改善，术中术后输血比例降低，术中大出血已较为罕见。

（三）直肠损伤

早年报道的 SRP 直肠损伤发生率在 0%～19%[17]，而现在直肠损伤已显著减少。当术中发现直肠损伤可进行即时处理。最近一项 4000 例的回顾性研究显示 RP 手术的直肠并发症发生率为 1.58%[31]，开放式和机器人手术之间没有显著差异。

（四）吻合口漏

由于放射治疗损伤导致的愈合不良，吻合口漏在 SRP 术后并不罕见。它常常在术后早期出现，需要延长导尿管留置时间。不同报道中吻合口漏的发生率差异较大，早年报道在 15%～40%[26, 32]。近来报道的吻合口漏发生率呈下降趋势，目前≤5%[31]。仍有临床医生建议在 SRP 术后在拔除导尿管前进行影像学评估。

（五）尿道狭窄

吻合口狭窄的概率为 0%～55%[16, 33]。它们可在术后早期或几个月时出现，因此短期随访时往往被忽视。在某种程度上吻合口狭窄反映了 SRP 技术的复杂性。事实上，狭窄主要由于放射治疗引起的组织修复能力减弱，同时也由于医生在处理前列腺尖部时较为困难。尿道狭窄不可忽视，近期报道其发生率可高达 15%（图 2-4 和图 2-5）。

（六）尿控及勃起功能保留

过去 SRP 的术后尿控较差，尿失禁比例甚至高达 100%[17]。现在 SRP 术后尿失禁在 10%～77%[16, 26]。严重尿失禁发生率有所降低（<25%）。

相反，SRP 术后勃起功能保留率仍然很低。全球来看，在服用或不服用勃起药物的情况下，仅有<20% 的保留神经的 SRP 手术患者术后可存在有效勃起。术后勃起无法恢复的原因是多重的，首先 SRP 患者在放射治疗后的勃起功能不全已高达 70%[25, 34, 35]；其次放射治疗导致局部血供改变，手术难度增加[34]。事实上，考虑到复发性前列腺癌常常为局部进展肿瘤甚至危及生命，临床医生及患者往往更关注 SRP 术后的肿瘤结果，对勃起功能不佳不足以引起重视。

八、未来展望

目前提高 SRP 手术效果的关键在于更准确地选择患者。包括 EAU 指南委员会的很多学者推荐根据 BCR 患者的预期寿命、肿瘤学风险及并发症进行分层。EAU 标准有望成为筛选适合 SRP 患者的有力工具。

而且，SRP 的术前精确分期愈发关键。对于局限性前列腺癌患者，选择 SRP 手术可减少非治愈性治疗，由此避免不必要的并发症及功能相关不良反应。在这方面，PSMA-PET/CT 在 BCR 的分期中显得尤为重要。

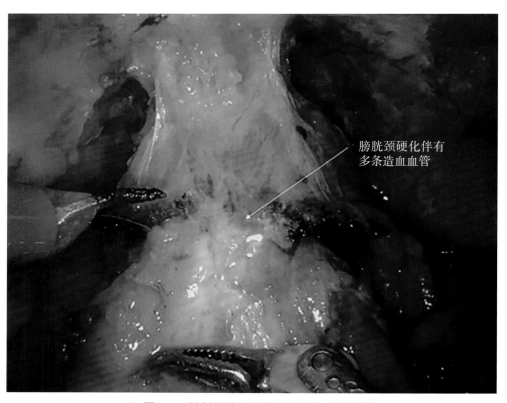

膀胱颈硬化伴有多条造血血管

▲ 图 2-4 放射治疗后的膀胱颈改变（切开前）

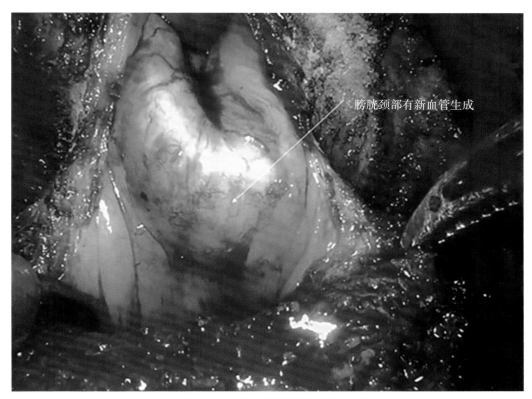

膀胱颈部有新血管生成

▲ 图 2-5　膀胱颈显著纤维化（切开后）

技术的进步以及机器人微创手术的广泛应用也推动了 SRP 术后肿瘤学及功能学结果的改善。越来越多的临床医生重视并致力于术后尿控的保留，以期达到常规 RP 的水平。

九、结论

在放射治疗后复发的前列腺癌患者中，SRP 是 ADT 之外的另一选择，但由于其技术难度临床应用受到限制。在过去，SRP 往往在肿瘤学及功能学结果欠佳。然而近年来 SRP 的围术期安全性及短中期肿瘤控制效果已明显改善。标准化、精确的患者选择，新型影像学检查应用，以及大规模临床应用，都是提高 SRP 手术效果的关键因素。

参 考 文 献

[1] Roach M, Hanks G, Thames H, Schellhammer P, Shipley WU, Sokol GH, Sandler H. Defining biochemical failure following radiotherapy with or without hormonal therapy in men with clinically localized prostate cancer: recommendations of the RTOG-ASTRO Phoenix Consensus Conference. Int J Radiat Oncol Biol Phys. 2006;65:965–74.

[2] Mottet N, van den Bergh RCN, Briers E, Cornford P, De Santis M, Fanti S, Gillessen S, Grummet J, Henry AM, Lam TB, Mason MD, van der Kwast TH, van der

Poel HG, Rouvière O, Tilki D, Wiegel T; Members of the EAU – ESTRO – ESUR – SIOG Prostate Cancer Guidelines Panel. EAU – ESTRO – ESUR – SIOG guidelines on prostate cancer. Edn. Presented at the EAU Annual Congress Barcelona; 2019. ISBN 978–94–92671–05–9. EAU Guidelines Office. Arnhem, The Netherlands.

[3] Agarwal PK, Sadetsky N, Konety BR, Resnick MI, Carroll PR. Treatment failure after primary and salvage therapy for prostate cancer: likelihood, patterns of care, and outcomes. Cancer. 2008;112:307–14.

[4] Shipley WU, Thames HD, Sandler HM, Hanks GE, Zietman AL, Perez CA, Kuban DA, Hancock SL, Smith CD. Radiation therapy for clinically localized prostate cancer: a multi-institutional pooled analysis. JAMA. 1999;281:1598–604.

[5] Mbeutcha A, Chauveinc L, Bondiau PY, Chand ME, Durand M, Chevallier D, Amiel J, Kee DLC, Hannoun-Lévi JM. Salvage prostate re-irradiation using high-dose-rate brachytherapy or focal stereotactic body radiotherapy for local recurrence after definitive radiation therapy. Radiat Oncol. 2017;12(1):49.

[6] de Crevoisier R, Bayar MA, Pommier P, et al. Daily versus weekly prostate cancer image guided radiation therapy: phase 3 multicenter randomized trial. Int J Radiat Oncol Biol Phys. 2018;102:1420–9.

[7] Siegel RL, Miller KD, Jemal A. Cancer statistics, 2019 (US statistics). CA Cancer J Clin. 2019;69:7–34.

[8] Cary KC, Punnen S, Odisho AY, Litwin MS, Saigal CS, Cooperberg MR. Nationally representative trends and geographic variation in treatment of localized prostate cancer: the urologic diseases in America project. Prostate Cancer Prostatic Dis. 2015;18:149–54.

[9] Malouff T, Mathy NW, Marsh S, Walters RW, Silberstein PT. Trends in the use of radiation therapy for stage IIA prostate cancer from 2004 to 2013: a retrospective analysis using the National Cancer Database. Prostate Cancer Prostatic Dis. 2017;20(3):334–8.

[10] Sivaraman A, Barret E. Focal therapy for prostate cancer: an "à la carte" approach. Eur Urol. 2016;69:973–5.

[11] Marra G, Moschini M, Cathelineau X, Sanchez-Salas R. Re: Hemigland cryoablation of localized low-, intermediate- and high-risk prostate cancer: oncologic and functional outcomes at 5 years. J Urol. 2020;204(1):157.

[12] Van den Broeck T, van den Bergh RCN, Arfi N, et al. Prognostic value of biochemical recurrence following treatment with curative intent for prostate cancer: a systematic review. Eur Urol. 2019;75:967–87.

[13] Golbari NM, Katz AE. Salvage therapy options for local prostate cancer recurrence after primary radiotherapy: a literature review. Curr Urol Rep. 2017;18(8):63.

[14] Mador DR, Huben RP, Wajsman Z, Pontes JE. Salvage surgery following radical radiotherapy for adenocarcinoma of the prostate. J Urol. 1985;133:58–60.

[15] Mandel P, Steuber T, Ahyai S, et al. Salvage radical prostatectomy for recurrent prostate cancer: verification of European Association of Urology guideline criteria. BJU Int. 2016;117:55–61.

[16] Bates AS, Samavedi S, Kumar A, Mouraviev V, Rocco B, Coelho R, Palmer K, Patel VR. Salvage robot assisted radical prostatectomy: a propensity matched study of perioperative, oncological and functional outcomes. Eur J Surg Oncol. 2015;41:1540–6.

[17] Chade DC, Shariat SF, Cronin AM, et al. Salvage radical prostatectomy for radiation-recurrent prostate cancer: a multi-institutional collaboration. Eur Urol. 2011;60:205–10.

[18] Rouvière O, Vitry T, Lyonnet D. Imaging of prostate cancer local recurrences: why and how? Eur Radiol. 2010;20:1254–66.

[19] Donati OF, Jung SI, Vargas HA, Gultekin DH, Zheng J, Moskowitz CS, Hricak H, Zelefsky MJ, Akin O. Multiparametric prostate mr imaging with T2-weighted, diffusion-weighted, and dynamic contrast-enhanced sequences: are all pulse sequences necessary to detect locally recurrent prostate cancer after radiation therapy. Radiology. 2013;268:440–50.

[20] Evangelista L, Zattoni F, Guttilla A, Saladini G, Zattoni F, Colletti PM, Rubello D. Choline PET or PET/CT and biochemical relapse of prostate cancer: a systematic review and meta-analysis. Clin Nucl Med. 2013;38:305–14.

[21] Fanti S, Minozzi S, Castellucci P, Balduzzi S, Herrmann K, Krause BJ, Oyen W, Chiti A. PET/CT with 11C-choline for evaluation of prostate cancer patients with biochemical recurrence: meta-analysis and critical review of available data. Eur J Nucl Med Mol Imaging. 2016;43:55–69.

[22] Treglia G, Ceriani L, Sadeghi R, Giovacchini G, Giovanella L. Relationship between prostate-specific antigen kinetics and detection rate of radiolabelled choline PET/CT in restaging prostate cancer patients: a meta-analysis. Clin Chem Lab Med. 2014;52:725–33.

[23] Caroli P, Sandler I, Matteucci F, et al. 68 Ga-PSMA

PET/CT in patients with recurrent prostate cancer after radical treatment: prospective results in 314 patients. Eur J Nucl Med Mol Imaging. 2018;45:2035–44.

[24] Ogaya-Pinies G, Kadakia Y, Palayapalayam-Ganapathi H, Woodlief T, Jenson C, Syed J, Patel V. Use of scaffolding tissue biografts to bolster vesicourethral anastomosis during salvage robot-assisted prostatectomy reduces leak rates and catheter times. Eur Urol. 2018;74:92–8.

[25] Yuh B, Ruel N, Muldrew S, Mejia R, Novara G, Kawachi M, Wilson T. Complications and outcomes of salvage robot-assisted radical prostatectomy: a single-institution experience. BJU Int. 2014;113:769–76.

[26] Kenney PA, Nawaf CB, Mustafa M, Wen S, Wszolek MF, Pettaway CA, Ward JF, Davis JW, Pisters LL. Robotic-assisted laparoscopic versus open salvage radical prostatectomy following radiotherapy. Can J Urol. 2016;23:8271–7.

[27] Chauhan S, Patel MB, Coelho R, et al. Preliminary analysis of the feasibility and safety of salvage robot-assisted radical prostatectomy after radiation failure: multi-institutional perioperative and short-term functional outcomes. J Endourol. 2011;25:1013–9.

[28] Linares Espinós E, Sánchez-Salas R, Sivaraman A, Perez-Reggeti JI, Barret E, Rozet F, Galiano M, Prapotnich D, Cathelineau X. Minimally invasive salvage prostatectomy after primary radiation or ablation treatment. Urology. 2016;94:111–6.

[29] Zugor V, Labanaris AP, Porres D, Heidenreich A, Witt JH. Robot-assisted radical prostatectomy for the treatment of radiation-resistant prostate cancer: surgical, oncological and short-term functional outcomes. Urol Int. 2014;92:20–6.

[30] Pokala N, Huynh DL, Henderson AA, Johans C. Survival outcomes in men undergoing radical prostatectomy after primary radiation treatment for adenocarcinoma of the prostate. Clin Genitourin Cancer. 2016;14:218–25.

[31] Gontero P, Marra G, Alessio P, et al. Salvage radical prostatectomy for recurrent prostate cancer: morbidity and functional outcomes from a large multicenter series of open versus robotic approaches. J Urol. 2019;202:725–31.

[32] Kaffenberger SD, Keegan KA, Bansal NK, et al. Salvage robotic assisted laparoscopic radical prostatectomy: a single institution, 5-year experience. J Urol. 2013;189:507–13.

[33] Prasad SM, Gu X, Kowalczyk KJ, Lipsitz SR, Nguyen PL, Hu JC. Morbidity and costs of salvage vs. primary radical prostatectomy in older men. Urol Oncol Semin Orig Investig. 2013;31:1477–82.

[34] Bonet X, Ogaya-Pinies G, Woodlief T, Hernandez-Cardona E, Ganapathi H, Rogers T, Coelho RF, Rocco B, Vigués F, Patel V. Nerve-sparing in salvage robot-assisted prostatectomy: surgical technique, oncological and functional outcomes at a single high-volume institution. BJU Int. 2018;122:837–44.

[35] Eandi JA, Link BA, Nelson RA, Josephson DY, Lau C, Kawachi MH, Wilson TG. Robotic assisted laparoscopic salvage prostatectomy for radiation resistant prostate cancer. J Urol. 2010;183:133–7.

第3章　机器人辅助根治性前列腺切除术治疗放射治疗后复发的局限性前列腺癌

Salvage Robot-Assisted Radical Prostatectomy for Recurrent Localized Prostate Cancer after Radiation Therapy

Romain Clery　Morgan Rouprêt　Alexandre de la Taille　著

彭　波　译

一、挽救性根治性前列腺切除术的现状

根据文献，接受一线放射治疗的患者有50%在10年后出现了生化复发，据报道高达60%的患者会出现局部复发[1]。局部挽救治疗包括挽救性根治性前列腺切除术（SRP）、挽救性冷冻疗法、间质近距离放射治疗和高能聚焦超声（HIFU）等。在90%的患者中，医生倾向于使用雄激素剥夺治疗，只有3%的患者使用挽救性根治性前列腺切除术治疗[2, 3]。然而，相对于激素治疗，医生更应该选择局灶治疗，因为激素治疗不是治疗的选择，它只能延缓病情进展。此外，对患者来说，药物去势也会有显著的全身不良反应。

挽救性根治性前列腺切除术有非常好的疾病局部控制效果，并对肿瘤结局也有可接受的长期效果（表3-1）。在一项系统回顾中，Chade 等显示挽救性根治性前列腺切除术与10年肿瘤特异性生存率（CSS）相关，范围

表 3-1　挽救性治疗方案的肿瘤结局比较

	参考文献	年　份	数　量	BCR-FS	5 年 BCR-FS
SRP	Chade 等[4]	2012	综述（40 项研究）		47%～82%
	Pisters 等[5]	2009	42		61%
SCAP	Pisters 等[6]	2008	279		54.5%±4.9%
	Pisters 等[5]	2009	56		21%
S-Brachytherapy	Yamada 等[7]	2014	42		69%
	Chen 等[8]	2013	52		51%
S-HIFU	Berge 等[9]	2011	61	61%（9 个月）	
	Uchida 等[10]	2011	22	59%（24 个月）	

SRP. 挽救性根治性前列腺切除术；SCAP. 前列腺的抢救冷冻消融术；S-Brachytherapy. 挽救性近距离放射治疗；S-HIFU. 挽救性高能聚焦超声；BCR-FS. 无生化复发生存

为 70%～83%[4]。然而，需要注意的是，对于泌尿科医生来说，局灶治疗后的挽救性手术具有挑战性，与原发性前列腺切除术相比，它的并发症发生率更高，肿瘤和功能预后更差[11, 12]。最近的研究表明，机器人的辅助可以降低发病率，因此现在必须考虑将这种手术纳入特定病例的治疗选择[13, 14]。其目标是在这种方法的基础上审查安全性和肿瘤控制效果。

二、适应证及术前评估

（一）指征

挽救性根治性前列腺切除术适用于初治后生化复发（BCR）的局限性前列腺癌，它具有以下特点[4, 15]。

- 基于 Phoenix 定义的初治后生化复发（PSA＞2ng/ml，高于最低点）。
- 低并发症。
- 预期寿命至少 10 年。
- 挽救性根治性前列腺切除术术前的 PSA＜10ng/ml，活检 Gleason 评分＜7 分。
- 挽救性根治性前列腺切除术术前未累及淋巴结。
- 初始临床分期为 T_1 或 T_2。
- 前列腺活检证实局部复发。

符合这些 EAU 指南与更好的术后肿瘤结局[16] 相关。

（二）术前评估

必须证实局部复发，并排除远处转移。因此，应执行以下操作。

- 直肠指检。
- 前列腺 MRI。
- 使用 [18]F- 氟胆碱示踪剂或 ^{68}Ga-PSMA❶ 进行 PET 扫描。
- 前列腺活检（MRI 靶向活检；MRI 显示目标）。

三、外科技术：机器人技术的贡献

（一）患者体位及手术入路

这种手术技术类似于用于还未治疗的前列腺癌的技术，可以通过机器人进行手术。采用达·芬奇机器人系统经腹膜或腹膜外入路的挽救性机器人辅助前列腺根治术技术如下所述。

患者背卧位，20°～30° 头低足高位，双臂与身体平行。机器人可以放置在患者两腿之间，也可以放置在患者右侧与患者成 45°（侧面对接）。

套管针的位置与原发性前列腺切除术相似，通常使用 6 个套管针。

挽救性根治性前列腺切除术在放射治疗或近距离放射治疗后被使用。值得注意的是，最近的一项研究报道了使用高能聚焦超声后再次手术几乎没有剥离困难，但与原发性前列腺切除术[11] 相比，其肿瘤控制和功能预后更差。

（二）淋巴结清扫术 / 水肿风险

最近的一篇文献综述报道，80% 的挽救性根治性前列腺切除术患者[13] 进行了淋巴结清扫术。淋巴结清扫术的顺序与原发性前列

---

❶ 如果 PSA＞10ng/ml 或有 PSA 变动（PSA-DT＜6 个月，一个月中 PSA 改变速度＞0.5ng/ml），可以只进行[6] 骨显像和（或）盆腔腹部 CT 扫描

腺切除术相似，髂总淋巴结、髂外淋巴结、髂内淋巴结和闭孔淋巴结的切除。解剖的远端界限是股管，近端界限是输尿管交叉。

在这种情况下，使用金属夹实现良好的淋巴阻断是很重要的。最近的一项包括局灶治疗后的挽救性淋巴结清扫的系统回顾显示，最常见的并发症是淋巴渗漏和需要引流的症状性淋巴囊肿[17]。淋巴水肿也是一种可怕的并发症。

（三）盆腔筋膜切开

一旦膀胱被分离出来，耻骨后间隙被暴露，盆腔内筋膜就被切开。由于前列腺底部的血管较少，所以从前列腺底部开始切开，解剖平面更容易找到。然后继续剥离，向耻骨前列腺韧带外的尖部推进。由于之前的放射治疗，组织往往是纤维化的，两侧的分离可能更困难。一个乐观的观点是，由于放射治疗，血管化并不严重，所以失血通常很低。

值得注意的是，肛提肌纤维有时是白色的，在这个部位粘连非常牢固，仅靠气腹压力和剪刀的钝性分离一般不易完成。有时有必要用冷剪刀小心地切向骨盆肌肉并远离前列腺囊，以减少切缘阳性的风险。在这个阶段不要过分坚持尖端剥离以限制出血。在游离后缘面后，顶端的剥离将更容易完成。

（四）前列腺后部的分离

前列腺后部的分离是该手术的主要难点。打开膀胱颈，精囊分离后，第四臂及助手托住精囊及输精管露出后平面。

在挽救性根治性前列腺切除术中，组织可以是非常纤维化的。解剖从打开 Denonrillier 筋膜开始，它在前列腺被膜和直肠之间呈现珍珠白色。然后使用冷剪刀，小心地切断所有纤维粘连，剪刀尖指向上方。

直肠周围缺失脂肪需要仔细的解剖以避免直肠损伤。凝血必须精确，最好使用双极电凝。

如果怀疑有直肠损伤，可以修补[18]。

- 在由外科医生直接腹腔镜控制吻合前进行直肠指检。
- 空气测试：直肠探针插入直肠，使用注射器注入空气。外科医生在盆腔灌满生理盐水。气泡如果存在则证实了直肠存在伤口。
- 透光测试：为了检查直肠壁是否变薄，关闭机器人的光线，然后将乙状结肠镜引入直肠。寻找透光区域，此处显示直肠壁变薄的区域。

一些学者建议从先分离精囊输精管团和前列腺后面开始行前列腺切除术，这可能有助于前列腺向上缩回，降低直肠损伤的风险[19]。这种做法并不广为人知，在我们看来可能更加困难。

在手术最后阶段，前列腺被神经血管束和前列腺侧蒂固定。这些结构通常很难区分，常与纤维组织类似。对于术前勃起可和术中表现良好的患者，可考虑保留单或双侧神经[20]。这在实践中是比较罕见的，因为一方面保留神经功能结局是不确定的，另一方面还应考虑更好的瘤控。

（五）尖部解剖

将肛提肌从尖部前列腺表面分离，充分松动前列腺，来游离前列腺尖部。如果可能，为完全松解尖部的肌肉纤维，首先处理静脉复合体，然后进行止血缝合。对于原发性前列腺切除术，重要的是保持尿道足够的长度，以方便吻合和改善尿控功能。

需要注意的是，由于放射性粒子的放置，

有近距离放射治疗史的患者会增加组织黏附。如从侧方分离，可能困难，经常需要用冷刀切开。Kaffenberger 等研究显示手术切缘阳性率为 25%，80% 的患者中，阳性切缘位于尖端[14]。

最后，用冷剪刀在前列腺尖部切开尿道。

（六）膀胱尿道吻合

吻合术前建议后路重建腹膜会阴筋膜（Rocco 缝合法），以促进吻合并可能改善控尿。然后使用 2 根 V-LOCK 线常规膀胱尿道吻合术，从 6 点钟方位开始向上吻合。由于解剖困难，我们采用"网球拍"前路方式来重建膀胱颈，这可以用吻合丝来完成。

吻合完成后，建议将吻合丝穿过耻骨骨膜，以提高术后控尿能力。

导尿管留置时间一般为术后 7～14 天，视局部情况及吻合有无困难而定。

四、结果

（一）围术期结果——术中资料

1. 出血量与手术时间

在大量的系统回顾中，机器人辅助手术的平均手术时间为 230min，开放式手术的平均手术时间为 215min。与开放入路出血量相比[13]（平均 715ml），机器人入路的出血量更低（平均 220ml）。

2. 直肠损伤

机器人手术患者直肠损伤的报道较少（表 3-2）。在最近的文献回顾中，作者显示直肠损伤的风险为 0.48%（1/209）。在这个报道中，直肠损伤需要一个短暂的结肠造口术。

Kaffenberger 等发现 T$_4$ 肿瘤中直肠切口需要临时结肠造口的发生率为 2.9%（1/34）[8]。

在较早的开放式挽救性根治性前列腺切除术系列中，作者报道了直肠损伤的风险为 2%～15%[15]。Gontero 等最近报道了开放式挽救性根治性前列腺切除术直肠损伤的发生率为 2.96%（5/186）。在这个研究中，开放手术的过程中有两个术中缝合和两个临时结肠造口[13]。

3. 直肠膀胱瘘

最近的研究报道术后直肠膀胱瘘发生率较低（表 3-2）。

根据 Gontero 等的研究，1.4%（3/209）的患者发生直肠膀胱瘘，且均发生在术后 90 天。在 Yuh 等的病例中，1 例患者（2%）发生直肠尿道瘘，经会阴重建治疗。

Mandel 等发现，开放式挽救性根治性前

表 3-2　选择性挽救性机器人辅助根治性前列腺切除术术中直肠损伤及直肠膀胱瘘

参考文献	年　份	数　量	直肠损伤例数（术中）	结肠造口术例数（术中）	直肠膀胱瘘例数（长期）
Gontero 等[13]	2019	209	1（0.48%）	1	3
Clery 等[21]	2019	55	1（1.8%）	0	0
Bonet 等[20]	2018	80	0	0	0
Bates 等[12]	2015	53	0	0	0
Yuh 等[19]	2014	51	0	0	1
Kaffenberger 等[14]	2013	34	1（2.9%）	1	0

列腺切除术后，5.5%的患者（3/55）发生直肠膀胱瘘。所有患者最初都接受3个月的临时结肠造口和导尿。如果这个方法失败了，它需要使用大网膜瓣经腹部入路。对于2/3的患者来说这是不够的，而且必须进行尿分流。

（二）围术期结果——术后资料

1. 吻合口漏

根据最近的一项研究，吻合口漏是机器人辅助根治性前列腺切除术后最常见的并发症之一，发生率为19%（开放式手术为9%）。中位出现临床症状的时间为18天（四分位距：6～54）[13]。

Bates等的研究显示，所有吻合口瘘在6周内均得到修复。

如上所述，建议留置导尿管7～14天。吻合口漏率见表3-3。

表3-3 选择性挽救性机器人辅助根治性
前列腺切除术吻合口漏情况

参考文献	年 份	数 量	吻合口漏人数
Gontero 等[13]	2019	209	40（19%）
Bonet 等[20]	2018	80	24（30%）
Bates 等[12]	2015	53	18（34%）
Yuh 等[19]	2014	51	9（18%）
Kaffenberger 等[14]	2013	34	5（15%）

2. 吻合口狭窄

最近的数据显示，机器人手术后吻合口狭窄的风险为8%（17/209），而开放手术后为17%（32/186），两者的差异具有统计学意义。Yuh等报道的吻合口狭窄率为16%（8/51）[19]。较早的开放式挽救性根治性前列腺切除术系列报告吻合口狭窄的风险在

11%～41%[15]。在我们的经验中，7%（4/55）的患者有吻合口狭窄[21]。

3. 术后并发症

因尿道狭窄（Clavien Ⅲ级）再次手术的患者占3.6%（2/55），中位住院时间为4天，中位导尿时间为7天（表3-4）。

表3-4 选择性挽救性机器人辅助根治性
前列腺切除术系列术后并发症

参考文献	年 份	数 量	尿道狭窄人数
Gontero 等[13]	2019	209	17（8.1%）
Clery 等[21]	2019	55	2（2.3%）
Bonet 等[20]	2018	80	0
Bates 等[12]	2015	53	0
Yuh 等[19]	2014	51	18（35%）
Kaffenberger 等[14]	2013	34	1（3%）

Bonet等报道，只有5%（4/80）的患者有轻微并发症（Clavien Ⅰ级或Ⅱ级），其中包括1例尿路感染和3例[20]淋巴囊肿。

Bates等仅报道了1例肺栓塞的患者（Clavien Ⅱ级）[12]。

在Yuh等的系列研究中，16%（8/51）的Clavien Ⅲ级患者有膀胱颈挛缩需要再次干预。主要高发生率的并发症还包括尿毒症、输尿管损伤、尿潴留、血尿、膀胱颈异物和肠管狭窄。此外，作者描述了一些较不常见的消化并发症，如直肠尿道瘘、肠梗阻、修补性小肠切开术及切口疝[19]。值得注意的是，在最近的研究中，这一类并发症发生率较低。

在Kaffenberger等的一系列研究中，1例患者因直肠损伤（Clavien Ⅲ级）进行了再干预，1例患者出现肺栓塞（Clavien Ⅱ级）[14]。

五、肿瘤结局

最可靠的数据是基于接受开放式手术的老年患者。

在一篇大型文献综述中，Chade 等显示挽救性根治性前列腺切除术与 5 年和 10 年的生化无复发生存（BCR-FS）率的相关性分别为 47%～82% 和 28%～53%。10 年的肿瘤特异性生存率范围为 70%～83%[4]。

Paparel 等估计 5 年（146 例患者）[22] 的 BCR-FS 率为 54%。

在最近的研究中很少报道接受机器人辅助手术的患者的肿瘤结局（表 3-5）。然而，为数不多的可用数据证实了这些初步结论。

六、功能结局

（一）术后尿控

最近的文献回顾显示术后尿控保留是可以接受的。2/3（65%）例接受机器人手术的患者在手术后仍保持尿控，相比之下，接受开放式手术的患者在 1 年后保持尿控的比例为 45%。在本研究中[13]，机器人入路明显优于开放入路。

在 Bates 等的研究中，77% 的患者在 3 年有尿控，而在 1 年只有 55%。这些结果表明，恢复期可能较长（表 3-6）。

（二）术后勃起功能障碍

关于挽救性根治性前列腺切除术后勃起功能障碍的数据很少且难以评估。最近的一篇文献综述显示，20% 的挽救性机器人辅助根治性前列腺切除术（主要是双侧）[13] 实现了神经保留。

在最近的一项研究中，Bonnet 等发现，50% 的神经血管束保留可使 25% 的患者在 1 年内保持足够的勃起。相反，保留＜50% 的神经血管束只能使 5% 的患者保留 1 年的勃起（20）。本研究还报道了 36 个月时 BCR-FS（生化无病生存期）的差异，以及神经保留不良组（＜50%）和神经保留良好组（＞50%）的阳性切缘百分比的差异。

这些结果与文献报道的略有不同，特别是 Gontero 等发现，仅 11.5%（3/26）接受神经保留手术的男性（3/26）能够维持自发性勃起和（或）服用磷酸二酯酶 -5 抑制药（phosphodie-sterase type 5 inhibitor，PDE_5I）辅助勃起。只有 8.1% 的男性在挽救性根治性前列腺切除术[13] 术后 12 个月保留了自发性勃起和（或）PDE_5I 辅助勃起。

表 3-5　选择性挽救性机器人辅助根治性前列腺切除术的肿瘤结局

参考文献	年　份	数　量	2 年生化无复发生存率	3 年生化无复发生存率	5 年生化无复发生存率	5 年肿瘤特异性生存率
Clery 等[21]	2019	55	87%	NA	55%	80%
Bonet 等[20]	2018	80	NA	69%	NA	NA
Bates 等[12]	2015	53	NA	67%	NA	NA
Yuh 等[19]	2014	51	NA	57%	NA	100%
Kaffenberger 等[14]	2013	34	NA	NA	NA	NA

NA. 无适用数据

表 3-6　选择性挽救性机器人辅助根治性前列腺切除术的术后尿控情况

参考文献	年 份	数 量	1年控尿（0～1个尿垫/天）例数
Gontero 等[13]	2019	209	121（58%）
Clery 等[21]	2019	55	28（50%）
Bonet 等[20]	2018	80	62（78%）
Bates 等[12]	2015	53	29（55%）
Yuh 等[19]	2014	51	23（41%）
Kaffenberger 等[14]	2013	34	12（39%）

七、结论

挽救性根治性前列腺切除术在技术上是可行的，并能提供良好的肿瘤结局。机器人在这方面的贡献可以降低发病率和改善功能结局。几项研究的结果证实了挽救性机器人辅助前列腺根治术的好处，因此，泌尿外科医生必须考虑这些发现，以便推荐患者选择这种手术。

参考文献

[1] Agarwal PK, Sadetsky N, Konety BR, Resnick MI, Carroll PR, and the Cancer of the Prostate Strategic Urological Research Endeavor (CaPSURE) Investigators. Treatment failure after primary and salvage therapy for prostate cancer: likelihood, patterns of care, and outcomes. Cancer. 2008;112(2):307–314.

[2] Mottet N, Bellmunt J, Bolla M, Briers E, Cumberbatch MG, De Santis M, et al. EAU-ESTRO-SIOG Guidelines on prostate cancer. Part 1: screening, diagnosis, and local treatment with curative intent. Eur Urol. 2017;71(4):618–29.

[3] Grossfeld GD, Stier DM, Flanders SC, Henning JM, Schonfeld W, Warolin K, et al. Use of second treatment following definitive local therapy for prostate cancer: data from the capsure database. J Urol. 1998;160(4):1398–404.

[4] Chade DC, Eastham J, Graefen M, Hu JC, Karnes RJ, Klotz L, et al. Cancer control and functional outcomes of salvage radical prostatectomy for radiation-recurrent prostate cancer: a systematic review of the literature. Eur Urol. 2012;61(5):961–71.

[5] Pisters LL, Leibovici D, Blute M, Zincke H, Sebo TJ, Slezak JM, et al. Locally recurrent prostate cancer after initial radiation therapy: a comparison of salvage radical prostatectomy versus cryotherapy. J Urol. 2009;182(2):517–27.

[6] Pisters LL, Rewcastle JC, Donnelly BJ, Lugnani FM, Katz AE, Jones JS. Salvage prostate cryoablation: initial results from the cryo on-line data registry. J Urol. 2008;180(2):559–64.

[7] Yamada Y, Kollmeier MA, Pei X, Kan CC, Cohen GN, Donat SM, et al. A Phase II study of salvage high-dose-rate brachytherapy for the treatment of locally recurrent prostate cancer after definitive external beam radiotherapy. Brachytherapy. 2014;13(2):111–6.

[8] Chen CP, Weinberg V, Shinohara K, Roach M, Nash M, Gottschalk A, et al. Salvage HDR brachytherapy for recurrent prostate cancer after previous definitive radiation therapy: 5–Year outcomes. Int J Radiat Oncol. 2013;86(2):324–9.

[9] Berge V, Baco E, Dahl AA, Karlsen SJ. Health-related quality of life after salvage high-intensity focused ultrasound (HIFU) treatment for locally radiorecurrent prostate cancer: HRQOL after salvage HIFU Int J Urol. 2011;18(9):646–51.

[10] Uchida T, Shoji S, Nakano M, Hongo S, Nitta M, Usui Y, et al. High-intensity focused ultrasound as salvage therapy for patients with recurrent prostate cancer after external beam radiation, brachytherapy or proton therapy: HIFU as salvage therapy in prostate cancer. BJU Int. 2011;107(3):378–82.

[11] Nunes-Silva I, Barret E, Srougi V, Baghdadi M, Capogrosso P, Garcia-Barreras S, et al. Effect of prior focal therapy on perioperative, oncologic and

functional outcomes of salvage robotic assisted radical prostatectomy. J Urol. 2017;198(5):1069–76.

[12] Bates AS, Samavedi S, Kumar A, Mouraviev V, Rocco B, Coelho R, et al. Salvage robot assisted radical prostatectomy: a propensity matched study of perioperative, oncological and functional outcomes. Eur J Surg Oncol. 2015;41(11):1540–6.

[13] Gontero P, Marra G, Alessio P, Filippini C, Oderda M, Munoz F, et al. Salvage radical prostatectomy for recurrent prostate cancer: morbidity and functional outcomes from a large multicenter series of open versus robotic approaches. J Urol. 2019;202(4):725–31.

[14] Kaffenberger SD, Keegan KA, Bansal NK, Morgan TM, Tang DH, Barocas DA, et al. Salvage robotic assisted laparoscopic radical prostatectomy: a single institution, 5–Year experience. J Urol Févr. 2013;189(2):507–13.

[15] Heidenreich A, Bastian PJ, Bellmunt J, Bolla M, Joniau S, van der Kwast T, et al. EAU guidelines on prostate cancer. Part II: treatment of advanced, relapsing, and castration-resistant prostate cancer. Eur Urol. 2014;65(2):467–79.

[16] Mandel P, Steuber T, Ahyai S, Kriegmair M, Schiffmann J, Boehm K, et al. Salvage radical prostatectomy for recurrent prostate cancer: verification of European Association of Urology guideline criteria. BJU Int. 2016;117(1):55–61.

[17] Ploussard G, Gandaglia G, Borgmann H, de Visschere P, Heidegger I, Kretschmer A, et al. Salvage lymph node dissection for nodal recurrent prostate cancer: a systematic review. Eur Urol. 2019;76(4):493–504.

[18] Abdul-Muhsin H, Samavedi S, Pereira C, Palmer K, Patel V. Salvage robot-assisted radical prostatectomy: Salvage robot-assisted radical prostatectomy. BJU Int. 2013;111(4):686–7.

[19] Yuh B, Ruel N, Muldrew S, Mejia R, Novara G, Kawachi M, et al. Complications and outcomes of salvage robot-assisted radical prostatectomy: a single-institution experience: Outcomes of salvage robot-assisted prostatectomy. BJU Int. 2014;113(5):769–76.

[20] Bonet X, Ogaya-Pinies G, Woodlief T, Hernandez-Cardona E, Ganapathi H, Rogers T, et al. Nerve-sparing in salvage robot-assisted prostatectomy: surgical technique, oncological and functional outcomes at a single high-volume institution. BJU Int. 2018;122(5):837–44.

[21] Clery R, Grande P, Seisen T, Gobert A, Duquesne I, Villers A, et al. Outcomes after salvage radical prostatectomy and first-line radiation therapy or HIFU for recurrent localized prostate cancer: results from a multicenter study. World J Urol. 2019;37(8):1491–8.

[22] Paparel P, Cronin AM, Savage C, Scardino PT, Eastham JA. Oncologic outcome and patterns of recurrence after salvage radical prostatectomy. Eur Urol. 2009;55(2):404–11.

第4章 根治性前列腺切除术后疾病复发
Disease Recurrence after Radical Prostatectomy

Carla Perna Jennifer Uribe Santiago Uribe-Lewis Stephen E. M. Langley 著

彭波 译

一、前列腺切除术后前列腺特异性抗原（PSA）升高

根治性前列腺切除术（RP）后的生化复发（BR）定义为 PSA 水平上升>0.2ng/ml，且连续两次 PSA>0.2ng/ml[1]。虽然 PSA 水平的升高通常预示着转移性进展，但仅 PSA 复发的自然病史可能会延长，可测量的 PSA 不一定会导致临床明显的转移性疾病。前列腺癌（PCa）术后复发被认为是由于手术部位残留的亚临床疾病、肿瘤局部复发或隐蔽转移疾病。复发的风险随着不良病理结果而增加，如手术切缘阳性（PSM）、精囊侵犯（SVI）、前列腺外浸润（EPE）和较高的 Gleason 评分。对于临床局限性前列腺癌的男性，根治性前列腺切除术在 5~15 年后提供的总体生化控制率为 82%~75%。但是，由于高危因素，在 5~10 年，这一数字可能会降至 60%~40%[2]。

二、前列腺切除术后持续性 PSA

在根治性前列腺切除术后 5%~20% 的男性继续存在可检测或持续性 PSA，大多数研究定义在术后 4~8 周，PSA≥0.1ng/ml，这可能是因为持续的局限病灶、已有转移或残余良性前列腺组织[3]。

三、复发率

2019 年英格兰和威尔士[4]国家前列腺癌审计记录显示，2016 年 4 月—2017 年 3 月，42 975 名男性被诊断为前列腺癌，其中 6462 人接受了根治性前列腺切除术。前列腺切除术后复发的国家数据尚未公布；然而，有研究表明 1/3 的患者在根治性前列腺切除术后的 10 年内会出现复发[1]。

四、前列腺切除术后复发或 PSA 持续性患者的风险分层

（一）前列腺癌切除术后复发

可判定治疗失败的 PSA 水平取决于初级治疗。在根治性前列腺切除术后，预测进一步转移的最佳阈值是 PSA>0.4ng/ml，并且 PSA 有升高[5, 6]。一旦确诊，确定复发部位是局部还是远处是很重要的。在一项 Meta 分析中，Van den Broeck 等[7]得出结论，经历生化复发的患者发生远处转移的风险增加，并可

通过初始来预测的临床和病理因素（如 pT 分期、PSA、ISUP 等级）和 PSA 动力学（PSA 升高及倍增时间）来预测前列腺癌特异性和总体死亡率。然而，生化复发作为死亡率危险因素的效应可变性很大。原发性根治性前列腺切除术后，其风险比（hazard ratio，HR）为 1.03（95%CI 1.004～1.06）～2.32（95%CI 1.45～3.71）[8, 9]。

Broeck 等提出了 2 个问题。首先，探讨是否发生生化复发的患者的肿瘤预后存在差异。其次，研究生化复发患者的哪些临床因素和肿瘤特征对肿瘤预后有独立的影响。结论是，主要是在 PSA 倍增时间短和最终 Gleason 评分高的患者中，生化复发与较差的生存率相关。生化复发对生存有影响，但这种影响似乎仅限于具有特定临床危险因素的亚组患者。

对于根治性前列腺切除术后的生化复发患者，以下结果与显著的预后因素相关。

- 远处转移复发：手术切缘阳性，根治性前列腺切除术标本病理 ISUP 分级高，pT 分期高，PSA-DT 短，放射治疗挽救前 PSA 高。
- 前列腺癌特异性死亡率：根治性前列腺切除术标本病理 ISUP 分级高，生化失效间隔短，PSA-DT 短。
- 总死亡率：根治性前列腺切除术标本病理 ISUP 分级高，生化失效间隔短，PSA-DT 高。

Van den Broeck 等在 Meta 分析的基础上提出将根治性前列腺切除术患者分为以下几种。

- 低风险生化复发：PSA-DT＞1 年和病理 ISUP 分级＜4。
- 高风险生化复发：PSA-DT≤1 年或病理 ISUP 4～5 级。

（二）前列腺切除术后 PSA 持续升高

一些研究表明，根治性前列腺切除术后的持续性 PSA 与更晚期的疾病［如手术切缘阳性（PSM）、病理分期≥T$_{3a}$、阳性淋巴结状态和（或）病理 ISUP 分级≥3］和预后不良有关。大多数研究使用≥0.1ng/ml 的临界值来定义 PSA 持续性，但随着检测灵敏度的提高，现在允许其在更低的水平上检测。Moreira 等[10, 11]研究表明，根治性前列腺切除术后 6 个月，PSA 持续性＞0.03ng/ml 与生化复发和总死亡率的增加相关。1 年和 5 年无生化复发生存率分别为 68% 和 36%，而有和没有 PSA 持续性的患者分别为 95% 和 72%。有和没有 PSA 持续性的患者 10 年生存率分别为 63% 和 80%。PSA 持续性的预测因子为身体质量指数（body mass index，BMI）、术前 PSA 水平和 ISUP≥3 级[12]。Ploussard 等报道，74% 的持续性 PSA 患者发展出生化复发。Spratt 等[13]在一项多变量分析中显示，根治性前列腺切除术后持续检测到 PSA 的存在与发生转移的风险增加 4 倍。Preisser 等[14]证实了这一点，在多变量 Cox 回归分析中，持续性 PSA 是转移（HR=3.59，$P<0.001$）、死亡（HR=1.86，$P<0.001$）和肿瘤特异性死亡（HR=3.15，$P<0.001$）的独立预测因子。

参 考 文 献

[1] Adjuvant and Salvage Radiotherapy after Prostatectomy: ASTRO/AUA Guideline (2013, amended 2018 & 2019). https://www.auanet.org/guidelines/prostate-cancer-adjuvant-andsalvage- radiotherapy-guideline. Accessed Sep 2019.

[2] Wiegel T, Bartkowiak D, Bottke D, Thamm R, Hinke A, Stockle M, et al. Prostate-specific antigen persistence after radical prostatectomy as a predictive factor of clinical relapse-free survival and overall survival: 10–year data of the ARO 96–02 trial. Int J Radiat Oncol Biol Phys. 2015;91(2):288–94.

[3] EAU-ESTRO-ESUR-SIOG guidelines on prostate cancer. 2018.

[4] National Prostate Cancer Audit. 2018. https://www.npca.org.uk/reports/npca-annualreport- 2018/. Accessed Sep 2019.

[5] Briganti A, Karnes RJ, Gandaglia G, Spahn M, Gontero P, Tosco L, et al. Natural history of surgically treated high-risk prostate cancer. Urol Oncol. 2015;33(4):163. e7–13.

[6] Amling CL, Bergstralh EJ, Blute ML, Slezak JM, Zincke H. Defining prostate specific antigen progression after radical prostatectomy: what is the most appropriate cut point? J Urol. 2001;165(4):1146–51.

[7] Toussi A, Stewart-Merrill SB, Boorjian SA, Psutka SP, Thompson RH, Frank I, et al. Standardizing the definition of biochemical recurrence after radical prostatectomy-what prostate specific antigen cut point best predicts a durable increase and subsequent systemic progression? J Urol. 2016;195(6):1754–9.

[8] Van den Broeck T, van den Bergh RCN, Arfi N, Gross T, Moris L, Briers E, et al. Prognostic value of biochemical recurrence following treatment with curative intent for prostate cancer: a systematic review. Eur Urol. 2019;75(6):967–87.

[9] Choueiri TK, Chen MH, D'Amico AV, Sun L, Nguyen PL, Hayes JH, et al. Impact of postoperative prostate-specific antigen disease recurrence and the use of salvage therapy on the risk of death. Cancer. 2010;116(8):1887–92.

[10] Jackson WC, Suresh K, Tumati V, Allen SG, Dess RT, Salami SS, et al. Intermediate endpoints after postprostatectomy radiotherapy: 5–year distant metastasis to predict overall survival. Eur Urol. 2018;74(4):413–9.

[11] Moreira DM, Presti JC Jr, Aronson WJ, Terris MK, Kane CJ, Amling CL, et al. Natural history of persistently elevated prostate specific antigen after radical prostatectomy: results from the SEARCH database. J Urol. 2009;182(5):2250–5.

[12] Moreira DM, Presti JC Jr, Aronson WJ, Terris MK, Kane CJ, Amling CL, et al. Definition and preoperative predictors of persistently elevated prostate-specific antigen after radical prostatectomy: results from the shared equal access regional cancer hospital (SEARCH) database. BJU Int. 2010;105(11):1541–7.

[13] Ploussard G, Drouin SJ, Rode J, Allory Y, Vordos D, Hoznek A, et al. Location, extent, and multifocality of positive surgical margins for biochemical recurrence prediction after radical prostatectomy. World J Urol. 2014;32(6):1393–400.

[14] Spratt DE, Dai DLY, Den RB, Troncoso P, Yousefi K, Ross AE, et al. Performance of a prostate cancer genomic classifier in predicting metastasis in men with prostate-specific antigen persistence postprostatectomy. Eur Urol. 2018;74(1):107–14.

第 5 章　前列腺癌的挽救治疗：复发预测因素
Salvage Therapy in Prostate Cancer: Predictors of Recurrence

Sanchia S. Goonewardene　Raj Persad　David Albala　Declan Cahill　著

郭长城·译

一、研究方法

为了确定复发预测因素在挽救治疗中的作用对前列腺癌挽救治疗的相关文献进行系统评价。搜索策略旨在确定与挽救性高能聚焦超声（HIFU）、放射治疗后失败和前列腺癌关键词相关的所有参考文献。使用的搜索词包括挽救性治疗、前列腺癌、复发预测因子。搜索范围为 1989 年—2020 年 5 月，搜索数据库如下所述。

- CINAHL。
- MEDLINE（NHS Evidence）。
- Cochrane。
- AMed。
- EMBASE。
- PsychINFO。
- SCOPUS。
- Web of Science。

此外，使用医学主题词（MeSH）和关键字对 Cochrane 数据库进行搜索。两位英国专家决定后续是否纳入其他文献。

纳入研究的文献符合其原始研究主要侧重于挽救治疗和复发的预测因素。此外需发表在 1984 年后的英文文献。不符合上述 2 条的研究将被排除在外。只有原始的研究文献

被纳入（图 5-1）总体目标是确定前列腺癌挽救治疗中复发的预测因素。

两名研究者独立阅读摘要并判断是否符合纳入标准，当两名研究者意见产生分歧时，通过讨论或第三方意见解决。使用 Cohen's Kappa 检验以测试此筛选的过程可靠性[15]。Cohen's Kappa 检验可以比较评估者之间对论文筛选的一致性。第一研究者同意将 36 篇论文全部收录，第二个同意将 36 篇论文全部收录。因此 Cohen's Kappa 评分为 1.0。

数据提取由研究人员进行并与研究团队进一步修订（作者和两名学术导师）。收集的数据包括作者、出版年份、国家、研究目标、实验设置、干预目标，参与者数量、研究设计、干预组成部分和随访方式。针对随机对照试验使用 PRISMA 随机标准对研究进行质量评估，对于队列研究采用 Mays 等[1, 2] 用于行为研究和定性研究的关键技能评估计划。其同样适用于随机对照试验和定性研究。

经过检索最终确定了 212 篇论文（图 5-1）。其中 36 篇完全符合入组标准和检索标准，176 篇论文由于不符合入组标准而被排除在外。在剩下的 36 篇论文中，进一步评估了相关摘要和全文（全部为英文）以根据搜索标准确保质量。纳入的研究之间存在相当大

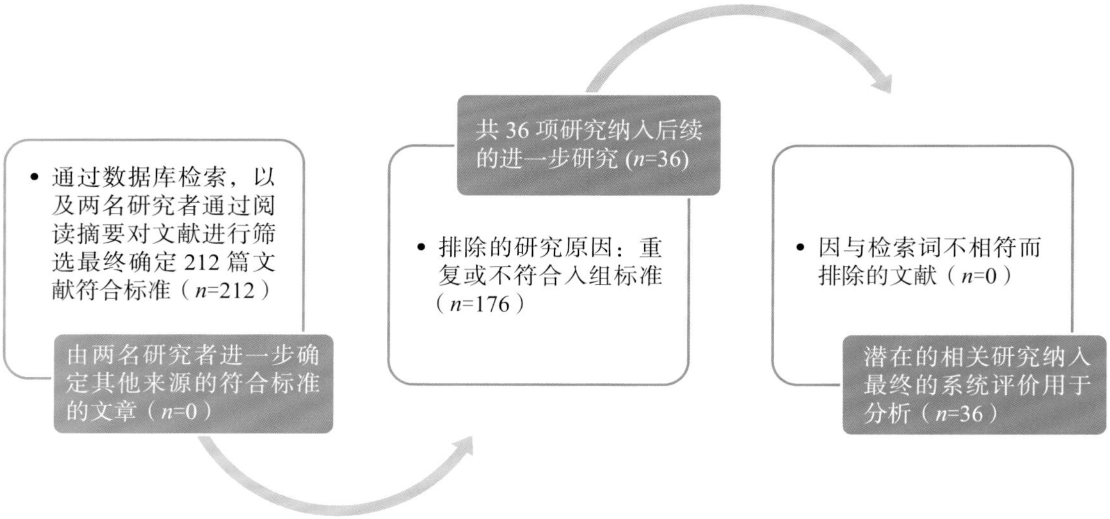

▲ 图 5-1 通过系统评价确定的研究流程

改编自 PRISMA

的设计异质性，所以，对存在显著异质性的证据，如研究内容、研究样本数、结果等进行了叙述性审查。36 篇文献中，35 篇具有中等水平的证据，1 篇具有良好证据水平。以上文献均来自失访率较低的研究。

二、系统评价结果

挽救性高能聚焦超声（HIFU）反应预测因子

Dason 描述了来自前瞻性队列的挽救全腺体高能聚焦超声治疗后疾病反应的预测因子[3]。进一步分析了可能改善无复发生存的 6 个预先指定的预测因子（TRUS 穿刺活检病理分级，TRUS 穿刺活检阳性针数，DRE 阳性与否，HIFU 前的 PSA 水平，HIFU 后的最低 PSA 值，之前获得的内分泌治疗情况）[3]。在预先指定的 6 个预测因子，HIFU 后的最低 PSA 值是改善无复发生存的唯一重要预测因子（HR=0.07，95%CI 0.02～0.29，log-rank

$P < 0.001$）[3]。其中 1 例参与者接受了尿道狭窄的干预措施。所有参与者均无耻骨炎或直肠尿道瘘并发症[3]。

Chen 等确定了 HIFU 治疗局限性前列腺癌复发的预测因素[4]，术后 PSA 最低点 0.43ng/ml 是一个重要的预测指标，和最低点相关的预测模型可以提示早期的挽救治疗[4]。Gleason 评分≥ 7 分，分期≥T_{2b} 可能与不利预后相关[4]，此外，前列腺体积和起初 PSA 水平与 HIFU 治疗后的生化复发无关[4]。

Siddiqui 等评估了 HIFU 治疗放射治疗复发的前列腺癌肿瘤学、功能学和安全性结果[5]。结果显示治疗后 PSA<0.5ng/ml 是无生化复发生存期重要的预测因子（P=0.014，95%CI 1.22～5.87）。

Ripert 等确定 HIFU 治疗后的肿瘤学结果[6]。在多变量分析中，PSA 最低点＞1ng/ml 与生化复发和肿瘤学失败的风险显著相关（P=0.002 和 $P < 0.001$）。而单纯肿瘤学失败与任何风险组无关。

三、前列腺癌挽救性放射治疗后复发的预测因子

Chang 等评估了前列腺癌根治术后生化复发行挽救性放射治疗后 PSA 预测价值[7]。在多变量分析中，挽救性放射治疗后 4 个月时 PSA > 0.2ng/ml（$P=0.013$）和 PSA 百分比下降 ≥ 0.45（$P=0.002$）都是预测临床无复发生存期的重要参数[7]（此外，PSA 百分比下降 ≥ 0.45 是唯一在挽救性放射治疗后的生化无失败生存率具有统计学意义的预测因子）。

Brooks（2005）等评估了根治性前列腺切除术后局部疾病复发挽救性放射治疗（salvage radiotherapy，SRT）、无生化复发生存率（biochemical progression-free survival，BPFS），以及无远处转移生存期[8]的关系。多因素分析表明 Gleason 评分的升高、淋巴血管浸润和挽救性放射治疗无效与 5 年无生化复发生存率降低明显相关[8]。这导致了 5 年无远处转移生存明显减少[8]。放射治疗前 PSA > 2.0ng/ml 与 5 年生化无病生存率（biochemical disease-free survival，BDFS）和无远处转移生存较低明显相关[8]。

Kabarriti 等评估了根治性前列腺切除术后挽救性放射治疗期间 PSA 下降的预后价值（Kabarriti，2014）。在双变量分析中，PSA 反应情况和手术切缘阳性与低生化复发风险明显相关。HR 分别为 0.160（95%CI 0.059 ~ 0.431，$P<0.001$）和 0.396（95%CI 0.168 ~ 0.935，$P=0.035$）。在多变量分析中，挽救性放射治疗期间的 PSA 反应和手术阳性切缘是生化复发的独立、有利的预测因子，HR 分别为 0.171（95%CI 0.063 ~ 0.463，$P<0.001$）和 0.411（95%CI 0.177 ~ 0.956，$P=0.039$）（Kabarriti，2014）。对于 PSA 反应者的 5 年生化控制率为 81%，而无反应者控制率为 37%（$P<0.001$）（Kabarriti，2014）。

Sharma 等确定多参数磁共振成像（multiparametric magnetic resonance imaging，mpMRI）用于根治性前列腺切除术后生化复发的预测价值。结果显示与 Stephenson 列线图相比 mpMRI 改善挽救性放射治疗（sXRT）的预后[9]。对于 sXRT 之前 PSA ≤ 0.5ng/ml，治疗后 4 年，阴性的 mpMRI 与 PSA 复发（39% vs. 12%，$P<0.01$）和转移（16% vs. 2%，$P<0.01$）相关[9]。用 PSA ≤ 0.5ng/ml 作为一个指标，在倾向评分中加入 mpMRI 改善了 PSA 复发的统计量从 0.71 到 0.77（HR=3.60，$P<0.01$），转移率从 0.66 到 0.77（HR=6.68，$P<0.01$）[9]。

Kinoshita 评估了影响挽救性放射治疗结果的参数（Kinoshita，2013）。预测生化进展的重要参数是前列腺根治性切除术 Gleason 评分 ≥ 8 分（HR=0.08，95%CI 0.03 ~ 0.22，$P=0.001$），根治性前列腺切除术后 PSA 最低点 ≥ 0.04ng/ml（HR=0.30，95%CI 0.13 ~ 0.69，$P=0.005$），手术阴性切缘（HR=0.28，95%CI 0.12 ~ 0.70，$P=0.006$）（Kinoshita，2013）。当按这些危险因素分组时，5 年无进展生存期在 0、1 和 ≥ 2 个预测因子中的比例分别为 77.8%、50.0% 和 6.7%。

Gheiler（1998）回顾了针对放射治疗复发性前列腺癌挽救手术中预测无病生存期的因素[10]。放射治疗前临床分期和病理学器官局限性疾病是无病生存率具有统计学意义的预测因子（分别为 $P=0.03$ 和 $P=0.02$）[10]。精囊侵犯和淋巴结阳性是最差的病理预后因素[10]。术前临床 T_{1c} 在病理学预测上接近器官局限性疾病和无病生存率（$P=0.08$ 和 $P=0.07$）[10]。

Moreira（2010）通过检索共享（Shared Equal Access Regional Cancer Hospital，SEARCH）数据库检查了根治性前列腺切除术后复发第二次治疗的预测因素（Moreira，2010）。在多变量分析中，复发时间较短，无病间隔期较短，病理分级较高（Gleason 评分 8～10 分）预测挽救治疗的风险增加（所有 $P<0.01$）（Moreira，2010）。挽救性放射治疗的预测因子是较短的无病生化复发的间隔（$P<0.001$）（Moreira，2010）。接受激素治疗的预测因素是更短的无病间隔、短期内的生化复发、高 Gleason 评分和更高的肿瘤分期（所有 $P<0.05$）（Moreira，2010）。在具有前列腺特异性抗原倍增时间（prostate-specific antigen doubling time，PSADT）数据的前列腺癌患者亚组分析中显示，PSADT 更短预示着更早接受任何挽救治疗，以及放射和激素治疗（Moreira，2010）。

Leventis（2001）回顾了根治性前列腺切除术后挽救性放射治疗局部复发的预测因素[11]。多变量分析表明活检前 PSA 水平，复发后 PSA 倍增时间，前列腺直肠指检（DRE）阳性是活检阳性的显著预测因素[11]。总体上 3 年和 5 年 PSA 无复发率分别为 43% 和 24%[11]。单变量分析显示 PSA 无复发率与 RP 术后病理特征，活检确认局部复发，以及直肠指检无相关。在多变量分析中，控制所有其他变量，只有放射治疗前 PSA 值和复发后 PSA 倍增时间是具有统计学意义的结果预测因子[11]。

Peyromaure 确定了根治性前列腺切除后生化复发行挽救性放射治疗后 PSA 复发的预测因子[12]。23 例患者（37.1%）在放射治疗后出现 PSA 复发。使用单变量分析，预测因素包括放射治疗后的随访时间（$P<0.0001$），RP 后 PSA 最低点（$P=0.000\,4$），RP 后 PSA 复发时间（$P=0.003$），RP 前 PSA 水平（$P=0.008$）、Gleason 分值（$P=0.011$）和 RT 前 PSA 水平（$P=0.028$）[12]。使用多变量分析，Gleason 分值（$P=0.015$）和放射治疗后的随访时间（$P=0.02$）可预测放射治疗术后 PSA 复发。Gleason 评分 >7 分是 PSA 复发的重要预测因子（$P=0.04$）[12]。

Goenka（2012）回顾了前列腺切除术后挽救性高剂量放射治疗（RT）的临床和病理预测因素[13]。独立的生化复发的预测因子是血管侵犯（$P<0.01$），阴性手术切缘（$P<0.01$），挽救前 PSA 水平 $>0.4\text{ng/ml}$（$P<0.01$），雄激素剥夺治疗（$P=0.03$），Gleason 评分 $\geqslant 7$ 分（$P=0.02$）和精囊侵犯（$P=0.05$）[13]。挽救性放射治疗剂量 $\geqslant 70\text{Gy}$ 与生化控制的提高无关。倍增时间 <3 个月是一个独立的转移性疾病的预测因子（$P<0.01$）[13]。挽救性放射治疗剂量 $\geqslant 70\text{Gy}$ 在预防临床局部放射的失败是有益的（7 年：90% 与 79.1%，$P=0.07$）[13]。

Neuhof（2007）确定了与挽救性放射治疗后 PSA 复发相关的预后因素[14]。单变量分析显示以下指标具有统计学意义的预测因素，术前 PSA 水平（$P=0.035$），病理性肿瘤分类（$P=0.001$）、Gleason 评分（$P<0.001$）、肿瘤分期（$P=0.004$）和放射治疗前 PSA 水平（$P=0.031$）[14]。在多变量分析中，仅 Gleason 分值（$P=0.047$）和放射治疗前 PSA 水平（$P=0.049$）是独立的 PSA 复发的预测因素[14]。

Ward 针对挽救性放射治疗进行了一项回顾性队列研究[15]。多变量分析显示挽救性放射治疗前 PSADT（<12 个月，HR=3.88，$P=0.032$），精囊侵犯（HR=3.22，$P=0.008$），病理分级（HR=1.58，$P=0.023$）和挽救性放射治疗时的 PSA 值（HR=1.29，增加 2 倍，$P=0.044$）是显著性独立临床复发的预测因子[15]。

Quero（2009）研究了挽救性放射治疗的有效性。关于无生化复发生存（BDFS），根据单变量分析，RT 前 PSA≥1ng/ml 和精囊受累与生化相关复发[16]。多变量分析显示 RT 前 PSA≥1ng/ml 作为两种定义的生化复发的独立预测因子[16]。

Garg（1998）评估了前列腺根治性切除术后与 PSA 最低点和挽救性放射治疗结果之间的关系[17]。在术后 PSA 检测不到或检测到的患者中，78% 和 68% 在最后一次随访时分别没有疾病[17]。最有利的预测指标是放射治疗当时的 PSA 水平较低（≤2ng/ml）[17]。

Blana 分析了 HIFU 治疗临床失败的确定预测因素（Blanca，2009）。临床失败发生在71 例患者（25%）中，24 人因活检阳性而 47人因使用额外的治疗。最能预测临床失败的生化事件是 PSA 最低点值为 1.1～1.3ng/ml，年平均 PSA 速度<0.3ng/ml 和 PSA 倍增时间为 1.25～1.75 年（Blana，2009）。

四、挽救性近距离放射治疗后复发的预测因素

Henriquez（2014）评估了针对初次放射治疗后复发局部挽救性近距离放射治疗（BT）后的疗效。在单变量分析中，挽救前 PSA>10ng/ml（$P=0.004$），初始治疗后复发的间隔<24 个月（$P=0.004$）和挽救性治疗的放射剂量 HDR-BT BED（2Gy）<227Gy（$P=0.012$）在预测生化复发方面具有显著意义（Henriquez 2014）。关于 Cox 多变量分析，挽救治疗前 PSA 复发时间在预测生化复发方面具有重要意义。HDR-BT BED（2Gy）（α/β 1.5Gy）水平≥227（$P=0.013$）和 ADT（$P=0.049$）对预测≥2级尿毒性具有显著意义（Henriquez 2014）。

五、影像学在预测前列腺癌挽救性治疗后复发的角色

Bianchi[18] 对列线图进行了验证以预测 68Ga-PSMA-11 PET/CT 在根治性前列腺切除术（RP）后生化复发（BCR）中的应用。在多因素分析中，68Ga-PSMA-11 PET/CT 的 PSA（OR=7.06，$P<0.001$）和 68Ga-PSMA-11 PET/CT 时正在进行的 ADT（OR=2.07，$P=0.03$）是 PET/CT 阳性独立的预测因子。预测 68Ga-PSMA-11 PET/CT 阳性的最佳列线图截止值为 35%（AUC=0.61）。在 DCA 中，当列线图阈值概率 68Ga-PSMA-11 PET/CT 阳性>35% 时显示临床净获益（Haas，2016 年）。

六、挽救性根治性前列腺切除术（SPR）复发预测因素

Gugliemetti（2016）评估了阳性淋巴结数量对 SRP 后放射复发性疾病的价值[19]。切除≥3 个阳性淋巴结显示与疾病转移性呈正相关（HR=3.44，95%CI 0.91～13.05，$P=0.069$），与 1～2 个阳性结果相比[19]。存在前列腺外侵犯、精囊侵犯和 Gleason 评分≥7 分也显示出与更高风险的转移呈正相关，HR 为 3.97（95%CI 0.50~31.4，$P=0.2$）、3.72（95%CI 0.80～17.26，$P=0.1$）和 1.45（95%CI 0.44～4.76，$P=0.5$）[19]。

Cheng 确定了挽救性根治性前列腺切除术中生存的预测因素[20]。精算无远处转移生存率、肿瘤特异性生存率和总生存率 5 年时分别为 83%、91% 和 85%，10 年时分别为69%、64% 和 54%[20]。在多变量分析中，根治性前列腺切除术 Gleason 评分和 DNA 倍体分析是无远处转移生存和肿瘤特异性生存的

独立预测因子[20]。

Sofer(2003)评估了根治性前列腺切除术后复发的预测因素。单变量分析显示 PSA>10ng/ml(P<0.0001)、包膜浸润(P=0.01)和年龄(P=0.036)会导致复发风险在统计学上显著增加[21]。在调整潜在协变量时,Cox成正比回归分析表明较高的 PSA(HR=7.33,95%CI 2.57~20.95),更大的肿瘤体积(HR=5.64,95%CI 1.97~16.19),以及更高年龄(HR=1.13,95%CI 1.04~1.22)与更短的复发时间明显相关[21]。

Pearce 检查了全国范围内的关于 SRP 的围术期和病理结果队列研究,从 1998 年—2011 年国家癌症数据库中有 408 例患者接受 SRP 治疗[22]。在整个队列的多变量分析中,PSA 水平>20ng/ml 是阳性手术切缘(PSM)的独立预测因子(OR=3.68,95%CI 1.2~10.9,P=0.018)[22]。PSA 水平>20ng/ml(OR=4.37,95%CI 1.2~16.2,P=0.027)和 cT$_2$ 或更高分期(OR=2.52,95%CI 1.0~6.2,P=0.046)与延长住院天数(LOS≥3 天)相关,而在学术机构进行手术(OR=0.30,95%CI 0.1~0.8,P=0.02)降低了 LOS≥3 天的概率[22]。

Malik(2011)回顾了在 RP 术后随访 3 年时测量的超敏感 PSA 是一个 BCR 的预测因子[23]。7 年累积无 BCR 生存率在第 1 组和第 2 组的分别为 0.957(95%CI 0.920~0.978)和 0.654(95%CI 0.318~0.855)[23]。在多变量 Cox 比例危险模型,RP-3 年后的超敏感 PSA 水平仍然是唯一显著的延迟 BCR 的预测因子(完整模型的似然比 χ^2:27.03;df=1;P<0.001)[23]。这表明 RP-3 年后的超灵敏 PSA 检测对延迟 BCR 是有一定帮助的[23]。

Tollefson(2007)使用前列腺特异性抗原(PSA)倍增时间(DT)进行危险度分层,对根治性耻骨后前列腺切除术后生化复发进行了局部复发、全身性进展、死亡的评估[24]。在 1064 例患者中,322(30%)的 PSA-DT<1 年,357(34%)的 PSA-DT 为 1~9.9 年,385 人(36%)的 PSA-DT 为 10 年或更长[24]。10 年或更长时间的 PSA 倍增时间的患者不太可能具有较高的术前 PSA 水平、Gleason 评分、晚期病理阶段和精囊侵犯。他们的局部复发风险(HR=0.09,95%CI 0.06~0.14;与<1 年的 PSA-DT 相比),全身性进展(HR=0.05,95%CI 0.02~0.13),或者死于癌症(HR=0.15,95%CI 0.05~0.43)风险均较低[24]。

七、挽救性冷冻手术复发的预测因素

挽救性冷冻手术(SC)是初次放射治疗后及冷冻疗法后复发的公认选择[25]。Wenske 报告了 SC[25] 的结果。在单变量分析中,从初次治疗到 SC 或复发的时间,SC 前的 PSA 水平,以及 SC 后 PSA 最低点都是复发的重要预测因素(P≤0.01)[25]。SC 前的 PSA 水平和复发时间也可预测疾病特异性死亡(disease-specific survival,DSS)(P=0.003 和 P=0.01)[25]。在多变量分析中,只有 SC 后的 PSA 最低点是预测复发和 DSS 的预测因素(分别为 P<0.001 和 P=0.012)[25]。SC 的并发症很少见(0.6%~4.6%)[25]。27 例患者(49%)经历了复发。5 年和 10 年无病生存期(disease-free survival,DFS)分别为 47% 和 42%,OS 分别为 87% 和 81%,DSS 分别为 100% 和 83%[25]。

De La Taille(2000)评估了 PSA 复发的预测因素[26]。并发症包括尿失禁(9%)、梗阻(5%)、尿道狭窄(5%)、直肠疼痛(26%)、尿路感染（9%）、阴囊水肿（12%）和血尿（5%）[26]。生化无复发生存期率（BRFS）在 6 个月时为 79%，在 12 个月时为 66%。BRFS 在冷冻疗法后 PSA 检测不到的情况比 PSA 检测到 <0.1ng/ml（73% vs. 30%，P=0.0076）的情况更高[26]。使用多变量分析，PSA 最低点 >0.1ng/ml 是 PSA 复发的独立预测因子[26]。

Izawa 确定了与初级外照射放射治疗后挽救性冷冻疗法失败相关的变量[27]。23 例（21%）挽救性冷冻疗法后活检呈阳性[27]。与单变量活检阳性相关的变量分析为初始疾病的分期、冷冻疗法前 PSA、冷冻疗法后 PSA 最低点、冷冻探针的数量、冻融循环的数量和化学药物治疗病史（P 分别为 0.005、0.027、0.001、0.009、0.018 和 0.008）[27]。在多变量分析中与活检阳性相关的变量是使用的探针数量（44）和冷冻疗法后 PSA 最低点（P=0.013 和 P=0.019）[27]。

Pisters（1999）分析了挽救性冷冻疗法早期治疗失败的数据[28]。仅在既往放射治疗中，2 年精算无病生存期（DFS）冷冻疗法前 PSA<10ng/ml 的比例为 74%，冷冻疗法前 PSA>10ng/ml 的比例为 28%（P<0.000 01）[28]。DFS Gleason 评分 ≤8 分的复发率是 58%，Gleason 评分 ≥9 分的复发率是 29%，P<0.004[28]。使用预冷冻疗法 PSA<10ng/ml，仅既往接受放射治疗病史患者的 DFS 率为 74%，19% 有既往激素治疗史也有放射治疗病史（P<0.002）[28]。

八、挽救性内分泌治疗复发的预测因素

Myadin 评估了早期与晚期挽救性激素治疗（hormone therapy，HT）的生存获益

（Myadin，2013）。根据挽救性激素治疗的时间窗分为 3 组，57 例患者 PSA≤10ng/ml 且不存在远处转移（第 1 组，早期），21 例患者的 PSA>10ng/ml 且不存在远处转移（第 2 组，晚期），24 例患者有远处转移（第 3 组，晚期）（Myadin，2013）。OS1 组间差异显著（P<0.0005）：OS1 10 年时，第 1 组为 78%，第 2 组为 42%，第 3 组为 29%（Myadin，2013）。OS2 组间也存在显著差异（P<0.0005），OS2 6 年时第 1 组为 70%，第 2 组为 47%，第 3 组为 22%（Myadin，2013）。第 1 组有从 RT 结束到生化复发的最长中位时间与第 2 组和第 3 组（分别为 3.3 年、0.9 年和 1.7 年；P<0.0005）（Myadin，2013）。与第 2 组和第 3 组相比，第 1 组的中位 PSA 倍增时间也最长（分别为 9.9 个月、3.6 个月和 2.4 个月；P<0.0005）（Myadin，2013）。在多因素分析中，挽救内分泌的时机，从 RT 结束到生化复发的时间和 PSA 最低点是生存的重要预测因子（Myadin，2013）。

Chade（2011）确定了生化复发（BCR）、转移和挽救性 RP 后的死亡[29]。术前多变量分析显示，挽救性 RP 之前放射治疗后前列腺活检、PSA 和 Gleason 评分均能预测 BCR（P=0.022，全局 P<0.001）和转移（P=0.022，全局 P<0.001）[29]。术后多变量分析显示，挽救性 RP 之前，PSA 和病理 Gleason 评分可以预测 BCR（P=0.014，全局 P<0.001）和转移（P<0.001，全局 P<0.001）[29]。

Gorin 检查了原发性前列腺癌根治性放射治疗后行挽救性前列腺癌根治术[30]。在多因素分析中，前列腺癌外肿瘤侵犯是生化复发的唯一重要预测因素（HR=6.9，95%CI 1.9～25.3，P=0.003）[30]。

Tenenholz（2007）确定在生化复发，但

没有临床明显的转移的前列腺癌，早期开始雄激素剥夺，是否与改善总体或疾病特异性生存相关[31]。多因素分析表明，激素治疗起始时的 PSA 倍增时间为最一致的预测因子[31]。在 PSA 倍增时间≤7 个月开始雄激素剥夺治疗的 5 年总生存率为 78%，而 PSA 倍增时间＞7 个月时开始雄激素剥夺治疗 5 年总生存率为 93%[31]。平均存活率从 84.9±4.6 个月提高（翻倍时间≤7）到 115.3±8.4 个月（倍增时间＞7）[31]。当 PSA 倍增时间＜5 个月时开始内分泌治疗的生存率与临床转移的患者相似[31]。

Porter（2007）假设在根治性前列腺切除术失败后接受内分泌治疗的患者前列腺癌特异性生存（PCaSS）可以被准确预测[32]。具有远处复发时接受内分泌治疗的年轻男性的 PCaSS 较低（Porter，2007）。一个列线图用于 RP 术后预测 2 年、3 年、4 年和 5 年的 PCaSS。结果显示其准确率为 66%[32]。

九、针对搜索关键词的系统综述

前列腺根治性切除术后生化复发行挽救性放射治疗的成功率是次优的[33]。选择性照射包括盆腔淋巴结的整个骨盆是一种强化治疗策略（WPRT）[33]。WPRT 没有独立地与无生化复发生存率相关在多变量模型中（调整后的 HR=0.79，P=0.20）[33]。无论是低风险患者还是高风险患者（先验定义为术前 PSA 水平≥20ng/ml，病理 Gleason 评分在 8～10 分，或者病理性 T_3 肿瘤分类）均无受益于 WPRT[33]。总生存期治疗组之间相似。当将分析限制为以下条件时 SRT 前 PSA 水平≥0.4ng/ml（n=139），WPRT 独立相关生化进展风险降低 53%（调整后的 HR=0.47，P=0.031）[33]。

十、结论

这一系统性综述表明，有多种预测因素可用于评估前列腺癌挽救治疗结果的复发率。

参考文献

[1] Moher D, Liberati A, Tetzlaff J, Altman DG. Preferred reporting items for systematic reviews and meta-analyses: the Prisma statement. BMJ (Online). 2009;339(7716):332–6.

[2] Mays N, Pope C, Popay J. Systematically reviewing qualitative and quantitative evidence to inform management and policy-making in the health field. J Health Ser Res Policy. July 2005;10(Suppl. 1):6–20.

[3] Dason S, Wong NC, Allard CB, Hoogenes J, Orovan W, Shayegan B. High-intensity focused ultrasound (Hifu) as salvage therapy for radio-recurrent prostate cancer: predictors of disease response. International braz j urol: official J Brazilian Soc Urol. Mar–Apr 2018;44(2):248–57.

[4] Chen PY, Chiang PH, Liu YY, Chuang YC, Cheng YT. Primary whole-gland ablation for localized prostate cancer with high-intensity focused ultrasound: the important predictors of biochemical recurrence. Int J Urol: Official Journal of the Japanese Urological Association. 2018;25(6):615–20.

[5] Siddiqui KM, Billia M, Arifin A, Li F, Violette P, Chin JL. Pathological, oncologic and functional outcomes of a prospective registry of salvage high intensity focused ultrasound ablation for Radiorecurrent prostate cancer. J Urol. 2017;197(1):97–102.

[6] Ripert T, Bayoud Y, Messaoudi R, Ménard J, Azémar M-D, Duval F, Nguyen TD, Staerman F. Salvage radiotherapy after high-intensity focused ultrasound treatment for localized prostate cancer: feasibility, tolerance and efficacy. Canadian Urol Association

Journal = Journal de l'Association des urologues du Canada. 2012;6(5):E179–E83.

[7] Chang JH, Park W, Park JS, Pyo H, Huh SJ, Choi HY, Lee HM, Jeon SS, Seo SI. Significance of early prostate-specific antigen values after salvage radiotherapy in recurrent prostate Cancer patients treated with surgery. Int J Urol: Official Journal of the Japanese Urological Association. 2015;22(1):82–7.

[8] Brooks JP, Albert PS, Wilder RB, Gant DA, McLeod DG, Poggi MM. Long-term salvage radiotherapy outcome after radical prostatectomy and relapse predictors. J Urol. 2005;174(6):2204–8.

[9] Sharma V, Nehra A, Colicchia M, Westerman ME, Kawashima A, Froemming AT, Kwon ED, Mynderse LA, Karnes RJ. Multiparametric magnetic resonance imaging is an independent predictor of salvage radiotherapy outcomes after radical prostatectomy. Eur Urol. 2018;73(6):879–87.

[10] Gheiler EL, Tefilli MV, Tiguert R, Grignon D, Cher ML, Sakr W, Pontes JE, Wood DP Jr. Predictors for maximal outcome in patients undergoing salvage surgery for radio-recurrent prostate cancer. Urology. 1998;51(5):789–95.

[11] Leventis AK, Shariat SF, Kattan MW, Butler EB, Wheeler TM, Slawin KM. Prediction of response to salvage radiation therapy in patients with prostate Cancer recurrence after radical prostatectomy. J Clin Oncol Off J Am Soc Clin Oncol. 2001;19(4):1030–9.

[12] Peyromaure M, Allouch M, Eschwege F, Verpillat P, Debré B, Zerbib M. Salvage radiotherapy for biochemical recurrence after radical prostatectomy: a study of 62 patients. Urology. 2003;62(3):503–7.

[13] Goenka A, Magsanoc JM, Pei X, Schechter M, Kollmeier M, Cox B, Scardino PT, Eastham JA, Zelefsky MJ. Long-term outcomes after high-dose Postprostatectomy salvage radiation treatment. Int J Radiat Oncol Biol Phys. 2012;84(1):112–8.

[14] Neuhof D, Hentschel T, Bischof M, Sroka-Perez G, Hohenfellner M, Debus J. Long-term results and predictive factors of three-dimensional conformal salvage radiotherapy for biochemical relapse after prostatectomy. Int J Radiat Oncol Biol Phys. 2007;67(5):1411–7.

[15] Ward JF, Zincke H, Bergstralh EJ, Slezak JM, Blute ML. Prostate specific antigen doubling time subsequent to radical prostatectomy as a prognosticator of outcome following salvage radiotherapy. J Urol. 2004;172(6 Pt 1):2244–8.

[16] Quero L, Mongiat-Artus P, Ravery V, Hennequin V, Maylin C, Desgrandchamps F, Hennequin C. Salvage radiotherapy for patients with Psa relapse after radical prostatectomy: comparisons among Astro and Phoenix biochemical failure definitions. Cancer Radiother. 2009;13(4):267–75.

[17] Garg MK, Tekyi-Mensah S, Bolton S, Velasco J, Pontes E, Wood DP Jr, Porter AT, Forman JD. Impact of Postprostatectomy prostate-specific antigen nadir on outcomes following salvage radiotherapy. Urology. 1998;51(6):998–1002.

[18] Bianchi L, Borghesi M, Schiavina R, Castellucci P, Ercolino A, Bianchi FM, Barbaresi U, et al. Predictive accuracy and clinical benefit of a Nomogram aimed to predict (68)Ga-Psma pet/ Ct positivity in patients with prostate Cancer recurrence and Psa < 1ng/ml external validation on a single institution database. Eur J Nucl Med Mol Imaging. 2020; https://doi.org/10.1007/s00259–020–4696–z.

[19] Gugliemetti G, Sukhu R, Conca Baenas MA, Meeks J, Sjoberg DD, Eastham JA, Scardino PT, Touijer K. Number of metastatic lymph nodes as determinant of outcome after salvage radical prostatectomy for radiation-recurrent prostate cancer. Actas Urologicas Espanolas. 2016;40(7):434–9.

[20] Cheng L, Sebo TJ, Slezak J, Pisansky TM, Bergstralh EJ, Neumann RM, Iczkowski KA, Zincke H, Bostwick DG. Predictors of survival for prostate carcinoma patients treated with salvage radical prostatectomy after radiation therapy. Cancer. 1998;83(10):2164–71.

[21] Sofer M, Savoie M, Kim SS, Civantos F, Soloway MS. Biochemical and pathological predictors of the recurrence of prostatic adenocarcinoma with seminal vesicle invasion. J Urol. 2003;169(1):153–6.

[22] Pearce SM, Richards KA, Patel SG, Pariser JJ, Eggener SE. Population-based analysis of salvage radical prostatectomy with examination of factors associated with adverse perioperative outcomes. Urol Oncol. 2015;33(4):163.e1–63.e1636.

[23] Malik RD, Goldberg JD, Hochman T, Lepor H. Three-year postoperative ultrasensitive prostate-specific antigen following open radical Retropubic prostatectomy is a predictor for delayed biochemical recurrence. Eur Urol. 2011;60(3):548–53.

[24] Tollefson MK, Slezak JM, Leibovich BC, Zincke H, Blute ML. Stratification of patient risk based on prostate-specific antigen doubling time after radical Retropubic prostatectomy. Mayo Clin Proc. 2007;82(4):422–7.

[25] Wenske S, Quarrier S, Katz AE. Salvage cryosurgery

of the prostate for failure after primary radiotherapy or cryosurgery: long-term clinical, functional, and oncologic outcomes in a large cohort at a tertiary referral centre. Eur Urol. 2013;64(1):1–7.

[26] de la Taille A, Hayek O, Benson MC, Bagiella E, Olsson CA, Fatal M, Katz AE. Salvage Cryotherapy for recurrent prostate Cancer after radiation therapy: the Columbia experience. Urology. 2000;55(1):79–84.

[27] Izawa JI, Morganstern N, Chan DM, Levy LB, Scott SM, Pisters LL. Incomplete glandular ablation after salvage Cryotherapy for recurrent prostate Cancer after radiotherapy. Int J Radiat Oncol Biol Phys. 2003;56(2):468–72.

[28] Pisters LL, Perrotte P, Scott SM, Greene GF, von Eschenbach AC. Patient selection for salvage Cryotherapy for locally recurrent prostate Cancer after radiation therapy. J Clin Oncol Off J Am Soc Clin Oncol. 1999;17(8):2514–20.

[29] Chade DC, Shariat SF, Cronin AM, Savage CJ, Karnes RJ, Blute ML, Briganti A, et al. Salvage radical prostatectomy for radiation-recurrent prostate cancer: a multi-institutional collaboration. Eur Urol. 2011;60(2):205–10.

[30] Gorin MA, Manoharan M, Shah G, Eldefrawy A, Soloway MS. Salvage open radical prostatectomy after failed radiation therapy: a single Center experience. Central European J Urol. 2011;64(3):144–7.

[31] Tenenholz, Todd C., Christian Shields, V. Ramakrishnan Ramesh, Oscar Tercilla, and Michael P. Hagan. Survival benefit for early hormone ablation in biochemically recurrent prostate Cancer. Urol Oncol 25, 2 (Mar-Apr 2007): 101–109.

[32] Porter CR, Gallina A, Kodama K, Gibbons RP, Correa R Jr, Perrotte P, Karakiewicz PI. Prostate cancer-specific survival in men treated with hormonal therapy after failure of radical prostatectomy. Eur Urol. 2007;52(2):446–52.

[33] Moghanaki D, Koontz BF, Karlin JD, Wan W, Mukhopadhay N, Hagan MP, Anscher MS. Elective irradiation of pelvic lymph nodes during Postprostatectomy salvage radiotherapy. Cancer. 2013;119(1):52–60.

第 6 章　MRI 在复发性前列腺癌中的作用
The Role of MRI in Recurrent Prostate Cancer

Nikolaos Kalampokis　Henk van der Poel　Nikolaos Grivas　W. Everaerts
Sanchia S. Goonewardene　G. Pini　A. Ploumidis　J. G. Sopena　A. Wallerstedt Lantz　著
艾麦提阿吉·喀迪尔　译

一、背景

在西方世界，前列腺癌（PCa）是仅次于肺癌的第二大男性癌症相关死亡的原因[1]。尽管根治性前列腺切除术（RP）和放射治疗（RT）仍然被认为是局限性前列腺癌患者的标准治疗方法，但新技术的出现使一些患者有可能接受激光技术、微波消融、高能聚焦超声（HIFU）或冷冻疗法等局灶治疗[2, 3]。令人遗憾的是，尽管前列腺癌早期诊断和治疗取得了决定性的进步，但有几项研究报告显示，经过治愈性治疗后前列腺癌复发率在20%~35%[4-6]。

生化复发（BCR）诊断的第一个关键步骤仍然是区分局部复发和转移。虽然前列腺特异性膜抗原正电子发射体层成像（PSMA PET）因其在准确评估淋巴结和骨转移性疾病分期方面优于计算机断层扫描（CT）[7-11]和 ^{11}C- 胆碱能 PET 和 ^{18}F- 氟胆碱能 PET[12-16] 而备受关注，但我们应该考虑到 PSMA PET/CT 检测包膜和精囊侵犯等细微的局部变化方面缺乏适当的分辨率[9]。多参数磁共振成像（mpMRI）结合形态学和功能信息，能够填补诊断方法的这一空白[17]，从而为局部复发的

可视化提供宝贵的数据。

二、多参数 MRI 在前列腺癌根治术后的应用

RP 术后，几乎 1/2 的高危患者和 1/10 的低危患者将在 15 年内发生生化复发（BCR）[18]，即 PSA 至少连续两次>0.2ng/ml（EAU 指南，前列腺癌[19]）。有些因素表明前列腺癌患者存在局部复发而不是远处转移[20]，这些因素包括术后>12 个月可检测到 PSA 水平、PSADT>6 个月、PSA 速率（PSAve）每年<0.75ng/ml、Gleason 评分<7 分，以及无淋巴结或精囊侵犯等。然而，我们应该认识到 PSA 水平显著升高并不能排除系统性转移[20]。

据文献报道，mpMRI 在评估 RP 术后复发方面具有 83% 以上的敏感性和 89% 以上的特异性[21-23]，因此如果局部复发的可能性大，mpMRI 被认为是对术后前列腺手术窝进行细致评估的理想选择。一项纳入 84 例有 RP 术史患者的队列研究中，Panebianco 等表明在检测局部复发方面，mpMRI 比 PET/CT 具有更高的敏感性（92% vs. 62%）和更高的特异

性（75% vs. 50%）[24]。功能方面，mpMRI 能够对癌症、残余正常组织、纤维化和肉芽组织进行必要的鉴别[25]，同时即使 PSA 水平在 0.2～0.5ng/ml，也能识别复发[26]。

RP 术后局部复发更常见于膀胱尿道吻合口（vesicourethral anastomosis，VUA）附近[27]，T_2W 成像上呈比周围骨盆肌肉更高信号的结节灶[28]。其他常见的复发部位包括前外侧手术切缘、输精管切除部位、直肠和膀胱间隙，以及残留的精囊腺[29-31]。在动态对比增强成像（dynamic contrast-enhanced imaging，DCEI）上，同样的病变在动脉期快速增强，并在静脉期快速减退[29]。

此外，在不受手术干扰的情况下，局部复发的病灶在弥散加权成像（diffusion-weighted imaging，DWI）中高 b 值成像上表现为高信号，在表观扩散系数（apparent diffusion coefficient，ADC）图上表现为低信号[31]。在 mpMRI 序列中，DCEI 被反复报道为 RP 术后最有价值的序列。到目前为止，有研究表明，当 DCEI 与 T_2W 成像相结合时，敏感性和特异性都显著增加[22, 32]，而 Wu 等[33]进行的 Meta 分析显示，与 T_2W 成像相比，DCEI 在诊断 RP 术后复发方面具有更高的敏感性（85%）和特异性（95%）。2015 年，Kitajama 等报道说，通过 T_2W+DCEI 或 T_2W+DWI 的设置，可获得明显更高的检出率[34]。Panebianco 等进行的一项更大规模的研究表明，T_2W 成像与 DCEI 结合时具有较高的敏感性、特异性和准确率（分别为 98%、94% 和 93%）[21]。最后，对于 DWI 的真正价值还没有一致的共识，因为有研究报道 T_2W+DWI 的敏感性低至 46%[35]，而其他研究支持 T_2W+DWI 组合与 T_2W+DCEI 组合相比具有不同的结果（敏感性 93%、特异性

89% 和准确率 88%）[21]。

三、多参数 MRI 在放射治疗后的应用

目前，放射治疗是 Ⅰ～Ⅲ 期前列腺癌第二大受欢迎的治疗方法，选择放射治疗的患者中 65 岁以下占 25%，65 岁以上占 40%[36]。放射治疗可以是外照射治疗（EBRT）或近距离放射治疗。通常在放射治疗后 18 个月内达到 PSA 最低值（PSA 最低点），但在某些情况下可能需要 3 年[37-39]。此外，我们应该始终记住，一些患者在 9～21 个月出现 PSA 反弹，持续数月后降至最低点[39-42]。

我们对初次放射治疗后 BCR 的定义是 PSA 至少比放射治疗后最低点高 2.0ng/ml[43]。放射治疗后局部复发最常发生在原发肿瘤的同一部位[44]，如果不及早进行挽救性治疗，患者出现远处转移的中位时间为 3 年[45]。由于我们临床预测局部和远处复发的方法尚不完善，影像学在确诊 BCR 后的初步评估中起着关键作用。

四、多参数 MRI 在外照射放射治疗后的应用

使用 mpMRI 对已经接受 EBRT 的患者进行准确分期通常被认为比治疗前分期复杂得多[46]。由于 PI-RADS 评分只能用于原发肿瘤的评估，因此到目前为止，大多数研究都使用 Likert 量表进行局部分期[47]。

EBRT 后，整个前列腺腺体和精囊体积缩小，T_2W 成像信号弥漫性降低，而中央带、外周带和移行带相互之间很难区分[47]。此外，单用 T_2W 成像通常被认为在诊断准确性方面具有局限性，因为复发的肿瘤病灶和周围软

组织都表现为低信号[48]。Sala 等[49] 也证实了这一点，他们发现在检查 ERBT 后 BCR 的患者时，T_2W 成像的敏感性为 36%～75%，特异性为 65%～81%。

Wu 等研究者的 Meta 分析报道 DCEI 诊断 EBRT 术后局部复发的敏感性（90%）和特异性（81%）均高于 T_2W 成像[35]。这可能归因于 DCEI 上复发病灶表现为高血管性早期增强结节，这与周围正常组织形成鲜明对比[50]。在随后的一项纳入接受放射治疗患者的研究中，Roy 等表明，T_2W 成像与 DCEI 和 DWI 的组合对检测复发病灶的敏感性为 100%，单独评估时，DCEI 和 DWI 的表现明显优于 T_2W 成像[51]。同样，Haider 等比较 DCEI 和 T_2W 成像，发现 DCEI 具有更高的敏感性、阳性预测值和阴性预测值，均支持 DCEI（分别为 72% 和 38%、49% 和 24%、95% 和 88%）[52]。最后，Kim 等得出结论，mpMRI 的两个功能序列（DWI 和 DCEI）对于检测复发可能性时非常重要[53]。DWI+DCEI 组合应用的 AUC 值（86%）明显高于 T_2W 成像、DCEI 和 DWI 单独应用，其结果具有统计学意义（$P < 0.05$）。

五、多参数 MRI 在近距离放射治疗后的应用

随着过去几十年的技术进步，近距离放射治疗在前列腺癌治疗中的应用增加[54]。目前，30% 的 PCa 患者预计接受低剂量率近距离放射治疗（low dose rate brachytherapy，LDR）[55, 56]，这已被认为在某些患者组甚至优于 EBRT[57, 58]。有趣的是，30%～60% 的患者在开始治疗后 12～24 个月会出现 PSA 反弹，通常持续 12 个月，PSA 水平通常≤1ng/ml[50]。此外，我们应该记住，高达 13% 的患者预计在未来某个时间点将会被诊断为生化复发[59-61]。

近距离放射治疗可分为低剂量率近距离放射治疗（LDR）和高剂量率近距离放射治疗（high dose rate brachytherapy，HDR），第一种是多年来的金标准，第二种是通过调节放射源驻留位置和时间从而实现灵活的放射剂量[62]。LDR 和 HDR 都会导致 T_2W 成像上弥漫性低信号和前列腺区域解剖结构丢失，从而限制了形态学 MRI 序列在治疗后局部复发检测中的作用[63]。由于金属植入物不可避免地引起伪影和最终图像的失真，DWI 在 LDR 近距离放射治疗后的使用也是有问题的。这就是为什么 DCEI 被认为是检测局部复发的理想 mpMRI 序列，DCEI 上局部复发病灶表现为具有快速增强和早期消退的区域[50, 64]。2017 年，Valle 等发表的一项研究支持接受 LDR 近距离放射治疗后局部复发的个体中 mpMRI 检测的可行性和有效性，其敏感性为 88.2%，阳性预测值为 62%[65]。

另外，由于没有保留金属材料导致的伪影，DWI 在检测 HDR 后局部复发方面显示出很高的敏感性[66]。最后，在一组接受 HDR 的患者中发现，检测复发的一致敏感性为 77%，而 PPV 为 68%[67]。

六、多参数 MRI 在局灶治疗后的应用

鉴于 RP 和 RT 可能对患者的生活质量产生的重大负面影响，不难理解为什么新兴的微创局灶治疗方法在初始治疗和挽救性治疗中稳步流行[68]。局灶治疗方法包括激光消融、高能聚焦超声（HIFU）、冷冻消融、电穿孔和光动力疗法。上述技术可应用于整个前列腺的一部分，与手术方法相比，疼痛明显减轻，

恢复更快[69, 70]。最常见的可识别的治疗后变化包括治疗区域萎缩、正常区域解剖结构丢失、T_2W 成像中的低信号病灶、DCEI 灌注降低、DWI 信号降低、广泛的前列腺周围纤维化，以及在冷冻消融的情况下，T_2W 成像中消融区周围的低强度边缘[25, 71, 72]。到目前为止，虽然我们还没有建立局灶治疗后 BCR 的诊断标准，但一些医疗中心把 PSA=1ng/ml 作为临界值[50, 73]。冷冻消融后，高达 40% 的患者预计在治疗后 10 年内会出现 BCR[73, 74]，而根据 Mearini 等的研究[75]，HIFU 治疗后，59% 的中危患者和 30% 的低危患者在治疗后 6 年内被诊断为 BCR。

所有局灶治疗后 mpMRI 上出现的局部复发与原发灶具有共同的信号特征，因此需要强调 mpMRI 功能序列在区分复发性疾病和正常治疗后变化方面的关键作用[71]。有趣的是，尽管缺乏数据，但有证据表明 DCEI 在预测 HIFU 后肿瘤进展方面比 DWI 和 T_2W 具有更高的敏感性，但特异性较低[76]。此外，根据 Rosset 等的研究，MRI 上主要病灶的大小和 HIFU 前 PSA 水平等因素被认为是预测未来复发的有力因素[77]。然而，在建立将 MRI 纳入接受局灶治疗的患者定期随访计划的方案之前，仍有许多工作和研究需要继续做。

参考文献

[1] Cooperberg MR, Broering JM, Carroll PR. Time trends and local variation in primary treatment of localized prostate cancer. J Clin Oncol. 2010;28(7):1117–23.

[2] Trewartha D, Carter K. Advances in prostate cancer treatment. Nat Rev Drug Discov. 2013;12(11):823–4.

[3] Bozzini G, Colin P, Nevoux P, Villers A, Mordon S, Betrouni N. Focal therapy of prostate cancer: energies and procedures. Urol Oncol. 2013;31(2):155–67.

[4] American Cancer Society. &&Global cancer facts & figures&&. 2nd ed. Atlanta, GA: American Cancer Society; 2011.

[5] Roehl KA, Han M, Ramos CG, Antenor JAV, Catalona WJ. Cancer progression and survival rates following anatomical radical retropubic prostatectomy in 3,478 consecutive patients: long-term results. J Urol. 2004;172(3):910–4.

[6] Hull GW, Rabbani F, Abbas F, Wheeler TM, Kattan MW, Scardino PT. Cancer control with radical prostatectomy alone in 1,000 consecutive patients. J Urol. 2002;167:528–34.

[7] von Eyben FE, Picchio M, von Eyben R, Rhee H, Bauman G. (68)Ga-labeled prostate-specific membrane antigen ligand positron emission tomography/computed tomography for prostate cancer: a systematic review and meta-analysis. Eur Urol Focus. 2016; https://doi.org/10.1016/j. euf.2016.11.002.

[8] Caroli P, et al. (68)Ga-PSMA PET/CT in patients with recurrent prostate cancer after radical treatment: prospective results in 314 patients. Eur J Nucl Med Mol Imaging. 2018;45:2035–44.

[9] Perera M, et al. Sensitivity, specificity, and predictors of positive (68)Ga-prostate-specific membrane antigen positron emission tomography in advanced prostate cancer: a systematic review and meta-analysis. Eur Urol. 2016;70:926–37.

[10] Maurer T, Eiber M, Schwaiger M, Gschwend JE. Current use of PSMA-PET in prostate cancer management. Nature Rev Urol. 2016;13:226–35.

[11] Eissa A, et al. The role of 68Ga-PSMA PET/CT scan in biochemical recurrence after primary treatment for prostate cancer:a systematic review of literature. Miner Urol Nefrol. 2018;70:462–78.

[12] Calais J, et al. Potential impact of (68)Ga-PSMA-11 PET/CT on prostate cancer definitive radiation therapy planning. J Nucl Med. 2018;59:1714–21.

[13] Iravani A, et al. (68)Ga PSMA-11 PET with CT urography protocol in the initial staging and biochemical relapse of prostate cancer. Cancer Imaging. 2017;17:31.

[14] Sathianathen NJ, Butaney M, Konety BR. The utility

of PET-based imaging for prostate cancer biochemical recurrence:a systematic review and meta-analysis. World J Urol. 2018;37:1239–49.

[15] Koerber SA, et al. (68)Ga-PSMA-11 PET/CT in primary and recurrent prostate carcinoma: implications for radiotherapeutic management in 121 patients. J Nucl Med. 2018; https://doi. org/10.2967/jnumed.118.211086.

[16] Herlemann A, et al. Salvage lymph node dissection after (68)Ga-PSMA or (18)F-FEC PET/CT for nodal recurrence in prostate cancer patients. Oncotarget. 2017;8:84180–92.

[17] Verma S, Rajesh A. A clinically relevant approach to imaging prostate cancer: review. AJR Am J Roentgenol. 2011;196(3 Suppl):S1–10.

[18] Murphy AM, Berkman DS, Desai M, Benson MC, McKiernan JM, Badani KK. The number of negative pelvic lymph nodes removed does not affect the risk of biochemical failure after radical prostatectomy. BJU Int. 2010;105(2):176–9.

[19] European Association of Urology. &&Guidelines on prostate cancer&&. Arnhem, The Netherlands: EAU; 2012.

[20] Schiavina R, Ceci F, Borghesi M, et al. The dilemma of localizing disease relapse after radical treatment for prostate cancer: which is the value of the actual imaging techniques? Curr Radiopharm. 2013;6(2):92–5.

[21] Panebianco V, Barchetti F, Sciarra A, et al. Prostate cancer recurrence after radical prostatectomy: the role of 3T diffusion imaging in multiparametric magnetic resonance imaging. Eur Radiol. 2013;23(6):1745–52.

[22] Cirillo S, Petracchini M, Scotti L, et al. Endorectal magnetic resonance imaging at 1.5 Tesla to assess local recurrence following radical prostatectomy using T2–weighted and contrast-enhanced imaging. Eur Radiol. 2009;19(3):761–9.

[23] Linder BJ, Kawashima A, Woodrum DA, et al. Early localization of recurrent prostate cancer after prostatectomy by endorectal coil magnetic resonance imaging. Can J Urol. 2014;21(3):7283–9.

[24] Panebianco V, Sciarra A, Lisi D, et al. Prostate cancer:1HMRS-DCEMR at 3T versus [(18) F]choline PET/CT in the detection of local prostate cancer recurrence in men with biochemical progression after radical retropubic prostatectomy (RRP). Eur J Radiol. 2012;81(4):700–8.

[25] Gaur S, Turkbey B. Prostate MR imaging for posttreatment evaluation and recurrence. Radiol Clin

North Am. 2018 Mar;56(2):263–75.

[26] Sharma V, Nehra A, Colicchia M, et al. Multiparametric magnetic resonance imaging is an independent predictor of salvage radiotherapy outcomes after radical prostatectomy. Eur Urol. 2018;73:879–87.

[27] Lopes Dias J, Lucas R, Magalhaes Pina J, et al. Post-treated prostate cancer: normal findings and signs of local relapse on multiparametric magnetic resonance imaging. Abdom Imaging. 2015;40(7):2814–38.

[28] Grant K, Lindenberg ML, Shebel H, et al. Functional and molecular imaging of localized and recurrent prostate cancer. Eur J Nucl Med Mol Imaging. 2013;40(Suppl 1):S48–59.

[29] Sella T, Schwartz LH, Swindle PW, et al. Suspected local recurrence after radical prostatectomy: endorectal coil MR imaging. Radiology. 2004;231(2):379–85.

[30] Nguyen DP, Giannarini G, Seiler R, et al. Local recurrence after retropubic radical prostatectomy for prostate cancer does not exclusively occur at the anastomotic site. BJU Int. 2013;112(4):243–9.

[31] Allen SD, Thompson A, Sohaib SA. The normal post-surgical anatomy of the male pelvis following radical prostatectomy as assessed by magnetic resonance imaging. Eur Radiol. 2008;18(6):1281–91.

[32] Casciani E, Polettini E, Carmenini E, et al. Endorectal and dynamic contrast-enhanced MRI for detection of local recurrence after radical prostatectomy. AJR Am J Roentgenol. 2008;190(5):1187–92.

[33] Wu LM, Xu JR, Gu HY, et al. Role of magnetic resonance imaging in the detection of local prostate cancer recurrence after external beam radiotherapy and radical prostatectomy. Clin Oncol. 2013;25:252–64.

[34] Kitajima K, Hartman RP, Froemming AT, et al. Detection of local recurrence of prostate cancer after radical prostatectomy using endorectal coil MRI at 3 T: addition of DWI and dynamic contrast enhancement to T2–Weighted MRI. AJR Am J Roentgenol. 2015;205(4):807–16.

[35] Cha D, Kim CK, Park SY, et al. Evaluation of suspected soft tissue lesion in the prostate bed after radical prostatectomy using 3T multiparametric magnetic resonance imaging. Magn Reson Imaging. 2015;33(4):407–12.

[36] Siegel R, DeSantis C, Virgo K, et al. Cancer treatment and survivorship statistics, 2012. CA Cancer J Clin. 2012;62(4):220–41.

[37] Kuban DA, Thames HD, Levy LB, et al. Long-term multi-institutional analysis of stage T1–T2 prostate

cancer treated with radiotherapy in the PSA era. Int J Radiat Oncol Biol Phys. 2003;57(4):915–28.

[38] Shipley WU, Thames HD, Sandler HM, et al. Radiation therapy for clinically localized prostate cancer:a multi-institutional pooled analysis. JAMA. 1999;281(17):1598–604.

[39] Pickles T, British Columbia Cancer Agency Prostate Cohort Outcomes Initiative. Prostate-specific antigen (PSA) bounce and other fluctuations: which biochemical relapse definition is least prone to PSA false calls? An analysis of 2030 men treated for prostate cancer with external beam or brachytherapy with or without adjuvant androgen deprivation therapy. Int J Radiat Oncol Biol Phys. 2006;64(5):1355–9.

[40] Kim DN, Straka C, Cho LC, et al. Early and multiple PSA bounces can occur following high-dose prostate stereotactic body radiation therapy: subset analysis of a phase 1/2 trial. Pract Radiat Oncol. 2017;7(1):e43–9.

[41] Horwitz EM, Levy LB, Thames HD, et al. Biochemical and clinical significance of the posttreatment prostate-specific antigen bounce for prostate cancer patients treated with external beam radiation therapy alone: a multiinstitutional pooled analysis. Cancer. 2006;107(7):1496–502.

[42] Caloglu M, Ciezki JP, Reddy CA, et al. PSA bounce and biochemical failure after brachytherapy for prostate cancer: a study of 820 patients with a minimum of 3 years of follow-up. Int J Radiat Oncol Biol Phys. 2011;80(3):735–41.

[43] Roach M 3rd, Hanks G, Thames H Jr, et al. Defining biochemical failure following radiotherapy with or without hormonal therapy in men with clinically localized prostate cancer: recommendations of the RTOG-ASTRO Phoenix Consensus Conference. Int J Radiat Oncol Biol Phys. 2006;65(4):965–74.

[44] Pucar D, Hricak H, Shukla-Dave A, et al. Clinically significant prostate cancer local recurrence after radiation therapy occurs at the site of primary tumor: magnetic resonance imaging and step-section pathology evidence. Int J Radiat Oncol Biol Phys. 2007;69(1):62–9.

[45] Bianco FJ Jr, Scardino PT, Stephenson AJ, et al. Long-term oncologic results of salvage radical prostatectomy for locally recurrent prostate cancer after radiotherapy. Int J Radiat Oncol Biol Phys. 2005;62:448–53.

[46] de Rooij M, Hamoen EH, Witjes JA, Barentsz JO, Rovers MM. Accuracy of magnetic resonance imaging for local staging of prostate cancer: a diagnostic meta-analysis. Eur Urol. 2016;70:233–45.

[47] Weinreb JC, et al. PI-RADS prostate imaging—reporting and data system: 2015, version 2. Eur Urol. 2016;69:16–40.

[48] Westphalen AC, Kurhanewicz J, Cunha RMG, et al. T2–weighted endorectal magnetic resonance imaging of prostate cancer after external beam radiation therapy. Int Braz J Urol. 2009;35(2):171–80.

[49] Sala E, Eberhardt SC, Akin O, et al. Endorectal MR imaging before salvage prostatectomy: tumor localization and staging. Radiology. 2006;238(1):176–83.

[50] Rouviere O, Vitry T, Lyonnet D. Imaging of prostate cancer local recurrences: why and how? Eur Radiol. 2010;20:1254–66.

[51] Roy C, Foudi F, Charton J, et al. Comparative sensitivities of functional MRI sequences in detection of local recurrence of prostate carcinoma after radical prostatectomy or external-beam radiotherapy. AJR Am J Roentgenol. 2013;200(4):W361–8.

[52] Haider MA, Chung P, Sweet J, et al. Dynamic contrast-enhanced magnetic resonance imaging for localization of recurrent prostate cancer after external beam radiotherapy. Int J Radiat Oncol Biol Phys. 2008;70(2):425–30.

[53] Kim CK, Park BK, Park W, et al. Prostate MR imaging at 3T using a phased-arrayed coil in predicting locally recurrent prostate cancer after radiation therapy: preliminary experience. Abdom Imaging. 2010;35(2):246–52.

[54] Marcus DM, Jani AB, Godette K, Rossi PJ. A review of low-dose-rate prostate brachytherapy-techniques and outcomes. J Natl Med Assoc. 2010;102:500.

[55] Grimm P, Sylvester J. Advances in brachytherapy. Rev Urol. 2004;6(4 Suppl):S37–48.

[56] Petereit DG, Frank SJ, Viswanathan AN, et al. Brachytherapy: where has it gone? J Clin Oncol. 2015;33:980–2.

[57] Grimm P, Billiet I, Bostwick D, et al. Comparative analysis of prostate-specific antigen free survival outcomes for patients with low, intermediate and high risk prostate cancer treatment by radical therapy. Results from the Prostate Cancer Results Study Group. BJU Int. 2012;109:22–29. [CrossRef]

[58] Rodda SL, Tyldesley S, Morris WJ. Toxicity outcomes in ASCENDE-RT: a multicenter randomized trial of dose-escalation trial for prostate cancer. Proceedings of the American Society for Radiation Oncology 57th Annual Meeting. Int J Radiat Oncol Biol Phys. 2015;93(3 Suppl):S121.

[59] Ahmed KA, Davis BJ, Mynderse LA, et al.

Comparison of biochemical failure rates between permanent prostate brachytherapy and radical retropubic prostatectomy as a function of posttherapy PSA nadir plus 'X'. Radiat Oncol.2014;9:1 [CrossRef].

[60] Grimm PD, Blasko JC, Sylvester JE, Meier RM and Cavanagh W. 10–year biochemical (prostate-specific antigen) control of prostate cancer with 125 I brachytherapy. Int J Radiat Oncol Biol Phys.2001;51:31–40. [CrossRef]

[61] Tanaka N, Asakawa I, Katayama E, et al. The biochemical recurrence-free rate in patients who underwent prostate low-dose-rate brachytherapy, using two different definitions. Radiat Oncol. 2014;9:1.

[62] Skowronek J. Low-dose-rate or high-dose-rate brachytherapy in treatment of prostate cancer— Between options. J Contemp Brachytherapy. 2013;5:33–41.

[63] Coakley FV, Hricak H, Wefer AE, Speight JL, Kurhanewicz J, Roach M. Brachytherapy for prostate cancer:endorectal MR imaging of local treatment-related changes. Radiology. 2001;219(3):817–21.

[64] Sella T, Schwartz LH, Hricak H. Retained seminal vesicles after radical prostatectomy: frequency, MRI characteristics, and clinical relevance. AJR Am J Roentgenol. 2006;186:539–46.

[65] Valle L, Greer M, Shih J, Barrett T, Law Y, Rosenkrantz A, Shebel H, Muthigi A, Su D, Merino M, Wood B, Pinto P, Krauze A, Kaushal A, Choyke P, Türkbey B, Citrin D. Multiparametric MRI For the detection of local recurrence of prostate cancer in the setting of biochemical recurrence after low dose rate brachytherapy. Diagn Interv Radiol. 2018 Jan-Feb;24(1):46–53.

[66] Ocak I, Bernardo M, Metzger G, Barrett T, Pinto P, Albert PS, et al. Dynamic contrast-enhanced MRI of prostate cancer at 3 T: a study of pharmacokinetic parameters. AJR Am J Roentgenol. 2007;189:849.

[67] Tamada T, Sone T, Jo Y, et al. Locally recurrent prostate cancer after high-dose-rate brachytherapy: the value of diffusion-weighted imaging, dynamic contrast-enhanced MRI, and T2–weighted imaging in localizing tumors. AJR Am J Roentgenol. 2011;197:408–14.

[68] Bomers JG, Sedelaar JP, Barentsz JO, et al. MRI-guided interventions for the treatment of prostate cancer. Am J Roentgenol. 2012;199:714–20.

[69] Valerio M, Ahmed HU, Emberton M, et al. The role of focal therapy in the management of localized prostate cancer: a systematic review. Eur Urol. 2014;66:732–51.

[70] Baydoun A, Traughber B, Morris N, et al. Outcomes and toxicities in patients treated with definitive focal therapy for primary prostate cancer: systematic review. Future Oncol. 2017;13:649–63.

[71] McCammack KC, Raman SS, Margolis DJ. Imaging of local recurrence in prostate cancer. Future Oncol. 2016;12(21):2401–15.

[72] Vargas HA, Wassberg C, Akin O, Hricak H. MR imaging of treated prostate cancer. Radiology. 2012;262:26–42.

[73] Han K, Belldegrun A. Third-generation cryosurgery for primary and recurrent prostate cancer. Br J Urol. 2004;93:14–8.

[74] Levy DA, Ross AE, ElShafei A, et al. Definition of biochemical success following primary whole gland prostate cryoablation. J Urol. 2014;192(5):1380–4.

[75] Mearini L, D'Urso L, Collura D, et al. High-intensity focused ultrasound for the treatment of prostate cancer: a prospective trial with long-term follow-up. Scand J Urol. 2015;49(4):267–74.

[76] Kim CK, Park BK, Lee HM, Kim SS, Kim E. MRI techniques for prediction of local tumor progression after high-intensity focused ultrasonic ablation of prostate cancer. AJR Am J Roentgenol. 2008;190:1180–6.

[77] Rosset R, et al. Can pre- and postoperative magnetic resonance imaging predict recurrence-free survival after whole-gland high-intensity focused ablation for prostate cancer? Eur Radiol. 2017;27:1768–75.

第 7 章　临床分期 / 诊断影像学在前列腺癌挽救性治疗中的应用

Clinical Staging/Diagnostic Imaging in Salvage Therapy for Prostate Cancer

Carla Perna　Jennifer Uribe　Santiago Uribe-Lewis　Stephen E. M. Langley　著

于　洋　译

影像学成像能够在早期对前列腺癌复发（原位复发、区域淋巴结复发或远处转移）起到定位作用。影像学检出率和患者 PSA 密切相关。当患者 PSA 水平较低时，常用的影像学方法为计算机断层扫描（CT）和骨显像（BS）难以对复发肿瘤进行有效定位。多参数磁共振成像（mpMRI）是检测原位复发的有效方法，通常与正电子发射计算机体层显像仪（PET/CT）联合使用来评估远处转移情况。新近的影像技术在低 PSA 水平情况下也能有效检出前列腺癌复发，是比较全面的检查方法，如全身 MRI、PET-MRI，以及带有前列腺特异性膜抗原（PSMA）导向示踪剂的 PET/CT。然而，只有在影像学结果影响后续治疗决策时才应进行相应检查。

一、PSA 递增——PSA 复发

原位复发评估

膀胱尿道吻合口活检的敏感性较低，尤其 PSA 水平＜1ng/ml 时，因此挽救性放射治疗（SRT）通常以生化复发为基础，而不应考虑原位复发的组织学证据，特别是在 PSA＜

0.5ng/ml 时[1]。由于输送至前列腺窝剂量趋于均匀，也尚无证据表明增加局部复发灶剂量可以对预后有所改善，因此多数患者在没有进行局部影像学评估的情况下接受 SRT。

多参数磁共振成像可以检查出前列腺癌原位复发，但其对 PSA 水平＜0.5ng/ml 患者的敏感性仍存在争议。当 PSA 水平＜1ng/ml 时，胆碱 PET/CT 不如 mpMRI 敏感。PSMA PET/CT 在 PSA 水平＜0.5ng/ml 的生化复发患者中阳性率为 15%～58%；然而，由于报道的患者存在根治性前列腺癌切除和放射治疗病史，故而这一结果很难解释。

二、根治性前列腺切除（RP）术后 PSA 持续升高

（一）根治性前列腺切除术后 PSA 持续升高患者的影像学

PSA＜2ng/ml 的患者常规骨显像和 MRI 对于前列腺癌复发检出率较低。在检出 RP 术后患者残余癌方面，当 PSA 水平分别为 0.2～0.5ng/ml、0.5～1ng/ml、1～2ng/ml 和＞

2ng/ml 时，相对应 PSMA PET/CT 检测阳性率可达到 5%～58%，25%～73%，69%～100% 和 71%～100%，这可用于指导挽救性放射治疗（SRT）策略。Schmidt-Hegemann 等研究了 129 例在 RP 后出现 PSA 持续升高（52%）或生化复发（48%）的患者[2]。其中，PSA 持续升高的患者在 PSMA PET/CT 表现上的盆腔淋巴结受累明显多于 PSA 正常的患者。

最近的一项随机试验显示，使用化疗和新型抗雄激素药物治疗可以使初始激素敏感的转移性前列腺癌患者生存获益，提示已出现肿瘤转移的患者可能会受益于使用激素以外的全身治疗[3]。立体定向放射治疗的使用也影响了寡转移患者的治疗，但是否影响预后尚不清楚[4]。目前，即使 PSMA PET/CT 显示肿瘤转移，最佳治疗方案仍不确定。

（二）胆碱 PET/CT

在 Evangelista 和 Fanti[5, 6] 的两项单独的 Meta 分析中，胆碱 PET/CT 对生化复发患者所有复发部位的综合敏感性和特异性分别为 86%～89% 和 89%～93%。对于骨显像中显示单个转移灶的患者，胆碱 PET/CT 可能检测到多处骨转移，并且 RP 后生化复发且骨显像阴性的患者采用胆碱 PET/CT 检测骨转移呈阳性可高达 15%。胆碱 PET/CT 的特异性也被证明高于骨显像，而且假阳性和不确定的结果更少[7]。胆碱 PET/CT 强烈依赖于 PSA 水平和 PSA 动力学，故该技术检测淋巴结转移敏感性仍较差。在 RP 后 BR 患者中，当 PSA 水平＜1ng/ml 时，PET/CT 检出率只有 5%～24%，但当 PSA 水平＞5ng/ml 时，检出率上升至 67%～100% [8]。尽管有其局限性，

胆碱 PET/CT 可能会改变 18%～48% 的生化复发患者初级治疗后的治疗方向，但只推荐用于对局部病灶挽救治疗有效的患者。

（三）Fluciclovine PET/CT

最近的一项包括 596 例生化复发患者（RP 后 33.3%，RT ± RP 后 59.5%，其他 7.1%）的多中心试验表明，^{18}F-Fluciclovine PET/CT 总检出率为 67.7%，敏感性为 62.7%（95%CI 56%～69%）；可以看到局部病变（38.7%），以及淋巴结和骨骼病变（9%）[9]。灵敏度取决于 PSA 水平，在当 PSA＜1ng/ml 时其敏感度可能＜50%。

（四）PSMA PET/CT

尽管是回顾性研究，仍能说明 PSMA PET/CT 用于检测生化复发患者颇具价值。研究表明 PSA 水平为 0.2～0.5ng/ml、0.5～1ng/ml、1～2ng/ml 和＞2ng/ml 的检测率为分别 为 15%～58%、25%～73%、69%～100%、71%～100%[10]。PSMA PET/CT 可能比胆碱 PET/CT 更敏感，尤其对于 PSA 水平＜1ng/ml。较高的 PSA 水平可能对应着较高的 PSMA PET/CT 阳性率[11, 12]。在 323 例生化复发患者的前瞻性多中心研究中，与传统分期相比，PSMA PET/CT 改变了 62% 患者的治疗方向。这是由于未知部位肿瘤复发的男性患者数量显著减少（77% vs. 19%，$P＜0.001$），以及转移癌男性患者数量显著增加（11% vs. 57%）[13]。"PSMA PET" 是指几种不同的放射性药物。大多数研究使用的是 ^{68}Ga-PSMA-11，但也可以使用 ^{18}F 标记的 PSMA；尽管后者的优越性缺乏数据支持，但因其更稳定因而更容易使用。

参 考 文 献

[1] EAU-ESTRO-ESUR-SIOG guidelines on prostate cancer 2018.

[2] Schmidt-Hegemann NS, Fendler WP, Ilhan H, Herlemann A, Buchner A, Stief C, et al. Outcome after PSMA PET/CT based radiotherapy in patients with biochemical persistence or recurrence after radical prostatectomy. Radiat Oncol. 2018;13(1):37.

[3] Hoyle AP, Ali A, James ND, Cook A, Parker CC, de Bono JS, et al. Abiraterone in "high-" and "low-risk" metastatic hormone-sensitive prostate cancer. Eur Urol. 2019;

[4] https://www.trog.com.au/TROG-1603–CORE.

[5] Evangelista L, Zattoni F, Guttilla A, Saladini G, Zattoni F, Colletti PM, et al. Choline PET or PET/CT and biochemical relapse of prostate cancer: a systematic review and meta-analysis. Clin Nucl Med. 2013;38(5):305–14.

[6] Fanti S, Minozzi S, Castellucci P, Balduzzi S, Herrmann K, Krause BJ, et al. PET/CT with (11) C-choline for evaluation of prostate cancer patients with biochemical recurrence: meta-analysis and critical review of available data. Eur J Nucl Med Mol Imaging. 2016;43(1):55–69.

[7] Shen G, Deng H, Hu S, Jia Z. Comparison of choline-PET/CT, MRI, SPECT, and bone scintigraphy in the diagnosis of bone metastases in patients with prostate cancer: a meta-analysis. Skelet Radiol. 2014;43(11):1503–13.

[8] Castellucci P, Ceci F, Graziani T, Schiavina R, Brunocilla E, Mazzarotto R, et al. Early biochemical relapse after radical prostatectomy: which prostate cancer patients may benefit from a restaging 11C-choline PET/CT scan before salvage radiation therapy? J Nucl Med. 2014;55(9):1424–9.

[9] Bach-Gansmo T, Nanni C, Nieh PT, Zanoni L, Bogsrud TV, Sletten H, et al. Multisite experience of the safety, detection rate and diagnostic performance of Fluciclovine ((18)F) positron emission tomography/computerized tomography imaging in the staging of biochemically recurrent prostate Cancer. J Urol. 2017;197(3 Pt 1):676–83.

[10] van Leeuwen PJ, Stricker P, Hruby G, Kneebone A, Ting F, Thompson B, et al. (68) Ga-PSMA has a high detection rate of prostate cancer recurrence outside the prostatic fossa in patients being considered for salvage radiation treatment. BJU Int. 2016;117(5):732–9.

[11] Ceci F, Castellucci P, Graziani T, Farolfi A, Fonti C, Lodi F, et al. (68)Ga-PSMA-11 PET/CT in recurrent prostate cancer: efficacy in different clinical stages of PSA failure after radical therapy. Eur J Nucl Med Mol Imaging. 2019;46(1):31–9.

[12] Morigi JJ, Stricker PD, van Leeuwen PJ, Tang R, Ho B, Nguyen Q, et al. Prospective comparison of 18F-Fluoromethylcholine versus 68Ga-PSMA PET/CT in prostate cancer patients who have rising PSA after curative treatment and are being considered for targeted therapy. J Nucl Med. 2015;56(8):1185–90.

[13] Roach PJ, Francis R, Emmett L, Hsiao E, Kneebone A, Hruby G, et al. The impact of (68) Ga-PSMA PET/CT on management intent in prostate cancer: results of an Australian prospective Multicenter study. J Nucl Med. 2018;59(1):82–8.

第 8 章　影像学在复发性前列腺癌挽救性治疗中的应用

Imaging for Salvage Therapy in Recurrent Prostate Cancer

Simone Albisinni　Raoul Muteganya　著

艾麦提阿吉·喀迪尔　译

一、背景

根据 2018 年全球统计数据，前列腺癌（PCa）是男性第二大常见癌症，2018 年全球新增病例估计为 1 276 106 例[1]。在临床局限性 PCa 中，尽管经过根治性治疗，但高达 50% 的患者在 10 年内出现疾病复发[2-5]。尽管生化复发（BCR）的定义取决于初次治疗，当血清前列腺特异性抗原（PSA）升高时，通常怀疑 PCa 复发。根治性前列腺切除术后的 BCR 定义为 PSA 值连续两次升高＞0.2ng/ml[6]。根据 Phoenix 标准，初次放射治疗后 BCR 被定义为 PSA 水平较最低点绝对增加 2ng/ml[7, 8]。

临床上治疗 BCR 过程中，通常需要考虑 BCR 是否反映了局部复发，或者它是否代表了转移性疾病，以及转移的程度和器官，因为这将决定后续进一步治疗的计划。研究表明，在非常低的血清 PSA 水平（＜0.5ng/ml）下进行早期挽救性放射治疗与更好的治疗结果显著相关[9]。

用于检测前列腺癌复发的传统影像学包括 CT 和骨显像。但在 PSA 值＜20ng/ml 时，这些成像方式的敏感性较差，因此对治疗计划的影响较小。骨显像（骨闪烁扫描术或 NaF-PET/CT）优于传统的放射影像学检查，

可以观察到 PCa 骨转移中成骨细胞活性的增加并可以早期发现骨转移。然而，由于在非恶性的骨骼改变，如退行性关节疾病、创伤性病变、炎症，或者感染条件下，也可以观察到高放射性药物摄取，因此其缺点是局限于骨骼评估和低特异性。此外，当 PSA 水平较低时病变检出率降低，当 PSA 水平＜10ng/ml 时骨显像阳性概率＜5%[10, 11]。

CT 和 MRI 的横断面成像利用形态学特征用于淋巴结分期，如淋巴结的大小和形状（椭圆形或圆形）。淋巴结直径可以提示转移性淋巴结其标准包括椭圆形淋巴结短径＞1cm，圆形淋巴结短径＞0.8cm[12]。按照这样的形态学标准，CT 的敏感性为 42%，特异性为 82%，MRI 的敏感性为 39%，特异性为 82%[13]，这突出了形态学检查在淋巴结转移检测中的价值有限。然而，磁共振成像提供了评估其他淋巴结特征的可能性。例如，通过弥散加权成像（DWI）计算的"表观扩散系数"（ADC），它描绘了水分子的布朗运动。当 3T MRI 上形态学标准和 DWI 序列相组合时，其检测淋巴结转移的特异性为 94%，敏感性为 41%[14]。尽管多参数磁共振成像（mpMRI）包含骨盆以外的部分，但它可以很好地检测前列腺局部复发[15, 16]。

1998 年首次报道了放射标记的胆碱能 PET/CT 在前列腺中的应用[17]。胆碱是细胞膜磷脂的一个重要组成部分，在被胆碱激酶磷酸化后自然地并入肿瘤细胞中，胆碱激酶在 PCa 细胞等肿瘤细胞中上调[18]。胆碱 PET 显像对于 BCR 的敏感性为 86%～89%，特异性为 89%～93%[19, 20]。需要强调的是，胆碱 PET 评估生化复发 PCa 时需要相对较高水平的 PSA 浓度以获得良好的敏感性，而在复发患者中，我们渴望早期检测到复发病灶进而尽早地提供潜在的立体定向治疗。在 PSA 倍增时间短（<6 个月）且 PSA 的年增长速率＞2ng/ml 的患者中，胆碱 PET/CT 检测率往往较高[21]。在 Mitchell 等的研究中发现，BCR 患者中用于病变检测的最佳 PSA 血清水平≥2ng/ml[22]。目前，EAU 指南对于 PSA≥1.0ng/ml 的 BCR 患者评估中推荐使用胆碱能 PET 显像[8]。

从这些结果可见，形态学成像和 PET 胆碱成像在低 PSA 水平情况下缺乏诊断准确性，从而使其成为靶向挽救性治疗中较差的"导航工具"。PSMA 靶向显像是近年来出现的一种高灵敏度的影像学检查方法，可在低 PSA 水平下检测复发部位。

PSMA 靶向显像是近年来出现的一种高灵敏度的影像学检查方法，可在低 PSA 水平下检测复发部位。本章的目的是对 PSMA 成像在 PCa 复发患者中的作用进行概述，这些患者可能适合接受挽救性治疗。

二、PSMA 显像

PSMA 是一种跨膜 Ⅱ 型糖蛋白，也称为叶酸水解酶 Ⅰ 或谷氨酸羧肽酶 Ⅱ，具有 19 个氨基酸的细胞内部分、24 个氨基酸的跨膜部分和 707 个氨基酸的细胞外部分[23]。PSMA 由前列腺细胞表达，在 PCa 细胞中过度表达。第一次使用的 PSMA 显像剂是 Prostascin™，一种 ^{111}In 标记的单克隆抗体。该抗体的靶点是细胞内 PSMA 结构域，它仅能与具有细胞膜透水性的凋亡或坏死细胞（非活组织）中可获得的抗原靶向结合，因此其具有有限的敏感性和特异性[24, 25]。此外，Prostascin™ 显示出缓慢的动力学，需要在注射后 5～7 天成像。

最近，以 PSMA 胞外区为靶点的新型小分子被开发出来。

- ^{18}F-DCFBC：N-{N-［（S）–1,3 二羧丙基］氨甲酰基 }–4–^{18}F– 氟苄基 –L– 半胱氨酸。
- ^{68}Ga-HBED CC（ 或 ^{68}Ga-PSMA-11）：^{68}Ga-N，N′– 双［2– 羟基 5–（羧乙基）苄基］乙二胺 –N，N′– 二乙酸。
- ^{18}F-DCFPyL：2–（3–（1– 羧基 –5–［6-^{18}F 氟吡啶 –3– 羰基 – 氨基］– 戊基）– 脲基）– 戊二酸。
- ^{68}Ga-PSMA I&T：EuK-Subkff-^{68}Ga-DOTAGA。
- PSMA-617：（2–［3–（1– 羧基 –5–{3– 萘 –2–基 –2–［（4–{［2–（4，7，10– 三羧甲基 –1，4，7，10– 四氮杂 – 环十二烷 –1– 乙酰氨基］– 甲基 }– 环己烷羰基 – 氨基］丙胺基 }– 戊基 – 脲基］– 戊烷二油酸 ）。
- ^{18}F-PSMA-1007。

最广泛使用和研究的 PSMA 示踪剂是 ^{68}Ga-PSMA-11（HBED-CC）。该示踪剂在肾脏和泌尿道、唾液腺、泪腺、肝脏、脾脏、大小便中被摄取。它在细胞内被吸收，在健康组织中被迅速清除。注射示踪剂 1h 后，PET 成像显示可疑病灶，对比度极佳[26]。在具有挽救性治疗价值的伴有 BCR 的 PCa 患者中，许多研究均报道了有趣的结果。

三、PSMA 显像在复发性 PCa 中的应用及其影响

Eiber 等发现，在伴有 BCR 的 PCa 患者中，PSA 值为≥2ng/ml，1～2ng/ml，0.5～1ng/ml 和 0.2～0.5ng/ml 时，对应的检出率分别为 96.8%、93.0%、72.7% 和 57.9%。他们发现，检出率随着 PSA 水平，以及 PSA 速率的增加而增加。当 PSA 每年增加的速率<1ng/ml、1～2ng/ml、2～5ng/ml 和≥5ng/ml 时，对应的检出率分别为 81.8%、82.4%、92.1% 和 100%[27]。Afshar-Oromieh 等进行了一项大型回顾性研究，该研究纳入了 1007 例接受不同的主要和次要治疗后发生 BCR 的 PCa 患者，包括所有 PSA 水平在内的总检出率为 79.5%。事实上，在多变量分析中，检出率与 PSA 水平和雄激素剥夺治疗（ADT）相关[28]，ADT 增加了 PCa 细胞 PSMA 的表达[29]。

在 Emmett 等的一项研究中，作者评估了 164 例前列腺癌根治术后 BCR 患者使用 68Ga-PSMA-11 的临床影响，检查 PSMA PET 时 PSA 平均水平为 0.23ng/ml，而且检查之前未接受 ADT 治疗。他们报道显示，BCR 患者检出率为 62%，当他们根据 PSA 水平进行队列分层时，PSA 在 0.01～0.19ng/ml 的患者中有 50% PSMA PET 阳性，PSA 在 0.5～1.0ng/ml 的患者中检出率增加到 79%。此外，在这项研究中，PSMA 成像是预测治疗反应的最佳因素：PSMA PET 阴性或局限于颅窝疾病的患者治疗反应最好，而有淋巴结或远处 PSMA 阳性病变的患者治疗反应差[30]。因此，PSMA PET 阴性可能与侵袭性较弱的疾病相关。

Calais 等评估了 270 例前列腺癌根治术后 PSA 水平<1.0ng/ml 的 BCR 患者 PSMA 显像对挽救放射治疗计划的影响。平均 PSA 水平为 0.44ng/ml。132 例（49%）患者 PSMA-PET 阳性，其中 52 例（39%）PSMA-PET 阳性者至少有 1 个病灶不在常规放射治疗范围内。Gleason 评分>7 分的患者检出率明显较高，PSMA 成像对治疗方案产生了一定的影响。例如，扩大放射治疗范围以覆盖主动脉旁淋巴结、对盆腔外病变进行转移导向治疗，同时也排除了多发转移性疾病或内脏病变患者的放射治疗[31]。

Boreta 等[32]评估了 125 例符合挽救性放射治疗条件的 PCa 患者的复发部位。显像时 PSA 中位数为 0.4ng/ml。125 例患者中有 66 例（53%）检出 PSMA 阳性病变，66 例患者中有 38 例（58%）至少有 1 个病灶在挽救性放射治疗视野外，其中 17 例（26%）有骨转移灶。在多变量分析中，标准放射治疗野外 PSMA 阳性病变的检测与 PSA 水平相关。

Verburg 等报道称，PSA 水平和 PSA 倍增时间（PSADT）是 PSMA PET/CT 阳性和盆腔外转移的独立因素。此外，较短的 PSADT 是骨转移的独立预测因素[33]。

Albisinni 等在一项回顾性研究中发现，在检查时 PSA 中位数为 2.2ng/ml 的复发性 PCa 中，总检出率为 75%，PSMA 成像改变了 76% 患者的临床治疗，主要是延迟 ADT 的使用[34]。

在 RT 后 BCR 患者中，PSMA 成像作为主要诊疗方法的证据非常少。Einspieler 等发表了一项回顾性研究，该研究对 118 例以 Phoenix 标准定义的 BCR 患者进行外照射或近距离放射治疗作为初始治疗。中位 PSA 水平为 6.4ng/ml，总检出率为 90.7%，可能是由于中位 PSA 水平升高所致。检出率与 PSA 升高及接受 ADT 治疗呈正相关。在 59.8% 的患者中检测到远处病变，这表明 PSMA 对进一

步的临床治疗有潜在影响[35]。

目前，寡转移性PCa的治疗方法有很多种，临床医生倾向于转移导向治疗（metastasis-directed therapy，MDT）[36-39]。在这种方法中，PSMA成像可以更好地选择患有寡转移性疾病的患者，区分那些可以从治疗中获益的患者。

研究显示，当PSA每升高0.1ng/ml时，复发控制平均降低2.6%[40]。由于PSMA PET/CT（或PET/MRI）是一种敏感性较高的技术，可在PSA血清水平较低时区分复发部位[30, 41]，因此它很可能是更合适的成像技术，有助于以治愈为目的的早期BCR患者的管理。

综上所述，PSMA显像在PSA水平很低时，对BCR的检出率随着PSA水平和PSA动力学（PSADT，PSA速度）的增加而提高。这似乎对发生BCR的PCa患者的管理产生了影响，通过对被排除在挽救治疗之外的疾病进行重新评估，检测可能受益于MDT的寡转移性疾病，最后可以重新调整挽救性RT的计划。此外，PSMA阴性扫描可以选择从临床监测中受益的患者。

尽管如此，PSMA PET仍然不能检测到<4mm的小病灶，这是PET成像的物理限制所导致的[42, 43]。此外，由于尿液中放射性示踪剂的排泄和膀胱积聚，前列腺窝区域的敏感性降低[44, 45]，因此PSMA成像可能低估了局部复发的程度。对于PSA水平较低的早期BCR，最好的评估方法可能是mpMRI与PSMA的组合，后者对局部评估更敏感，可用于盆腔外和转移性病变的检测。

即使多个研究发现PSMA对挽救治疗的计划有影响，但我们也必须记住，研究中的患者缺乏同质性，其中包括同一队列中有或无ADT的患者、既往接受放射治疗的患者，

以及有无盆腔淋巴结清扫（PLND）的RP患者。此外，大多数PSMA研究的一个主要限制是缺乏阳性病变的组织学证实。因此，研究人员在影像学上所"看到"的PCa转移病灶可能并不一定与病理性疾病相对应，尽管获得组织学证实的研究报道了极高的特异性率。最后PSMA配体的摄取并不特异也可见于其他恶性肿瘤（胶质母细胞瘤、肝细胞癌、肺癌、肾细胞癌、甲状腺癌、滤泡性淋巴瘤）和良性疾病（神经鞘瘤、甲状腺腺瘤、血管瘤、结节病、炎性淋巴结、Paget病）[46]。

进一步的前瞻性随机试验有待证实PSMA PET显像潜在临床影响。此外，主要问题仍然是PSMA扫描引导的决定是否可以转化为患者长期的临床益处。

四、PSMA显像在挽救性淋巴结清扫术前的地位

Mandel等分析了PSMA PET在挽救性淋巴结清扫术前检测淋巴结转移的准确性。基于淋巴结分析，PSMA PET敏感性、特异性、阳性预测值、阴性预测值和准确性分别为75.9%、87.5%、68.8%、90.9%和84.4%[47]。

Rauscher等通过挽救性淋巴结清扫术后的组织学进行比较，评估了PSMA PET检测淋巴结转移的价值。PSMA PET的特异性为97.3%，敏感性为77.9%，阴性预测值为87.8%，阳性预测值为94.6%，准确率为89.9%。由于18.75%的患者PSMA PET检查淋巴结阴性，而组织学评估中淋巴结阳性，因此还没达到用PSMA PET定位进行选择性淋巴结清扫的水平，但PSMA PET比形态学成像更准确[48]。

综上所述，相对于进行双侧超扩大挽救

性淋巴结清扫，目前 PSMA PET 显像的准确性还不足以证明其可以用于定位挽救性淋巴结清扫术的范围。

五、结论

PSMA 靶向成像是一种新的、有趣的成像方式，它提高了复发性 PCa 的检出率。因此，它对临床管理和个体化治疗策略有潜在

的影响。这项检查的主要关注点在于其高灵敏度，也就是说，即使在 PSA 水平＜0.5ng/ml 的低水平下也能检测到 PCa 复发。尽管 PSMA PET 诊断准确性的数据令人鼓舞，但需要证实其可以改善长期结果，以证明其在临床实践中的实用性。需要大型前瞻性随机试验来进一步建立复发性 PCa 的影像学指南。

参考文献

[1] Cancer Today. http://gco.iarc.fr/today/home (2019). Accessed 29 Sep 2019.

[2] Han M, Partin WA, Zahurak M, Piantadosi S, Epstein JI, Walsh CP. Biochemical (prostate specific antigen) recurrence probability following radical prostatectomy for clinically localized prostate cancer. J Urol. 2003;169:517–23.

[3] Simmons MN, Stephenson AJ, Klein EA. Natural history of biochemical recurrence after radical prostatectomy: risk assessment for secondary therapy. Eur Urol. 2007;51:1175–84.

[4] Zumsteg ZS, Spratt DE, Romesser PB, Pei X, Zhang Z, Polkinghorn W, et al. The natural history and predictors of outcome following biochemical relapse in the dose escalation era for prostate cancer patients undergoing definitive external beam radiotherapy. Eur Urol. 2015;67:1009–16.

[5] D'Amico AV, Whittington R, Malkowicz SB, Cote K, Loffredo M, Schultz D, et al. Biochemical outcome after radical prostatectomy or external beam radiation therapy for patients with clinically localized prostate carcinoma in the prostate specific antigen era. Cancer. 2002;95:281–6.

[6] Amling CL, Bergstralh EJ, Blute ML, Slezak JM, Zincke H. Defining prostate specific antigen progression after radical prostatectomy: what is the most appropriate cut point? J Urol. 2001;165:1146–51.

[7] Roach M, Hanks G, Thames H, Schellhammer P, Shipley WU, Sokol GH, et al. Defining biochemical failure following radiotherapy with or without hormonal therapy in men with clinically localized prostate cancer: recommendations of the RTOG-ASTRO Phoenix Consensus Conference. Int J Radiat Oncol Biol Phys. 2006;65:965–74.

[8] Cornford P, Bellmunt J, Bolla M, Briers E, De Santis M, Gross T, et al. EAU-ESTRO-SIOG guidelines on prostate cancer. Part II: treatment of relapsing, metastatic, and castration-resistant prostate cancer. Eur Urol. 2017;71:630–42.

[9] Tendulkar RD, Agrawal S, Gao T, Efstathiou JA, Pisansky TM, Michalski JM, et al. Contemporary update of a multi-institutional predictive nomogram for salvage radiotherapy after radical prostatectomy. JCO. 2016;34:3648–54.

[10] Dotan ZA, Bianco FJ Jr, Rabbani F, Eastham JA, Fearn P, Scher HI, et al. Pattern of prostate-specific antigen (PSA) failure dictates the probability of a positive bone scan in patients with an increasing PSA after radical prostatectomy. J Clin Oncol. 2005;23:1962–8.

[11] Beresford MJ, Gillatt D, Benson RJ, Ajithkumar T. A systematic review of the role of imaging before salvage radiotherapy for post-prostatectomy biochemical recurrence. Clin Oncol. 2010;22:46–55.

[12] Créhange G, Chen CP, Hsu CC, Kased N, Coakley FV, Kurhanewicz J, et al. Management of prostate cancer patients with lymph node involvement: A rapidly evolving paradigm. Cancer Treat Rev. 2012;38:956–67.

[13] Hövels AM, Heesakkers RAM, Adang EM, Jager GJ, Strum S, Hoogeveen YL, et al. The diagnostic accuracy of CT and MRI in the staging of pelvic

lymph nodes in patients with prostate cancer: a meta-analysis. Clin Radiol. 2008;63:387–95.

[14] von Below C, Daouacher G, Wassberg C, Grzegorek R, Gestblom C, Sörensen J, et al. Validation of 3 T MRI including diffusion-weighted imaging for nodal staging of newly diagnosed intermediate- and high-risk prostate cancer. Clin Radiol. 2016;71:328–34.

[15] Abd-Alazeez M, Ramachandran N, Dikaios N, Ahmed HU, Emberton M, Kirkham A, et al. Multiparametric MRI for detection of radiorecurrent prostate cancer: added value of apparent diffusion coefficient maps and dynamic contrast-enhanced images. Prostate Cancer Prostatic Dis. 2015;18:128–36.

[16] Panebianco V, Barchetti F, Sciarra A, Musio D, Forte V, Gentile V, et al. Prostate cancer recurrence after radical prostatectomy: the role of 3–T diffusion imaging in multi-parametric magnetic resonance imaging. Eur Radiol. 2013;23:1745–52.

[17] Hara T, Kosaka N, Kishi H. PET imaging of prostate cancer using carbon-11–choline. J Nucl Med. 1998;39:990–5.

[18] Ackerstaff E, Glunde K, Bhujwalla ZM. Choline phospholipid metabolism: A target in cancer cells? J Cell Biochem. 2003;90:525–33.

[19] Evangelista L, Zattoni F, Guttilla A, Saladini G, Zattoni F, Colletti PM, et al. Choline PET or PET/CT and biochemical relapse of prostate cancer: a systematic review and meta-analysis. Clin Nucl Med. 2013;38:305–14.

[20] Fanti S, Minozzi S, Castellucci P, Balduzzi S, Herrmann K, Krause BJ, et al. PET/CT with 11C-choline for evaluation of prostate cancer patients with biochemical recurrence: meta-analysis and critical review of available data. Eur J Nucl Med Mol Imaging. 2016;43: 55–69.

[21] Castellucci P, Fuccio C, Rubello D, Schiavina R, Santi I, Nanni C, et al. Is there a role for 11C-choline PET/CT in the early detection of metastatic disease in surgically treated prostate cancer patients with a mild PSA increase <1.5ng/ml? Eur J Nucl Med Mol Imaging. 2011;38:55–63.

[22] Mitchell CR, Lowe VJ, Rangel LJ, Hung JC, Kwon ED, Karnes RJ. Operational characteristics of 11C-choline positron emission tomography/computerized tomography for prostate cancer with biochemical recurrence after initial treatment. J Urol. 2013;189:1308–13.

[23] Teo MY, Morris MJ. Prostate-specific membrane

antigen–directed therapy for metastatic castration-resistant prostate cancer. Cancer J (Sudbury, Mass). 2016;22:347–52.

[24] Ponsky LE, Cherullo EE, Starkey R, Nelson D, Neumann D, Zippe CD. Evaluation of preoperative ProstaScintTM scans in the prediction of nodal disease. Prostate Cancer Prostatic Dis. 2002;5:132.

[25] Rosenthal S, Haseman M, Polascik T. Utility of capromab pendetide (ProstaScint) imaging in the management of prostate cancer. Tech Urol. 2001;7:27–37.

[26] Afshar-Oromieh A, Malcher A, Eder M, Eisenhut M, Linhart HG, Hadaschik BA, et al. PET imaging with a [68Ga]gallium-labelled PSMA ligand for the diagnosis of prostate cancer: biodistribution in humans and first evaluation of tumour lesions. Eur J Nucl Med Mol Imaging. 2013;40:486–95.

[27] Eiber M, Maurer T, Souvatzoglou M, Beer AJ, Ruffani A, Haller B, et al. Evaluation of hybrid 68Ga-PSMA ligand PET/CT in 248 patients with biochemical recurrence after radical prostatectomy. J Nucl Med. 2015;56:668–74.

[28] Afshar-Oromieh A, Holland-Letz T, Giesel FL, Kratochwil C, Mier W, Haufe S, et al. Diagnostic performance of (68)Ga-PSMA-11 (HBED-CC) PET/CT in patients with recurrent prostate cancer: evaluation in 1007 patients. Eur J Nucl Med Mol Imaging. 2017a;44:1258–68.

[29] Meller B, Bremmer F, Sahlmann CO, Hijazi S, Bouter C, Trojan L, et al. Alterations in androgen deprivation enhanced prostate-specific membrane antigen (PSMA) expression in prostate cancer cells as a target for diagnostics and therapy. EJNMMI Res. 2015;5:66.

[30] Emmett L, van Leeuwen PJ, Nandurkar R, Scheltema MJ, Cusick T, Hruby G, et al. Treatment outcomes from 68Ga-PSMA PET/CT–informed salvage radiation treatment in men with rising PSA after radical prostatectomy: prognostic value of a negative PSMA PET. J Nucl Med. 2017;58:1972–6.

[31] Calais J, Czernin J, Cao M, Kishan AU, Hegde JV, Shaverdian N, et al. (68)Ga-PSMA-11 PET/CT mapping of prostate cancer biochemical recurrence after radical prostatectomy in 270 patients with a PSA level of less than 1.0 ng/mL: impact on salvage radiotherapy planning. J Nucl Med. 2018;59:230–7.

[32] Boreta L, Gadzinski AJ, Wu SY, Xu M, Greene K, Quanstrom K, et al. Location of recurrence by gallium-68 PSMA-11 PET scan in prostate cancer patients eligible for salvage radiotherapy. Urology.

2019;129:165–71.

[33] Verburg FA, Pfister D, Heidenreich A, Vogg A, Drude NI, Vöö S, et al. Extent of disease in recurrent prostate cancer determined by [68Ga]PSMA-HBED-CC PET/CT in relation to PSA levels, PSA doubling time and Gleason score. Eur J Nucl Med Mol Imaging. 2016;43:397–403.

[34] Albisinni S, Artigas C, Aoun F, Biaou I, Grosman J, Gil T, et al. Clinical impact of 68Ga-prostate-specific membrane antigen (PSMA) positron emission tomography/computed tomography (PET/CT) in patients with prostate cancer with rising prostate-specific antigen after treatment with curative intent: preliminary analysis of a multidisciplinary approach. BJU Int. 2017;120:197–203.

[35] Einspieler I, Rauscher I, Düwel C, Krönke M, Rischpler C, Habl G, et al. Detection efficacy of hybrid 68Ga-PSMA ligand PET/CT in prostate cancer patients with biochemical recurrence after primary radiation therapy defined by Phoenix criteria. J Nucl Med. 2017;58:1081–7.

[36] Ost P, Jereczek-Fossa BA, As NV, Zilli T, Muacevic A, Olivier K, et al. Progression-free survival following stereotactic body radiotherapy for oligometastatic prostate cancer treatment-naive recurrence: a multi-institutional analysis. Eur Urol. 2016;69:9–12.

[37] Parikh NR, Huiza C, Patel JS, Tsai S, Kalpage N, Thein M, et al. Systemic and tumor-directed therapy for oligometastatic prostate cancer: study protocol for a phase II trial for veterans with de novo oligometastatic disease. BMC Cancer. 2019;19:291.

[38] Siva S, Bressel M, Murphy DG, Shaw M, Chander S, Violet J, et al. Stereotactic abative body radiotherapy (SABR) for oligometastatic prostate cancer: a prospective clinical trial. Eur Urol. 2018;74:455–62.

[39] Ost P, Reynders D, Decaestecker K, Fonteyne V, Lumen N, De Bruycker A, et al. Surveillance or metastasis-directed therapy for oligometastatic prostate cancer recurrence: a prospective, randomized, multicenter phase II trial. JCO. 2017;36:446–53.

[40] King CR. The timing of salvage radiotherapy after radical prostatectomy: a systematic review. Int J Radiat Oncol Biol Phys. 2012;84:104–11.

[41] Perera M, Papa N, Christidis D, Wetherell D, Hofman MS, Murphy DG, et al. Sensitivity, specificity, and predictors of positive 68Ga–prostate-specific membrane antigen positron emission tomography in advanced prostate cancer: a systematic review and meta-analysis. Eur Urol. 2016;70:926–37.

[42] Maurer T, Gschwend JE, Rauscher I, Souvatzoglou M, Haller B, Weirich G, et al. Diagnostic efficacy of 68gallium-PSMA positron emission tomography compared to conventional imaging for lymph node staging of 130 consecutive patients with intermediate to high risk prostate cancer. J Urol. 2016;195:1436–43.

[43] van Leeuwen PJ, Emmett L, Ho B, Delprado W, Ting F, Nguyen Q, et al. Prospective evaluation of 68Gallium-prostate-specific membrane antigen positron emission tomography/ computed tomography for preoperative lymph node staging in prostate cancer. BJU Int. 2017;119:209–15.

[44] Afshar-Oromieh A, Sattler LP, Mier W, Hadaschik BA, Debus J, Holland-Letz T, et al. The clinical impact of additional late PET/CT imaging with 68Ga-PSMA-11 (HBED-CC) in the diagnosis of prostate cancer. J Nucl Med. 2017b;58:750–5.

[45] Derlin T, Weiberg D, von Klot C, Wester H-J, Henkenberens C, Ross TL, et al. 68Ga-PSMA I&T PET/CT for assessment of prostate cancer: evaluation of image quality after forced diuresis and delayed imaging. Eur Radiol. 2016;26:4345–53.

[46] Shetty D, Patel D, Le K, Bui C, Mansberg R. Pitfalls in gallium-68 PSMA PET/CT interpretation- a pictorial review. Tomography. 2018;4:182–93.

[47] Mandel P, Tilki D, Chun FK, Pristupa E, Graefen M, Klutmann S, et al. Accuracy of 68Ga-prostate-specific membrane antigen positron emission tomography for the detection of lymph node metastases before salvage lymphadenectomy. Eur Urol Focus. 2018; https://doi.org/10.1016/j.euf.2018.07.025.

[48] Rauscher I, Maurer T, Beer AJ, Graner F-P, Haller B, Weirich G, et al. Value of 68Ga-PSMA HBED-CC PET for the assessment of lymph node metastases in prostate cancer patients with biochemical recurrence: comparison with histopathology after salvage lymphadenectomy. J Nuc Med. 2016;57:1713–9.

第 9 章　PET 检查对于前列腺癌挽救性治疗的作用
The Role of PET in Salvage Therapy for Prostate Cancer

Sanchia S. Goonewardene　Raj Persad　David Albala　Declan Cahill　著

于　洋　译

一、研究方法

本文对前列腺癌挽救性治疗进行了系统回顾。目的是为了确定初次近距离放射治疗后挽救性近距离放射治疗的作用。尽可能检索出在前列腺癌中与挽救性近距离放射治疗，以及初次近距离放射治疗相关的所有参考文献。使用的检索词包括 Salvage therapy、prostate cancer、PET。筛选了 1989—2020 年 4 月的数据库❶，如下所示。

- CINAHL 数据库。
- MEDLINE 数据库。
- Cochrane 数据库。
- AMed 数据库。
- EMBASE 数据库。
- PsychINFO 数据库。
- SCOPUS 数据库。
- Web of Science 数据库。

此外，采用医学主题词（MeSH）和关键字的检索时使用的数据库是 Cochrane。我们也咨询了两位英国前列腺癌专家以增加其他的相关研究。

我们收录那些主要侧重于前列腺癌的 PET 检查和挽救治疗的研究。研究必须是以英文发表，并且发表年限是 1984 年后，否则将被剔除。所有的研究都必须是第一手资料研究（图 9-1）。总体目标是确定前列腺癌挽救治疗中复发的预测指标。

摘要由两名研究者独立筛选，产生分歧时通过讨论解决或由第三方介入。使用 Cohen's Kappa 系数计算一致性水平以测试此筛选过程的编码者间可信度。Cohen's Kappa 系数允许使用观察到的相对一致性来比较论文之间的评分者间可信度。这也考虑到了偶然发生的比较。第一位研究者同意将所有 66 篇论文纳入，第二位研究者也同意纳入 66 篇。因此 Cohen's Kappa 系数为 1.0。

数据提取由研究者尝试进行，并在与研究团队（作者和两名研究生导师）协商后进行了修改。收集的数据包括作者、出版年份和国家、研究目标、分组设置、干预目标、参与人数、研究设计、干预组成部分和实施方法、分组和结果测量、作者注释和后续问题。Mays 等[1, 2] 以 PRISMA 标准对随机对照

---

❶ CINAHL 数据库（Cumulative Index to Nursing and allied health Literature，护理学数据库）；MEDLINE 数据库：（NHS Evidence）；Cochrane 数据库（考克兰数据库）；AMed 数据房（Allied and Alternative Modieine，补充医学数据库）；EMBASE 数据库（Excerpt Medica Database，生物医学与药理学文摘数据库）；PsychINFO 数据库（心理学文摘数据库）；SCOPUS 数据库（同行评议文献摘要和引文数据库）；Web of Science 数据库（科技文献检索数据库）。

试验和研究进行了质量评估。

　　总共检索到了 262 篇论文（图 9-1），其中 66 篇包含检测关键词并且符合纳入标准。我们进行此次系统性回顾的目的是为了进一步了解所研究的主题，而另外 196 篇论文因没达到纳入标准或无法提供进一步的证据而被剔除。我们检索到了剩下 66 篇论文的摘要及全文（全部为英文），进一步确保这些论文符合纳入标准。这些研究之间存在相当大的设计异质性，因此，我们对研究证据进行了叙述性审查。研究中的异质性主要包括临床主题、数量和结果，因此，叙述性审查是必要的。有 63 项队列研究，具有中等证据水平，3 项临床试验具有良好证据水平。这些研究来自一些随访丢失最小的国家，所有参与者都完成了后续随访。

二、系统评价结果

（一）PSMA PET 与胆碱 PET 用于评估挽救性淋巴结清扫术的效果

　　Herlemann[3] 的研究明确了根治性前列腺切除术后复发行挽救性淋巴结清扫（salvage lymphadectomy，SLND）的存活率和并发症。104 例经 ^{18}F- 氟乙基胆碱（^{18}F-FECH）或 ^{68}Ga-PSMA-HBED-CC（^{68}Ga-PSMA）PET/CT 诊断为孤立性淋巴结复发的患者接受了挽救性淋巴结清扫术[3]。Clavien-Dindo Ⅲ 级并发症发生率较低（4.8%）。挽救性淋巴结清扫术后，29.8% 的患者出现生化复发（BR）（PSA＜0.2ng/ml），56.7% 的患者出现不完全生化复发（术后 PSA＜PSA 术前）[3]。与 ^{18}F-FEC PET/CT 相比，^{68}Ga-PSMA PET/CT 检查出现淋巴转移的患者生化复发率（BR）更高（45.7% vs. 21.7%，$P=0.040$）[3]。挽救性淋巴结清扫患者 PSA 水平（$P=0.031$）和 PET 示踪剂的选择（$P=0.048$）是生化复发的独立预测因素[3]。5 年无生化复发率、无临床复发率和肿瘤特异性生存率分别为 6.2%、26.0% 和 82.8%[3]。但是 ^{68}Ga-PSMA 检查可能更具优越性，因为只有少数患者在手术后出现了生化复发[3]。

　　Fossati[4] 比较了 ^{11}C- 胆碱和 ^{68}Ga-PSMA 这两种示踪剂对于评估前列腺癌患者行挽

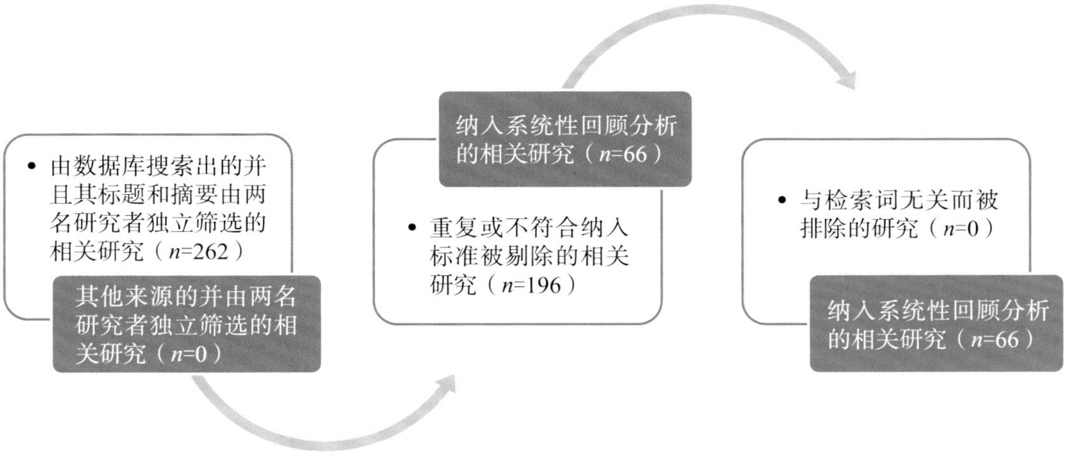

▲ 图 9-1　通过系统评价确定的研究流程
改编自 Schmidt-Hegemann 等[16]PRISMA

救性淋巴结清扫术后淋巴结复发的效果[4]。与 68Ga-PSMA 相比，11C- 胆碱组更容易低估患者肿瘤负荷（P＜0.0001）[4]。这一点也在多变量分析中得到证实（P=0.028）[4]。当 PSA≤1.5ng/ml[4] 时，68Ga-PSMA 低估肿瘤负荷的可能性较小。当 PSA＞1.5ng/ml[4] 时，两种示踪剂的评估效力相当。但是无论使用何种示踪剂，阳性病变的数量越多，就越容易低估肿瘤负荷（P=0.2）[4]。

（二）PET 检查对于根治性前列腺切除术的作用

Calais 利用 68Ga-PSMA-11 PET/CT 研究了血清 PSA 水平＜1ng/ml 时根治性前列腺切除术后早期生化复发（BCR）的模式[5]。270 例患者中有 52 例（19%）至少存在一处 CT 未发现的 PSMA-11 阳性病变，33 例（12%）存在盆腔外 PSMA-11 阳性病灶，19 例（7%）在骨盆内有 PSMA-11 阳性病灶[5]。CT 未覆盖的另外 2 个最常见的 68Ga-PSMA-11 阳性部位是骨骼（23/52，44%）和直肠周围淋巴结（16/52，31%）[5]。

Van Leeuwen 研究了 Ga-PSMA PET/CT 对根治性前列腺切除术（RP）后生化复发（BCR）的检出率[6]。总共研究了 70 例患者，在其中 38 例（54%）患者中检测到 53 处 Ga-PSMA 阳性病变[6]。PSA 水平为 0.05～0.09ng/ml 时，检出阳性率为 8%。PSA 为 0.1～0.19ng/ml 时，阳性率为 23%；PSA 为 0.2～0.29ng/ml 时，阳性率为 58%；PSA 为 0.3～0.49ng/ml 时，阳性率为 36%；PSA 为 0.5～0.99ng/ml 时，阳性率为 57%[6]。70 例中有 18 例（27%）在前列腺窝中发现病理性 Ga-PSMA 摄取，11 例（14.3%）在盆腔淋巴结中，5 例（4.3%）在前列腺窝和盆腔淋巴结中发现病理性摄取[6]。

另外有 4 例（8.6%）在骨盆外发现病理性摄取，而他们中有部分人前列腺窝或盆腔淋巴存在病变[6]。根据 Ga-PSMA 检查结果，有 20 例（28.6%）的治疗方案发生了重大变化[6]。

Emmett 研究了 PSMA 引导下挽救性放射治疗对于改善根治性前列腺切除术后生化失败患者疗效的作用[7]。研究纳入了 164 例男性研究对象，PSMA 阳性率为 62%（102/164），102 例阳性研究对象中 38 例为前列腺窝阳性，42 例为盆腔淋巴结阳性，23 例为远处转移[7]。挽救性放射治疗的总体治疗反应率为 72%（71/99）[7]。PSMA 阴性研究对象有 45%（27/60）接受了挽救性放射治疗，其他 55%（33/60）则没有接受[7]。在接受挽救性放射治疗的 PSMA 阴性患者中，85%（23/27）有治疗反应，而非治疗组 65%（22/34）患者 PSA 水平进一步升高[7]。PMSA 扫描 99 例患者后发现其中 36 例存在局部病灶（前列腺窝），这 36 例患者中 81%（29/36）对挽救性放射治疗有反应[7]。26 例发现有淋巴结病灶，其中 16 例患者（61%）对挽救性放射治疗有反应[7]。在多变量逻辑回归分析中，PSMA、血清 PSA 与治疗反应显著相关，而 pT 分期、Gleason 评分和手术切缘状态与治疗反应没有相关性[7]。

Farolfi 评估了 68Ga-PSMA-11 PET/CT 在前列腺癌（PCa）根治性前列腺切除术（RP）后早期 PSA 失败中的表现[8]。总检出率为 34.4%，68Ga-PSMA-11 在各组织的摄取情况依次为前列腺床（2.5%）、盆腔淋巴结（17.6%）、腹膜后淋巴结（3.4%）和骨骼（17.6%）[8]。根据 ITT 检查结果，81 例患者（68.1%）仅需行前列腺床挽救性放射治疗，没有（0%）需要行立体定向放射治疗的患者[8]。根据 68Ga-PSMA-11 PET/CT 检查结果，

36 例患者（30.2%）改变了治疗方案。根据 PET/CT 检查结果，70 例患者（58.8%）适合挽救性放射治疗，58 例（48.7%）适合仅行前列腺床放射治疗，29 例（24.4%）适合立体定向放射治疗[8]。41 例 68Ga-PSMA-11 PET/CT 结果阳性的患者中有 36 例（87.8%）改变了原定的放射治疗计划[8]。

Tan 评估了 68Ga-PSMA PET/CT 的检出率，将其用于诊断临床复发并作为生化复发后根治性前列腺切除治疗的决策工具[9]。68Ga-PSMA PET/CT 的检出率为 80%（44/55）[9]。检出阳性率与前列腺特异性抗原（PSA）水平显著相关（OR=1.13，95%CI 1.05～1.30，P=0.017），但与 Gleason 评分或 PSA 倍增时间无关[9]。与传统检查方法（骨显像）相比，68Ga-PSMA PET/CT 在 33/44 例扫描阳性的患者中检测到了额外的 106 个病灶，导致这 25/44 例患者（56.8%）的治疗方案发生变化，10 例患者改为激素治疗（HT）和全盆腔放射治疗（RT）联合前列腺床放射治疗，另外 15 例患者以姑息放射治疗为主[9]。

Albisinni[10] 评估了一种新的分子成像技术在根治性治疗后 PSA 升高的前列腺癌中的应用，即 68Ga-（HBED-CC）PSMA PET/CT[10]。总体而言，68Ga-PSMA PET/CT 在 98/131 例患者（75%）中检测到至少一处前列腺癌疑似病变[10]。并且对 99/131 例患者（76%）的后续治疗方案产生了影响。重新制订的治疗方案包括持续监测（停止激素治疗）、激素控制、立体定向放射治疗、挽救性放射治疗、挽救性淋巴结清扫或挽救性局灶治疗（前列腺切除术、高能聚焦超声）[10]。

Henkenberns 开展了在根治性前列腺切除术（RP）后挽救性放射治疗（SRT）前使用 68Ga-PSMA PET/CT 对生化复发进行再分期

的复发评估模式[11]。PET/CT 阳性率为 84.6%（33/39）[11]。共观察到 61 个病灶（平均每位患者 1.8 个病灶），30.3%（10/33）的患者有局部复发[11]。根据 PET 结果，69.7%（23/33）患者的临床肿瘤 - 淋巴结 - 转移（tumour-lymph node-metastasis，TNM）分期有所改变，治疗方案进行了相应的调整[11]。前列腺特异性抗原（PSA）>1.0ng/ml 与盆腔外转移性癌风险显著相关（P=0.048）[11]。进行 PSMA PET/CT 检查时的 PSA 水平与峰值标准化摄取值（SUVpeak；P=0.002）相关。

Dundee 评估了 Ga-PSMA PET 对根治性前列腺切除术后阳性淋巴结的成像性能[12]。所有患者通过 Ga-PSMA PET 总共检测到 34 个阳性淋巴结，中位数为 2 个（每个患者四分位距为 1～3 个淋巴结）[12]。14 例患者的 66 个淋巴结病理学阳性，中位数为 2 个阳性淋巴结（四分位距为 1～6 个）[12]。3 例患者没有检出病理阳性病变。这 17 例患者的阳性预测率为 82%[12]。我们无法计算敏感性、特异性和阴性预测率，因为所有复发的患者都能检测到 PSA[12]。根据“每个病灶”的数据，敏感性、特异性、阳性预测值和阴性预测率分别为 36.7%、96.9%、73.5% 和 86.7%[12]。

（三）Fluciclovine PET 在检测前列腺癌复发中的作用

前瞻性、多中心 LOCATE［首次前列腺癌治疗后 PSA 升高患者中的 F-Fluciclovine（FACBC）PET/CT］试验评估了 F-Fluciclovine 正电子发射计算机体层显像仪在检测根治性前列腺癌治疗后生化复发中的作用[13]。研究招募 213 例患者[13]。其中 122 例（57%）检测到 F-Fluciclovine 高摄取病灶[13]。126 例（59%）根据扫描结果调整了治疗方案，而且这126例患者中分别有98例（78%）和88例（70%）患者根据阳性结果对治疗方案做出了重大调整[13]。最常见的主要调整是从挽救性或姑息性全身治疗转变为密切随访（32/126，25%）、从姑息性全身治疗转变为挽救性治疗（32/126，24%），以及从挽救性治疗转变为姑息性全身治疗（11/126，9%）[13]。

Jethwa采用[11]C-胆碱PET的方法评估了在指导根治性前列腺切除术后生化复发淋巴结（LN）放射治疗（RT）中的胃肠（GI）和泌尿生殖系统（GU）不良事件（AE）[14]。胆碱PET阳性病例前列腺特异性抗原的中位数为2.3ng/ml（IQR：1.3～4.8），胆碱亲和性淋巴结的中位数为2（IQR：1～4）[14]。大多数复发发生在骨盆内（53%）或骨盆＋主动脉旁（40%）[14]。1～2级胃肠不良事件的基线率为8.4%，而放射治疗后患者的基线率为51.9%（2级，4.7%）（$P<0.01$）[14]。这些差异在4个月（12.2%，$P=0.65$）和14个月不良事件评估（9.1%，$P=0.87$）时并未出现[14]。虽然4个月（72.2%，$P=0.01$）和14个月（74.3%，$P=0.01$）不良事件发生率确有升高，但和基线率（56.0%，$P=0.21$）相比，放射治疗后1～2级泌尿生殖系统不良事件发生率（64.1%）没有显著变化[14]。

Calais比较了在低前列腺特异性抗原浓度（<2.0ng/ml）的条件下前瞻性配对的[18]F-Fluciclovine和PSMA PET/CT在定位前列腺癌根治术后的生化复发灶方面的性能[15]。初步的研究结果，[18]F-Fluciclovine PET/CT的检出率［13/50（26%），95%CI 15～40］显著低于PSMA PET/CT［28/50（56%），95%CI 41～70］，OR=4.8（95%CI 1.6～19.2，$P=0.0026$）；盆腔淋巴结区域的亚组分析［4（8%），95%CI 2～19］[18]F-Fluciclovine vs. PSMA PET/CT［15（30%），

95%CI 18～45］；OR=12.0（95%CI 1.8～513.0，$P=0.0034$）；盆腔外病变的亚组分析0（0%，95%CI 0～6）vs. 8（16%，95%CI 7～29）；OR不可估计（95%CI不可估计，$P=0.0078$）[15]。

（四）PSMA-PET指导的挽救性放射治疗

Schmidt认为以PSMA PET/CT为依据的挽救性放射治疗可改善无生化复发生存率[16]。PET检查发现90例患者中有42例（47%）存在阳性病变，42例阳性患者中24例（27%）仅存在前列腺窝复发灶，12例（13%）仅存在盆腔淋巴结复发灶，6例（7%）同时存在以上两个复发灶[16]。无生化复发生存率为78%[16]。最后一次随访时，4例患者正在进行抗雄激素治疗[16]。PET阳性（74%）与PET阴性患者（82%；$P>0.05$）之间没有无生化复发生存率的差异[16]。

Boreta通过[68]Ga-PSMA-11 PET确定前列腺特异性抗原（PSA）<2ng/ml的根治性前列腺切除术（RP）后的复发位置，以确定标准淋巴结放射野是否会覆盖前列腺癌复发的位置[17]。25例患者（38%）发现骨盆外亲PSMA病灶，33例患者（50%）病变局限于盆腔淋巴结和前列腺，8例患者（12%）PSMA病灶局限于前列腺[17]。包括标准化调强放射治疗（intensity-modulated radiotherapy，IMRT）盆腔淋巴结体积在内的挽救性放射没有覆盖38例男性患者（30%）的PSMA富集淋巴结。影像学检查时PSA水平与标准淋巴结区之外的亲PSMA病灶有统计学相关性（$P<0.01$）[17]。

Schiller评估了前列腺癌（PCa）患者放射治疗后的复发模式说明了RTOG共识后标准放射治疗（RT）场的部位之间的差异[18]。与阴性常规成像（CT/MRI）方法相比，[68]Ga-PSMA

PET 成像在 31 例患者中检测到 27 例（87.1%）存在可疑前列腺癌，因此改变了这些患者的放射治疗方案[18]。31 例患者中有 16 例（51.6%）在没有 ^{68}Ga-PSMA PET 检查的情况下接受了同时补量照射技术（simultaneous integrity boost，SIB）和 18 例（58.1%）至罕见（骶前、膀胱旁、直肠旁、髋臼前和闭孔）LN 位点[18]。此外，14 例患者（45.2%）TNM 分期因为 ^{68}Ga-PSMA PET 检查结果发生了改变[18]。

（五）胆碱 PET 指导的放射治疗

Fodor 报道了前列腺癌淋巴结（LN）复发，^{11}C- 胆碱 PET/CT 3 年的毒性和结局[19]。螺旋断层放射治疗（HTT）后 3 个月后，91.4% 的患者 PSA 水平降低[19]。3 年总生存率、局部无复发生存率和临床无复发生存率分别为 80.0%、89.8% 和 61.8%[19]。2 级及以上直肠、泌尿生殖系统毒性的 3 年发生率分别为 6.6%（±2.9%）和 26.3%（±5.5%）[19]。PSA 最低值 ≥ 0.26ng/ml（HR=3.6，95%CI 1.7～7.7，P=0.001），^{11}C- 胆碱 PET/CT 检出盆腔外阳性淋巴结（HR=2.4，95%CI 0.9～6.4，P=0.07），螺旋断层放射治疗前已行根治性前列腺切除术（HR=2.7；95%CI 1.07～6.9，P=0.04），以及阳性淋巴结的数量（HR=1.13，95%CI 1.04～1.22，P=0.003）是 HTT 后临床复发的主要预测因素[19]。

D'Agostino 评估了适合挽救性放射治疗的前列腺癌。在接受胆碱 PET 检查的 135 例患者中，66 例（48.8%）根据胆碱 PET 结果修改了放射治疗适应证[20]。63 例接受辅助性 / 挽救性放射治疗的患者中有 33 例（52.4%）依据胆碱 PET 结果更改了更佳的放射治疗方案，44 例肿瘤复发或者转移的患者中有 21 例（47.7%）在胆碱 PET 检查后采用了更佳的放射治疗方案[20]。PSA 均值和中位数变化反映了治疗总体的生化反应，均值从治疗前的 15.29ng/ml 降至 4.74ng/ml，中位数从治疗前 4.004ng/ml 降至 0.81ng/ml（P=0.05）[20]。

Rinnab 研究了 ^{11}C- 胆碱 PET/CT 在挽救淋巴结清扫术前对疑似淋巴结转移患者的诊断价值[21]。把 ^{11}C- 胆碱 PET/CT 结果与组织病理学报告和临床随访进行对照。15 例 ^{11}C- 胆碱 PET/CT 阳性的患者中有 8 例病理结果阳性[21]。只有 1 例患者在挽救手术后的 PSA 最低值＜0.1ng/ml[21]。另 1 例患者病情稳定，PSA 为 0.5ng/ml。还有 3 例患者在随访期间发生了骨转移[21]。

Johnson 研究了外照射放射治疗（EBRT）后 PSA 处于最低值情况下 ^{18}F- 氟胆碱 PET/CT 的前列腺癌复发检出率[22]。40 例患者（74%）PET/CT 扫描结果阳性，29 例患者为局部和（或）区域性复发，15 例患者为远处复发，4 例患者兼有。PSA 值与复发部位之间没有关联[22]。根据单变量分析结果，触发（P=0.015）和相对（P=0.0005）PSA 值和 PSA 速度（P=0.01）与 PET/CT 阳性结果显著相关，但 PSA 最低值则与之无关[22]。根据亚组分析结果，上述相关性仅出现在挽救性 EBRT 组。Akaike 通过信息标准多变量模型比较发现，相对 PSA 比触发 PSA（PSAt）更能预测出 PET/CT 阳性结果[22]。^{18}F- 氟胆碱 PET/CT 检出率随触发和相对 PSA 增加：PSAt＜2ng 时，检出率为 0%（0/4）；2ng/ml≤PSAt≤4ng/ml 时，检出率为 71%（5/7）；PSAt＞4ng/ml 时，检出率为 81%（35/43）；当上述触发检出率替换为相对检出率时，检出率则分别为 14%（1/7）、50%（5/10）、92%（34/37），并且有 7 例（13%）患者亚分组发生了改变[22]。

Reske 研究了 [11]C–胆碱 PET/CT 在检查根治性前列腺切除术（RP）并行挽救性放射治疗（SRT）后复发中的表现[23]。在 76.5±5.7个月的随访中，27 例患者中有 11 例对 SRT 有良好的长期反应，不需要进一步的前列腺癌相关治疗[23]。挽救性放射治疗 34.2±20.1个月后，27 例患者中有 17 例出现血清 PSA 升高，这说明治疗失败[23]。治疗反应好及治疗失败的患者挽救性放射治疗前的肿瘤分期、风险程度及 PSA 没有显著差异[23]。[11]C–胆碱 PET/CT 检查发现 50% 的治疗失败者局部复发，4/16 的失败者局部淋巴结复发，1/16 的失败者出现单一骨转移[23]。

Souvatzoglou 评估了 [11]C–胆碱 PET/CT 检查阳性在前列腺癌挽救性放射治疗复发患者中的发生率，以及对计划靶区（PTV）定义的影响[24]。37 例患者中有 11 例（30%）患者在 [11]C–胆碱 PET/CT 检查中有阳性发现，5例（13%）患者复发灶位于前列腺窝（髂淋巴结）外，这表明 PTV 有延伸[24]。[11]C–胆碱 PET/CT 检查阳性患者的 PSA 值显著高于无病理摄取的患者（$P=0.03$）[24]。总体而言，随访结束时，56% 的患者 PSA≤0.2ng/ml，44% 的患者出现前列腺癌的生化复发[24]。

（六）PET 在挽救性淋巴结清扫中的作用

Jilg 评估了 PSMA PET/CT 在检测前列腺癌挽救性淋巴结清扫术后淋巴结复发的准确性[25]。切除淋巴结中 11.4%（110/965）存在淋巴结转移。41 个主要淋巴结区及 69 个次要淋巴结区 PET/CT 检查结果为阳性[25]。3 个 PET/CT 检查阴性的主要淋巴结区及 16个阴性次要淋巴结区最终证实存在淋巴结转移，大多数假阴性次要淋巴结区（13/16）位于阳性次要淋巴结区附近[25]。敏感性、特异性、阳性预测值、阴性预测值和准确度分别为 93.2%、100%、100%、88.9% 和 95.6%（主要区域）；81.2%、99.5%、98.6%、92.7% 和 94.1%（次要区域）[25]。

Hiester 报道了用点特异性评估挽救性淋巴结清扫治疗前列腺癌初次治疗后单纯淋巴结复发的肿瘤学结果[26]。即使是点特异性 PET/CT 挽救性淋巴结清扫在 1/7 例患者中也有相当程度的（CD＞Ⅲ）发病率[26]。只有组织学报告呈阳性且挽救性淋巴结清扫后 PSA 最低值＜0.01ng/ml 的患者似乎才能长期获益[26]。PSA 最低值＞0.01ng/ml 的患者需要延长 4 个月的全身治疗，挽救性淋巴结清扫仍然是一种试验中的方法，进一步把握适应证才能达到长期肿瘤获益[26]。

Rauscher 比较了 Glu-NH-CO-NH-Lys-（Ahx）–[[68]Ga（HBED-CC）] PET 与形态学成像在检测淋巴结转移（LNM）复发中的准确率[27]。组织学检查发现切除的 179 个标本中有 68 个出现了淋巴结转移复发（38.0%）[27]。[68]Ga-PSMA HBED-CC PET 和形态学成像的特异性分别为 97.3% 和 99.1%[27]。然而，68 个组织病理证实有淋巴结转移的区域 ^{68}Ga-PSMA HBED-CC PET 检测到了 53 个（77.9%），而形态学成像仅检测到了 67 个转移区域中的 18 个（26.9%）[27]。[68]Ga-PSMA HBED-CC PET 在检测淋巴结转移方面明显优于形态学成像（受试者手术特征曲线下面积的差异，0.139，95%CI 0.063～0.214，$P＜0.001$）[27]。[68]Ga-PSMA HBED-CC PET 检测阳性的淋巴结在 CT 或 MRI 成像中平均大小为（8.3±4.3）mm（范围 4～25mm），CT 或 MRI 中可疑的淋巴结，平均尺寸为（13.0±4.9）mm（范围 8～25mm）[27]。

Knipper[28] 比较了 [99m]Tc 前列腺特异性膜抗原–放射导向手术（[99m]Tc-PSMA-RGS 与传

统挽救性淋巴结清扫术（SLND）的疗效[28]。病理结果显示 9 例行传统手术（CSA）的患者（31%）没有转移，而接受放射导向手术的患者，术前 ^{68}Ga-PSMA PET 所有可见病变均被切除[28]。CSA 组和 RGS 组中 50%、29% 和 7% 的 PSA 总体下降 6 周内分别为 50% 和 90%，而 CSA 组为 100%、92% 和 53%（所有 $P<0.01$）[28]。这是传统手术和 PSMA- 放射治疗引导手术在挽救性淋巴结清扫术短期效果方面的首次比较[28]。尽管长期效果有待观察，但 RGS 带来了新的希望[28]。

Oderda 评估了 PET/CT 在检测挽救性淋巴结清扫术（SLND）中复发的淋巴结位置方面的准确性[29]。PET/CT 对复发淋巴结定位的总体敏感性、特异性、阴性和阳性预测值，以及准确度分别为 61.6%、79.3%、66.3%、75.7% 和 70.2%[29]。下骨盆的敏感性为 75.5%，特异性为 69.8%[29]。腹膜后区域具有高特异性（94.7%），但敏感性相对较低（58.3%）[29]。SLND 16 例患者（15%）挽救性淋巴结清扫后未发现任何阳性淋巴结[29]。回归分析发现 PET/CT 的鉴别准确率为 70.4%，并且随着切除淋巴结数量的增加和前列腺特异性抗原倍增时间（短于 12 个月）的增加而提高[29]。

Passoni 评估了 PET/CT 检测单个病理阳性淋巴结的有效性，因为人们对针对病变的挽救治疗越来越感兴趣[30]。总体而言，30 例患者（65%）经病理证实存在阳性淋巴结[30]。其中，只有 16 例（35%）在同一淋巴区域有病理证实的淋巴结转移，11 例（24%）有 1 个单淋巴结转移[30]。相反，28 例患者在其他区域出现阳性淋巴结，8 例没有找到转移证据[30]。根据淋巴着陆位置和单个阳性淋巴结，PET/CT 的总体阳性预测率分别为 34.8%

和 23.9%[30]。在接受和未接受雄激素剥夺治疗的患者中，阳性预测率的范围分别为 33.3%～44.4% 和 17.9%～28.6%[30]。

Byrne 使用 ^{68}Ga-PSMA PET 成像确定了前列腺切除术后放射治疗生化失败（BF）的复发部位[31]。PSMA PET 检查发现 PF 组原位复发发生于 2/50（4%）的病例而 PF+LN 组发生于 1/17（6%）的病例[31]。PF 组单纯淋巴结复发率为（66% 33/50），而 PF+LN 组复发率为（41% 7/17）[31]。对于单纯淋巴结复发的患者，PF 组中有 18/33 例患者（55%）仅发生于盆腔淋巴结，而 PF+LN 组此发生率为（14% 1/7）（$P=0.03$）[31]。PF 组中 16 例患者（32%）PSMA 高摄取灶被标准盆腔淋巴放射治疗野覆盖[31]。

Siriwardana 评估了 ^{68}Ga-PSMA PET/CT 引导的机器人辅助挽救性淋巴结清扫（RASND）对前列腺的肿瘤学结果癌寡转移淋巴结复发的检查效能[32]。35 例患者在 ^{68}Ga-PSMA 成像检查后发现 58 个可疑淋巴结转移（LNM）病灶[32]。共有 32 例（91%）行 RASND 治疗的患者经组织病理学证实存在淋巴结转移，共有 87 个转移淋巴结，每位患者的中位数（四分位距）为 2（1～3）个[32]。总共有 8 例患者（23%）出现并发症，所有 Clavien-Dindo 分级≤Ⅱ。15 例患者（43%）观察到广义的治疗反应，11 例患者（31%）观察到狭义的治疗反应[32]。整个队列随访 12 个月的无生化复发中位生存率和无临床复发中位生存率分别为 23% 和 66%[32]。双侧标准化切除是预测治疗反应性唯一重要的单一变量[32]。

（七）胆碱 PET 在前列腺癌根治性放射治疗后的作用

El Kabbaj 旨在使用 ^{18}F- 氟胆碱（^{18}F-FCH）

PET/CT[33]确定前列腺切除术后生化复发中前列腺癌的部位。吻合口是最常见的复发部位（52.8%），其次是膀胱后区域（31.7%）和膀胱颈（7%）[33]。最大标准化摄取值中位数是4.8（2.3~16.1）。CTVRTOG 与 CTVFROGG 局部复发的百分比没有显著差异（84% vs. 83%，$P=0.5$）。由于膀胱颈和膀胱后区更容易被覆盖，与 CTVEORTC 相比，CTVRTOG 中发现了更多的复发灶（84% vs. 68%，$P=0.006$）[33]。在吻合口后部区域 3/5 的复发灶未被任何临床靶区覆盖[33]。

Rybalov 回顾了 [11]C– 胆碱 PET 对外照射放射治疗后前列腺癌复发定位的作用[34]。根据 PET 结果，42 例患者中，15 例（36%）出现局灶性复发，27 例（64%）表现为弥漫性复发[34]。PET 与组织学检测复发的总体一致性为 76%（32 例患者的 PET 结果和活检均阳性）[34]。PET 肿瘤的前列腺内分布与经直肠前列腺活检（中位数 7，范围 4~12）的组织学一致性在单侧病例中为 47%（7/15），在双侧病例中为 41%（11/27）[34]。使用 Student t 检验，PET（$P=0.509$）检查时和 SUV（$P=0.739$）时，两组之间的血清 PSA 没有显著差异[34]。

（八）PET 挽救性放射治疗在前列腺癌中的作用

Habl 评估了在挽救性放射治疗（RT）[35]前接受 ^{68}Ga-PSMA PET 检查的前列腺癌（PCa）患者。76% 生化复发患者 ^{68}Ga-PSMA PET 检查发现存在肿瘤复发摄取现象[35]。中值 PSA 为 1.0ng/ml（范围 0.12~14.7ng/ml）[35]。其中，80% 在相应的 CT 或 MRI 中显示没有形态学相关性[35]。由于 ^{68}Ga-PSMA PET 检查[35]，43% 的患者 TNM 分期发生了变化。28% 患者分期从 Tx 变为 rcT+，12% 从 pN_0

变为 rcN_1，1% 从 pN_0/cM_0 变为 rcM_{1a}，8% 从 cM_0 变为 rcM_{1b}[35]。依据 ^{68}Ga-PSMA PET 检查结果，59% 的病例调整了原定的放射治疗计划[35]。对前列腺床和淋巴结的同时补量照射技术（SIB）分别提升了 32% 和 63%[35]。10 例患者接受了针对单个骨转移的立体定向放射治疗（stereotactic body radiation，SBRT）[35]。

Goldstein[36]认为通过标记胆碱 PET/CT 检查明确局部或区域淋巴结复发和远处转移将改进放射治疗方法[36]。33 例患者中有 18 例（55%）因为 PET/CT 结果改变了治疗方法（$P=0.05$）[36]。之前接受过放射治疗的 27 例患者中有 16 例（59%）再次接受放射治疗并延迟或取消雄激素剥夺疗法，1 例接受挽救性近距离放射治疗，10 例接受挽救性盆腔淋巴结或前列腺窝照射治疗，2 例近距离放射治疗失败接受挽救性前列腺和淋巴结调强放射治疗（IMRT），另外 3 例孤立性骨转移患者接受放射外科治疗[36]。重新治疗的 16 例患者中有 11 例对挽救治疗有显著的 PSA 反应（<0.2ng/ml），2 例患者有部分生化反应，3 例患者无反应[36]。6 例既往未接受过放射治疗的患者中，有 2 例接受挽救性前列腺窝放射治疗，1 例因发现前列腺窝发现复发灶而增加放射治疗剂量，另 1 例照射范围包括了"热"盆腔淋巴结[36]。

（九）PET 在寡转移性疾病挽救性放射治疗中的作用

Gomez-Iturriaga[37]评估了挽救性放射治疗后寡转移性前列腺癌复发的临床结果[37]。对初始寡复发部位进行的治疗是调强放射治疗（IMRT）± ADT（26 例患者，53%）和立体定向消融放射治疗（SABR）± ADT（23 例患者，47%）[37]。24 例患者出现生化复发[37]。复发患者中有 20 例接受了第二次胆碱 PET/CT 检查。7 例患者出现多转移复发和 10 例寡转移复发[37]。10 例第二次寡复发患者中有 6 例再次接受 SABR 治疗，治疗的病灶数为 102 个。45 例患者（91.8%）检查发现局部病灶得到控制[37]。没有相关毒性报道（≥2 级），也没有 3 级毒性报道[37]。单变量分析没有发现任何变量可有效预测临床无病生存率[37]。最后一次随访时，24 例患者（40%）没有出现生化复发，37 例（71%）患者没有临床疾病[37]。2 年总生存率和前列腺癌特异性生存率分别为 91.8% 和 95.9%[37]。

Pasqualetti[38] 评估了 ^{18}F- 氟胆碱（^{18}F-FCH）PET/CT 和立体定向放射治疗（SBRT）在寡转移性前列腺癌（PCa）中的影响[38]。共有 45 个病灶接受了 SBRT[38]。中位随访 11.5 个月（范围 3～40 个月）后，20 例患者仍在研究中，未接受任何全身治疗[38]。9 例已开始全身治疗的患者[38]，没有出现 3 级或 4 级毒性[38]。

Bluemel 评估了 ^{68}Ga-PSMA PET/CT 对治疗决策的影响。24/45 例患者（53.3%）检查到可疑病变。62.5% 的患者，仅在 ^{68}Ga-PSMA PET 检查中发现病变[39]。19/45 例患者（42.2%）治疗方案发生了改变，如将挽救性放射治疗扩展到转移病灶（9/19），增加形态学局部复发的患者治疗剂量（6/19），或者采用全身治疗代替挽救性放射治疗（2/19）[39]。38/45 例患者（84.4%）接受了治疗建议，21 例接受 SRT 治疗的患者的临床随访数据可用[39]。在平均 8.12±5.23 个月的随访中，除 1 例患者外均出现生化反应（平均 PSA 下降 78%±19%）[39]。

Graziani[40] 评估了 ^{11}C- 胆碱 PET/CT 作为前列腺癌（PCa）再分期的诊断工具，在初次治疗前列腺癌生化复发（BCR）的大型、同质和临床相关患者群体中[40]。次要目的是评估在 BCR 期间进行 ^{11}C- 胆碱 PET/CT 的最佳时机[40]。总体而言，52.8% 的 ^{11}C- 胆碱 PET/CT 扫描（2337/4426）呈阳性，54.8% 的患者（1755/3203）扫描结果阳性[40]。在 29.4% 的扫描中，至少观察到一个远处转移。扫描时的平均和中位 PSA 值分别为 4.9 和 2.1ng/ml（范围 0.2～50ng/ml）[40]。扫描时 PSA 值及雄激素剥夺疗法与阳性扫描结果相关（$P<0.0001$）[40]。在 ROC 分析中，1.16ng/ml 的 PSA 值是最佳临界值。PSA 值＜1.16ng/ml 的患者中，1426 次 ^{11}C- 胆碱 PET/CT 扫描 26.8% 为阳性，84.7% 的阳性扫描中有寡转移性疾病[40]。

（十）PET 在挽救性淋巴结清扫中的作用

Farolfi[8] 分析了在挽救性淋巴结清扫（SLND）和术前 / 术后前列腺特异性膜抗原配体正电子发射体层成像（PSMA PET）[8] 后 PSA 持续性与复发性或新 PET 病变的模式。挽救性淋巴结清扫术后 PSA 持续升高患者行 PET 检查发现 88%（14/16）的患者有肿瘤病灶[8]。56% 的患者（9/16）的病灶局限于骨盆，这些男性患者中大多数有髂总（6/16，38%）和髂内淋巴结转移（6/16，38%）[8]。在 31%（5/16）的患者中检测到盆腔外疾病[8]。SLND 前后 PET 比较发现，10/16 例患者存在至少 1 处基础病灶（63% PET 持续阳性）；4/16 例患者仅有新病灶（25% PET 复发）；2 例患者 SLND 后 PET 检查没有发现病灶[8]。

与组织病理学相比，^{111}In-PSMA-RGS 能够在术中识别转移病变，其敏感性、特异性和准确性分别为 92.3%、93.5% 和 93.1%[41]。

与 ^{68}Ga-PSMA（HBED-CC）PET 相比，31 例患者行 ^{111}In-PSMA-RGS 检查后，有 3 例检测到 5 个额外淋巴结转移[41]。分别在 24/31 和 17/31 例患者中观察到 PSA 下降其下降分别是 >50% 和 >90%[41]。19/31 的患者甚至出现了完全的生化反应。[111]In-PSMA-RGS 检查平均 125 天后，10/31 例患者接受了进一步前列腺癌特异性治疗[41]。10 例患者中观察到与手术相关的并发症（Clavien-Dindo Ⅰ 级，n=6，Clavien-Dindo Ⅲ b 级，n=4）[41]。[111]In-PSMA-RGS 可能对于术中检测计划行挽救性淋巴结清扫术的前列腺癌患者的小转移灶很有价值[41]。[111]In-PSMA-RGS 可以精确定位并切除转移组织，因此对进一步的疾病治疗有益[41]。然而，根据 ^{68}Ga-PSMA PET 检查结果和临床参数进而确定合适的患者对于获得满意的治疗结果至关重要[41]。

（十一）PSMA PET 在前列腺癌生化复发中的作用

Davidson[42] 评估了在生化复发后使用 [68]Ga 前列腺特异性膜抗原（PSMA）正电子发射计算机体层显像仪（PET/CT）检查的作用[42]。由于出现生化复发，27/35 例患者（65%）治疗方案发生了改变；这其中包括适合挽救治疗的复发患者 4 例、不适合挽救治疗的肿瘤转移患者 10 例，以及无病灶患者 17 例[42]。评估肿瘤转移的 35 例患者中，没有任何患者出现治疗方案改变[42]。

Zacho[43] 研究了 Ga-PSMA PET/CT 在前列腺癌生化复发（BCR）中的检出率及其对患者治疗的影响[43]。研究纳入了 70 例患者。64 例患者（91%）进行了根治性前列腺切除术，其中 17 例患者（24%）由于出现首次生化复发而接受了挽救性放射治疗[43]。6 例

患者（9%）以放射治疗为主[43]。Ga-PSMA PET/CT 检查发现 37 例患者（53%）[43] 有复发病灶。前列腺特异性抗原（PSA）0.5ng/ml 复发灶的检出率为 22%，而 PSA 水平 >0.5ng/ml 的检出率高达 83%[43]。PSA 值为 0.2~0.3ng/ml、0.31~0.4ng/ml、0.41~0.5ng/ml、0.51~1ng/ml、>1ng/ml 时，病理性 Ga-PSMA 摄取发生率分别为（16% 4/21）、（44% 4/9）、（0% 0/1）、（70% 7/10）和（88% 22/25）[43]。PSMA 阳性患者的 PSA 显著高于 PSMA 阴性患者[43]。15/69 例患者（22%）依据 PET/CT 结果大幅度调整了治疗方案，另外 15/69 例患者（22%）的治疗方案根据 Ga-PSMA PET/CT 结果而制订[43]。

Ceci 评估了 ^{68}Ga-PSMA-11 PET/CT 对于前列腺癌复发的识别率（局部与全身复发）[44]。[68]Ga-PSMA-11 PET/CT 检出率为 53.6%（95%CI 48.1%~59.1%）[44]。82/332 例患者（24.7%）中检测到局限于骨盆［前列腺床和（或）淋巴结］的病灶[44]。96/332 例患者（28.9%）中观察到至少 1 个远处病灶。[68]Ga-PSMA-11 PET/CT 检测阳性患者中，有 108/132 例患者（83%）相关影像结果为阴性[44]。计算得到 PPV 为 96.2%[44]。

De Bari 评估了 ^{68}Ga-PSMA-11（HBED-CC）PET/CT 对复发性前列腺癌（PCa）治疗策略的影响，即在根治性前列腺切除术（RP）和挽救性放射治疗或挽救性雄激素剥夺治疗后出现第二次生化复发[45]。40 例接受评估的患者中有 31 例在 ^{68}Ga-PSMA-11（HBED-CC）PET/CT 检查中出现阳性结果（77.5%）[45]。其中，前列腺床阳性 5 例、骨盆淋巴结 9 例、骨盆外淋巴结 12 例、骨转移 8 例[45]。9 例患者出现了 2 个不同的复发部位（22.5%）[45]。[68]Ga-PSMA-11（HBED-CC）PET/CT 数据改变了 28 例患者（70%）的治疗方法[45]。

Kranzbühler 回顾了 ^{68}Ga-PSMA-11 PET/CT 的检出率。总体而言，66 例患者中有 36 例（54.5%）中检测到 PSMA 阳性病变；PSA 水平在 0.2～0.5ng/ml 的 40 例患者中有 26 例（65%），PSA 水平＜0.2ng/ml 的 26 例患者中有 10 例（38.5%）存在阳性病变[46]。即使 PSA 较低，66 例患者中也只有 8 例（12.1%）有局部复发[46]。^{68}Ga-PSMA-11 PET/MRI 检测到 23 例患者有淋巴结转移，5 例患者有骨转移。66 例患者中有 26 例（39.4%）PSMA 阳性病变处于标准挽救放射治疗区域之外[46]。

（十二）MRI 与 PSMA PET 在前列腺癌复发检测中的比较

Sawicki 比较了全身磁共振成像（wb-MRI）与 ^{68}Ga 前列腺特异性膜抗原正电子发射计算机体层显像仪（^{68}Ga-PSMA PET/CT）对于检测根治性前列腺切除术后生化复发病灶的作用[47]。28 例患者中的 20 例共检测到 56 个前列腺癌病灶[47]。^{68}Ga-PSMA PET/CT 检测到了这 20 例患者（71.4%）中的全部 56 个病灶（检测效率 100%），而 wb-MRI 只检测到了 11 例患者（39.3%）中的 13 个病灶（23.2%）[47]。^{68}Ga-PSMA PET/CT 较高的检出率在病灶层面（$P<0.001$）及患者层面（$P=0.0167$）均具有统计学意义[47]。还有 8 例患者（28.6%）两种方式均未检测到复发。wb-MRI 检测到的所有病变 ^{68}Ga-PSMA PET/CT 都涵盖在内[47]。因此，^{68}Ga-PSMA PET/CT 在识别前列腺癌病变方面非常具有可靠性（2.7 ± 0.7 vs. 2.3 ± 0.6，$P=0.044$）[47]。

（十三）PSMA PET 与胆碱 PET 在前列腺癌复发检测中的比较

Morigi[48] 前瞻性地比较了 ^{68}Ga-PSMA 与 ^{18}F- 氟甲基胆碱 PET/CT 对与首次根治性前列腺根治术和（或）放射治疗后复发的检出率[48]。从检测病灶角度看，^{68}Ga-PSMA 检测到的病灶多于 ^{18}F- 氟甲基胆碱（59 vs. 29，$P<0.001$）[48]。^{68}Ga-PSMA 的阳性扫描中的肿瘤与背景比高于 ^{18}F- 氟甲基胆碱（^{68}Ga-PSMA 为 28.6，而 ^{18}F- 氟甲基胆碱为 9.4，$P<0.001$）[48]。有 63%（24/38）的患者的治疗发生了改变，其中 54%（13/24）患者治疗改变完全由于 ^{68}Ga-PSMA 检查结果[48]。38 例患者中有 9 例（24%）进行了组织学随访，9 例 ^{68}Ga-PSMA 阳性病变证实为前列腺癌（^{68}Ga-PSMA 为真阳性）[48]。活检显示 ^{18}F- 氟甲基胆碱成像呈阳性而 ^{68}Ga-PSMA 成像呈阴性的病变为假阳性（^{68}Ga-PSMA 为真阴性）[48]。

Pfister[49] 评估了以淋巴结清扫术后组织学作为金标准计算 ^{68}Ga-PSMA PET/CT 阳性预测值的敏感性、特异性、阳性和阴性预测值（PPV/NPV）和病变的准确性，并将这些值与使用 ^{18}F- 氟乙基胆碱 PET/CT[49] 扫描结果进行比较。38 例行 ^{18}F- 氟乙基胆碱检查的患者中的 30 例，28 例行 ^{68}Ga-PSMA 检查的患者中的 23 例有≥1 个组织学阳性病灶，计算得到 ^{18}F- 氟乙基胆碱 PPV 为 78.9%，^{68}Ga-PSMA 为 82.1%[49]。行 ^{18}F- 氟乙基胆碱和 ^{68}Ga-PSMA 检查的患者，分别切除了 378 个和 308 个淋巴结和局部病变[49]。^{18}F- 氟乙基胆碱和 ^{68}Ga-PSMA 敏感性［95%CI 71.2%（64.5%～79.6%）和 86.9%（75.8%～94.2%）］，特异性分别为 86.9%（82.3%～90.6%）和 93.1%（89.2%～95.9%），PPV 分别为 67.3%（57.7%～75.9%）和 75.7%（64.0%～98.5%），NPV 分别为 88.8%（84.4%～92.3%）和 96.6%（93.5%～98.5%），准确率分别为 82.5%（78.3%～86.8%）和 91.9%（88.7%～95.1%）[4]。

Albisinni 评估了一种新型分子成像技术，即 ^{68}Ga-PSMA-（HBED-CC）PET/CT，对 PSA 升高的前列腺癌的影响[10]。总体而言，^{68}Ga-PSMA PET/CT 在 98/131 例患者（75%）中检测到至少 1 处疑似前列腺癌的病变[10]。对 99/131 例患者（76%）的后续治疗产生了影响。主要修改包括持续监测（停止激素治疗）、激素控制、立体定向放射治疗、挽救性放射治疗、挽救性淋巴结清扫或挽救性局灶治疗（前列腺切除术、高能聚焦超声）[10]。

Jilg 研究了胆碱 PET 和 PSMA PET，着眼于淋巴结转移的检出率和肿瘤沉积物（TD）的大小。^{18}F– 氟胆碱组与 ^{68}Ga-PSMA 组相比，Gleason 评分、切除的淋巴结数量和淋巴结清扫术亚区没有显著差异[50]。^{18}F– 氟胆碱 PET/CT 检测到的淋巴结转移瘤达到 $d_{90\%}$ 的 TD 的长径和短径分别为 11.2mm 和 7.4mm，对于 ^{68}Ga-PSMA PET/CT 长径和短径分别为 6.3mm 和 4.9mm[50]。^{18}F– 氟胆碱 PET/CT 达到 d50% 的相应直径分别为 5.5 和 3.3mm，^{68}Ga-PSMA PET/CT[50] 分别为 3.7mm 和 2.3mm。^{68}Ga-PSMA 下的检测率明显更高（纵向和短径的 P=0.005 和 P=0.04）[50]。

（十四）胆碱 PET 在前列腺癌复发检测中的作用

Raveenthiran 使用 ^{68}Ga-PSMA PET/CT 扫描来识别与放射治疗后 PSA 水平相关的可疑前列腺癌复发模型，尤其是低于公认的 Phoenix 定义的 PSA 失败（PSA 最低值 + 2）[51]。276 例患者符合纳入标准[51]。PSA 中位数为 3.60ng/ml[51]。可疑复发性前列腺癌的总检出率为 86.3%[51]。局部复发是最常见的部位，发生率为 56.9%（157/276），孤立的

局部复发率为 32.6%（90/276）[51]。在低于 Phoenix 标准的男性中，55/73 例患者（75.3%）的扫描结果提示癌症复发，其中 52.1% 为可挽救性复发[51]。髂动脉周围区域是最常见的淋巴结转移区域，55.6% 的复发发生在髂骨区域[51]。

Garcia 评估了 ^{11}C– 胆碱 PET/CT 对生化复发前列腺癌治疗反应预测价值，而放射治疗方案是根据 PET 结果制订的[52]。^{11}C– 胆碱 PET/CT 可以检测到所有 37 例患者的淋巴结[52]。18 例患者（48.6%）淋巴结 >1cm，19 例患者（51.3%）CT 未见病理性淋巴结，9 例患者（24.3%）淋巴结阳性直径为 1cm，10 例患者（27.0%）<1cm[52]。依据 ^{11}C– 胆碱 PET/CT 结果制订的治疗方案疗效在放射治疗后 1 年进行分类，16 例患者（43.2%）完全反应；15 例患者（40.5%）部分反应和 6 例患者（16.2%）病情进展[52]。32 例患者（86.5%）的 PSA 结果与 ^{11}C– 胆碱 PET/CT 的反应一致，5 例患者（13.5%）的反应不一致[52]。在部分缓解的 12 例患者（80%）和完全缓解的 5 例患者（31.2%）中检测到新的复发[52]。部分缓解后的平均复发时间为 9 个月，完全缓解患者为 18 个月（显著差异，P<0.0001）[52]。

Evangelista 研究了 ^{18}F– 氟胆碱 PET/CT 在哪些情况下可以识别前列腺癌的局部复发[53]。FCH PET/CT 检查 75 例患者前列腺窝复发灶，59 例（79%）为真阳性（TP）和 16 例（21%）为假阳性（FP）[53]。FCH PET/CT 检查时 PSA 中值 TP 高 FP，但是没有统计学意义（4.76 vs. 3.04ng/ml，P>0.05）[53]。两组的中位年龄、Gleason 评分（Gleason score，GS）和治疗方案相似（P>0.05）[53]。然而，当将 GS 类别和 PSA 值进行匹配时，我们发现在 PSA>

2ng/ml 的情况下，具有 TP 结果的患者数量更多，并且与 GS（范围为 74%～92%）无关[53]。相反，PSA≤2ng/ml 的患者的 FP 率为 50%～65%，尤其是在 GS≤7 分的情况下，而 GS＞7 分和 PSA＞2ng/ml 的患者的 FP 率为 25%[53]。

Ceci 评估了 [11]C- 胆碱 PET/CT 在复发性前列腺癌患者中的作用。PET 能够检测到所有患者的复发部位[54]。PET 检查时平均 PSA 为 3.88ng/ml，平均 PSA 倍增时间为 2.46 个月；年平均 PSA 为 6.94ng/ml[54]。10 例患者中有 4 例显示单个病变，5 例显示 2 个病变，1 例显示多个淋巴结病变[54]。

Castellucci 分析了可能会影响 [11]C- 胆碱 PET/CT 对于在生化复发的早期阶段进行挽救性放射治疗（S-RT）的复发性前列腺癌（PCa）检出率的因素，进而选择哪些患者可以在 S-RT 前进行 [11]C- 胆碱 PET/CT 再分期从而获得最大益处[55]。[11]C- 胆碱 PET/CT 在 28.4% 的患者中有阳性发现（172/605）[55]。605 例患者中有 83 例骨盆阳性（A 组），72 例检测到远处转移（B 组），17 例检测到局部和远处复发部位（C 组）[55]。多变量分析、PSA、PSADT 和行雄激素剥夺治疗是阳性扫描结果的重要预测因素，而 PSA 和 PSADT 与检测出远处复发显著相关（$P<0.05$）[55]。在接受者操作特征分析中，PSA 1.05ng/ml 及 PSADT 5.95 个月被确定为预测阳性 [11]C- 胆碱 PET/CT 扫描结果的最佳阈值，PSA 曲线下面积为 0.625，PSADT 曲线（AUC）下面积为 0.677。

Lépinoy 通过 [18]F- 氟胆碱 PET/CT 研究了放射治疗后前列腺癌患者的淋巴结复发模式[56]。14 例患者（45.2%）存在 CVTRTOG 之外的复发[56]。在 17 例 CVTRTOG 淋巴结阳性的患者中，15 例为单个淋巴结阳性

（88.2%），而 13 例 CVTRTOG 外复发的患者中有 7 例患者，13 例可评估患者中有 7 例患者（53.9%）FCH PET/CT 显示存在 2 个阳性淋巴结（OR=8.75，95%CI 1.38～54.80，$P=0.020$）[56]。CVTRTOG 外的复发涉及近端髂总（19.3%）和 L_2～L_3 段下主动脉周围淋巴结（19.3%）[56]。

Cimitan 评估了 PET/CT 和 [18]F- 氟甲基胆碱在评估治疗后疑似前列腺癌复发方面的作用[57]。100 例患者中，54 例（PSA 0.22～511.79ng/ml）FCH PET/CT 扫描呈阳性[57]。37 例患者有骨和（或）腹部淋巴结摄取，17 例患者有骨盆摄取[57]。除 1 例外，其他所有患者均确诊为恶性肿瘤[57]。骨转移的延迟最大标准化摄取值 SUV（max）显著高于（$P<0.0001$，配对 t 检验）15min 内的摄取值，而在淋巴结转移或盆腔恶性肿瘤早期和延迟 SUV 之间没有观察到差异[57]。46 例患者（PSA 0.12～14.3ng/ml）FCH PET/CT 扫描呈阴性[57]。PET/CT 扫描阴性的患者中，89% 血清 PSA＜4ng/ml，87%Gleason 评分＜8 分[57]。

Ceci 研究了 [11]C- 胆碱 PET/CT 对根治性治疗后复发性前列腺癌（rPCa）治疗决策的临床影响[58]。150 例患者中有 70 例（46.7%）行 [11]C- 胆碱 PET/CT 检查后改变了治疗策略。27 例患者（18%）治疗方案改变较大，43 例（28.7%）治疗方案改变较小[58]。109 例患者（72.7%）[11]C- 胆碱 PET/CT 检查阳性，64 例患者（42.7%）检测到局部复发 [前列腺床和（或）髂淋巴结和（或）直肠旁淋巴结][58]。31 例患者（20.7%）出现远处复发 [主动脉旁和（或）腹膜后淋巴结和（或）骨转移]，14 例患者（9.3%）出现局部和远处复发[58]。PET 阳性和 PET 阴性患者之间 PSA 水平和 PSA 动力学存在显著差异（$P<0.05$）[58]。

在多变量分析中，PSA 水平、PSA 倍增时间和行雄激素剥夺治疗是阳性扫描结果的重要预测因素（$P<0.05$）。Bologna 和 Würzburg 患者之间没有统计学差异（$P>0.05$）[58]。两个中心用于验证 PET 阳性结果的标准相同，17.3% 的患者行组织学检查，82.7% 的患者采用相关影像学检查和（或）临床随访（随访平均 20.5 个月，中位 18.3 个月，随访 6.2～60 个月）[58]。

（十五）^{18}F-FDG PET 在前列腺癌复发中的作用

Wondergem 评估了 ^{18}F-DCFPyL PET/CT 检测生化复发患者肿瘤复发的效果，并且研究了 PSA 和检测效果之间的函数关系[59]。在 248 次 PET/CT 扫描结果中有 214 次（86.3%）检测到至少 1 处肿瘤复发灶（"阳性扫描"）[59]。PSA 值越高，扫描阳性率越高，当 PSA<0.5ng/ml 时，阳性率 17/29 次（59%）；当 PSA 为 0.5～1.0ng/ml 时，阳性率 20/29 次（69%）；当 PSA 为 1.0～2.0ng/ml 时，阳性率 35/41 次（85%）；当 PSA 为 2.0～5.0ng/ml 时，阳性率 69/73 次（95%）；当 PSA≥5.0ng/ml 时，阳性率 73/76 次（96%）[59]。有趣的是，在前列腺窝外检测到可疑病变 39%～50% 的患者在根治性前列腺切除术后 PSA<1.0ng/ml（即拟行挽救性放射治疗的患者）[59]。

（十六）PSMA PET，胆碱 PET 与常规 CT 在复发性前列腺癌中的作用

Schwenck 纵向评估了同一患者 TNM 分期相关的影像学检查，其中包括 ^{68}Ga-PSMA PET/CT、^{11}C- 胆碱 PET/CT 和常规 CT，并相应地调整了治愈性放射治疗方案，如寡转移灶的消融治疗（$n\leqslant5$）[60]。72% 的患者 2 种

PET 检查结果一致，而 ^{68}Ga-PSMA PET 和常规 CT TNM 分期的一致性仅为 36%[60]。^{68}Ga-PSMA PET 分期为 50% 的原本只能行姑息性雄激素剥夺治疗的患者提供了新的治愈性治疗方案[60]。

（十七）MRI 与胆碱 PET 在前列腺癌生化复发中的对比

Quero 评估了联合 MRI 和 FCH PET/CT 检查对前列腺放射治疗或近距离放射治疗后生化复发（BR）患者的价值[61]。初始治疗方案是外照射放射治疗（EBRT；$n=40$）、手术后进行 EBRT（$n=11$），以及近距离放射治疗（$n=14$）。23 例患者的 Gleason 评分为 6 分，35 例患者为 7 分，7 例患者为 8～10 分[61]。46 例患者（70.7%）确定了复发部位。24 例患者（37%）仅有局部复发，16 例患者（24.6%）存在淋巴结转移，9 例患者（14%）存在远处转移[61]。4 个 MRI 发现局部复发的患者在 FCH PET/CT 检查中未见局部复发。24 例孤立性局部复发患者中，13 例接受了活检，其中 9 例呈阳性[61]。最终，只有 7 例患者（11%）可以进行挽救性局灶治疗，其中 6 例行前列腺冷冻疗法，1 例行淋巴结 EBRT[61]。

Kanoun[62] 比较了 ^{18}F- 氟胆碱 PET/CT、前列腺多参数磁共振成像（mpMRI），以及联合这两种技术用于检测放射治疗后前列腺癌的局部复发的效果[62]。影像学检查时前 PSA 的中位数为 2.92ng/ml。平均 PSA 倍增时间为 14 个月[62]。32 例患者中，31 例局部复发的患者进行了 3D 会阴标测活检，结果为阳性。根据患者检查结果，mpMRI 的检出率为 71%（22/31），FCH PET/CT 的检出率为 74%（23/31）。根据不同技术的检查结果，mpMRI 的敏感性和特

异性分别为 32% 和 87%，FCH PET/CT 的敏
感性和特异性分别为 34% 和 87%，两种技术
的组合分析的敏感性和特异性分别为 43% 和
83%[62]。三者准确率分别为 64%、65% 和
66%[62]。观察者间的一致性，FCH PET/CT，
κ=0.92，mpMRIκ=0.74[62]。

（十八）胆碱 PET 与 ACE PET 在复发性
前列腺癌再分期中的比较

Lamanna[63] 评估了氟胆碱（FCH）和
C- 乙酸酯（ACE）PET 研究对同一患者复
发性前列腺癌（PCa）再分期的性能。ACE
肿瘤复发检出率为 66%，FCH 的检出率为
60%[63]。79% 的病例（26/33）两者结果一致，
21% 不一致（腹膜后淋巴结 n=5；直肠旁淋
巴结，n=1；髂外淋巴结，n=1）[63]。中位随访
41 个月后（n=32，1 例患者随访失败），ACE
和 FCH 准确检查出复发部位的概率分别为
53%（17/32）和 47%（15/32）（2 例 M1a 患者
ACE+/FCH-），而 32 例患者中有 6 例存在非
局部复发灶[63]。32 例患者中有 11 例（34.4%）
根据 ACE PET 再分期改变了治疗方案，9 例
患者（28%）根据 FCH PET 再分期改变了治
疗方法[63]。

（十九）GRPr-PET 在前列腺癌生化复发
中的作用

Wieser 探索了 GRPr-PET 在生化复发性前
列腺癌中的作用[64]。研究的对象为 18F-FECH
PET/CT 结果阴性 / 不确定的生化复发前列腺
癌患者。GRPr-PET 使用了 Ga 标记的 GRPr
拮抗药 RM2。68Ga-RM2 PET/CT 显示 62.5%
（10/16）患者中至少有 1 个区域具有局灶性病
理摄取，提示局部复发（n=4）、淋巴结转移
（LNM；n=4）、骨转移（n=1）和肺门淋巴结转

移（n=1）[64]。10 次 68Ga-RM2 扫描阳性结果有
7 次得到确证，证实方式包括手术切除和组织
学（n=2）、对定点治疗的反应（n=2），以及进
一步成像（n=3）[64]。68Ga-RM2 扫描阳性患者
的 PSA 中值（6.8ng/ml，IQR 10.2ng/ml）显著
高于扫描阴性患者（1.5ng/ml，IQR 3.1ng/ml；
P=0.016）[64]。Gleason 评分或抗激素治疗对复
发前列腺癌的检测没有明显影响[64]。

（二十）ACE PET 在检测复发性前列腺
癌中的作用

Almeida 对复发肿瘤进行了定位。对
PSA 升高的患者行 11C- 醋酸酯 PET/CT 检查，
对检出率、检测部位 / 位置、PSA 动力学进
行统计分析，并与其他示踪剂（FDG 和胆
碱）进行比较[65]。也进行了相关活检、后续
影像学检查，并且研究了患者对局灶治疗的
PSA 反应性[65]。721 次 11C- 醋酸酯 PET/CT
扫描中有 88%（637）呈阳性[65]。阳性和阴性
扫描之间的 PSA 值存在统计学显著差异（平
均差异 P<0.001），阳性扫描率和 PSA 呈正相
关[65]。PSA1.09ng/ml 是最佳临界值。只有当
PSA<1.0ng/ml 时，PSADT 才与阳性扫描结果
显著相关[65]。对于该亚组，PSADT<3.8 个月可
能是重要的最佳临界值（P<0.05）[65]。11C- 醋酸
酯 PET/CT 表现出对于生化复发前列腺癌复发 /
转移部位的高检出率（88% 总检出率，PPV
90.8%）[65]。该分析表明，当 PSA<1.0ng/ml
时，最佳 PSA 阈值>1.09ng/ml 或 PSADT<3.8
个月是扫描阳性的独立预测因素[65]。

Albrecht 研究了 11C- 乙酸酯 PET 在前列
腺癌复发早期检测中的诊断价值[66]。PET 显
示 17 例患者中有 14 例出现局部复发和 2 例
存在可疑复发[66]。6 例患者观察到远处转移，
1 例患者检查结果可疑。12/12 例患者的直肠

MRI 结果阳性[66]。活检证实了 6 例（100%）患者全部存在局部复发[66]。活检证实复发的 6 例患者中有 5 例 PET 阳性，剩下 1 例 PET 结果可疑[66]。

（二十一）胆碱 PET 与 ACE PET 在复发性前列腺癌中的作用

Buchegger 比较了 ^{18}F-FCH 和 ^{11}C-ACE PET 用于检测复发性前列腺癌（PC）[67]。92 例局部复发、区域复发和远距离转移病例中 88 例与 PET 结果一致（Cohen's Kappa 评分为 0.929）[67]。所有患者的局部复发、骨转移和远处转移与 PET 结果完全一致[67]。19 例患者的淋巴结转移与 PET 结果一致，4 例患者不一致。分析所有患者发现，23 例患者中有 22 例与 PET 结果一致（14 例阳性、5 例阴性和 3 例不明确）[67]。只有 1 例患者 ACE PET/CT 检查淋巴结转移阳性，而 ^{18}F-FCH PET/CT 显示阴性；有趣的是，ACE 阳性 ^{18}F-FCH 阴性的淋巴结在几个月后进行的第二次 ^{18}F-FCH PET/CT 扫描中变为阳性[67]。

（二十二）SPECT CT 与 PSMA PET 在复发性前列腺癌中的比较

Rauscher 比较了 In-PSMA-I&T SPECT/CT 与混合 Ga-PSMA HBED-CC PET 在早期复发性前列腺癌患者中的检测效率方面的差异[27]。29 个 PET 阳性病变，In-PSMA I&T SPECT/CT 检测到了其中 14 个（48.3%），In-PSMA I&T SPECT/CT 没有检查到额外的病灶[27]。PSA 水平与 In-PSMA I&T SPECT/CT 的肿瘤 – 背景比例之间存在显著的弱至中度相关性（相关系数 r=0.6406，95%CI 0.1667～0.8741，P=0.0136）[27]。病灶大小和 PSA 水平与 In-PSMA I&T SPECT/CT 检率之间存在一定趋势，但是没有统计学差异（P>0.05）[27]。

三、结论

PET 在前列腺癌复发诊断、放射治疗区域和挽救手术评估（无论是前列腺切除术，还是淋巴结清扫术）的挽救性治疗中发挥着重要作用。

参 考 文 献

[1] Moher D, Liberati A, Tetzlaff J, Altman DG. Preferred reporting items for systematic reviews and meta-analyses: the Prisma statement. BMJ (Online). 2009;339(7716):332–6.

[2] Mays N, Pope C, Popay J. Systematically reviewing qualitative and quantitative evidence to inform management and policy-making in the health field. J Health Serv Res Pol. 2005;10(Suppl. 1):6–20.

[3] Herlemann A, Kretschmer A, Buchner A, Karl A, Tritschler S, El-Malazi L, Fendler WP, et al. Salvage lymph node dissection after (68)Ga-PSMA or (18)F-FEC PET/CT for nodal recurrence in prostate cancer patients. Oncotarget. 2017;8(48):84180–92.

[4] Fossati N, Scarcella S, Gandaglia G, Suardi N, Robesti D, Boeri L, Karnes RJ, et al. Underestimation of PET/CT scan in assessing tumour burden of men with nodal recurrence from prostate cancer: head-to-head comparison of (68)Ga-PSMA and (11)C-choline in a large, multi-institutional series of extended salvage lymph node dissections. J Urol. 2020;204(2):296–302. https://doi.org/10.1097/JU.0000000000000800.

[5] Calais J, Czernin J, Cao M, Kishan AU, Hegde JV, Shaverdian N, Sandler K, et al. (68) Ga-PSMA-11 PET/CT mapping of prostate cancer biochemical recurrence

after radical prostatectomy in 270 patients with a Psa level of less than 1.0 ng/mL: impact on salvage radiotherapy planning. J Nucl Med. 2018;59(2):230–7.

[6] van Leeuwen PJ, Stricker P, Hruby G, Kneebone A, Ting F, Thompson B, Nguyen Q, Ho B, Emmett L. (68) Ga-PSMA has a high detection rate of prostate cancer recurrence outside the prostatic fossa in patients being considered for salvage radiation treatment. BJU Int. 2016;117(5):732–9.

[7] Emmett L, van Leeuwen PJ, Nandurkar R, Scheltema MJ, Cusick T, Hruby G, Kneebone A, et al. Treatment outcomes from (68)Ga-PSMA PET/CT-informed salvage radiation treatment in men with rising PSA after radical prostatectomy: prognostic value of a negative PSMA PET. J Nucl Med. 2017;58(12):1972–6.

[8] Farolfi A, Ilhan H, Gafita A, et al. Mapping prostate cancer lesions before and after unsuccessful salvage lymph node dissection using repeat PSMA PET. J Nucl Med. 2020;61(7):1037–42. https://doi.org/10.2967/jnumed.119.235374

[9] Tan JSH, Goh CXY, Koh YS, Li Y, Tuan JKL, Chua ET, Tan TWK, et al. (68)Gallium-labelled PSMA-PET/CT as a diagnostic and clinical decision-making tool in Asian prostate cancer patients following prostatectomy. Cancer Biol Med. 2019;16(1):157–66.

[10] Albisinni S, Artigas C, Aoun F, Biaou I, Grosman J, Gil T, Hawaux E, et al. Clinical impact of (68) Ga-prostate-specific membrane antigen (PSMA) positron emission tomography/computed tomography (PET/CT) in patients with prostate cancer with rising prostate-specific antigen after treatment with curative intent: preliminary analysis of a multidisciplinary approach. BJU Int. 2017;120(2):197–203.

[11] Henkenberens C, Derlin T, Bengel FM, Ross TL, Wester HJ, Hueper K, Kuczyk MA, Christiansen H, von Klot CA. Patterns of relapse as determined by (68) Ga-PSMA ligand PET/CT after radical prostatectomy : importance for tailoring and individualizing treatment. Strahlenther Onkol. 2018;194(4):303–10.

[12] Dundee P, Gross T, Moran D, Ryan A, Ballok Z, Peters J, Costello AJ. Ga-labeled prostate-specific membrane antigen ligand-positron-emission tomography: still just the tip of the iceberg. Urology. 2018;120:187–91.

[13] Andriole GL, Kostakoglu L, Chau A, Duan F, Mahmood U, Mankoff DA, Schuster DM, Siegel BA. The impact of positron emission tomography with 18f-fluciclovine on the treatment of biochemical recurrence of prostate cancer: results from the locate trial. J Urol. 2019;201(2):322–31.

[14] Jethwa KR, Hellekson CD, Evans JD, Harmsen WS, Wilhite TJ, Whitaker TJ, Park SS, et al. (11)C-choline PET guided salvage radiation therapy for isolated pelvic and paraortic nodal recurrence of prostate cancer after radical prostatectomy: rationale and early genitourinary or gastrointestinal toxicities. Adv Radiat Oncol. 2019;4(4):659–67.

[15] Calais J, Czernin J, Fendler WP, Elashoff D, Nickols NG. Randomized prospective phase III trial of (68) Ga-PSMA-11 PET/CT molecular imaging for prostate cancer salvage radiotherapy planning [PSMA-SRT]. BMC Cancer. 2019;19(1):18.

[16] Schmidt-Hegemann NS, Stief C, Kim TH, et al. Outcome after PSMA PET/CT based salvage radiotherapy in patients with biochemical recurrence after radical prostatectomy: a bi-institutional retrospective analysis [published online ahead of print, 2018 Jul 12]. J Nucl Med. 2018; jnumed.118.212563. https://doi.org/10.2967/jnumed.118.212563.

[17] Boreta L, Gadzinski AJ, Wu SY, Xu M, Greene K, Quanstrom K, Nguyen HG, et al. Location of recurrence by gallium-68 PSMA-11 PET scan in prostate cancer patients eligible for salvage radiotherapy. Urology. 2019;129:165–71.

[18] Schiller K, Sauter K, Dewes S, Eiber M, Maurer T, Gschwend J, Combs SE, Habl G. Patterns of failure after radical prostatectomy in prostate cancer-implications for radiation therapy planning after (68)Ga-PSMA PET imaging. Eur J Nucl Med Mol Imaging. 2017;44(10):1656–62.

[19] Fodor A, Berardi G, Fiorino C, Picchio M, Busnardo E, Kirienko M, Incerti E, et al. Toxicity and efficacy of salvage carbon 11–choline positron emission tomography/computed tomography-guided radiation therapy in patients with lymph node recurrence of prostate cancer. BJU Int. 2017;119(3):406–13.

[20] D'Agostino GR, Lopci E, Di Brina L, Franzese C, Tomatis S, Castello A, Franceschini D, et al. Role of 11c-choline PET/CT in radiation therapy planning of patients with prostate cancer. Nucl Med Commun. 2018;39(10):951–6.

[21] Rinnab L, Mottaghy FM, Simon J, Volkmer BG, de Petriconi R, Hautmann RE, Wittbrodt M, et al. [11c] choline PET/CT for targeted salvage lymph node dissection in patients with biochemical recurrence after primary curative therapy for prostate cancer. Preliminary results of a prospective study. Urol Int. 2008;81(2):191–7.

[22] Johnson AC, Dugué AE, Silva M, Moise L, Tillou X, Joly F, Aide N. Predictive factors of (18)F-choline PET/CT positivity in patients with prostate cancer recurrence after radiation therapy: is the impact of PSA nadir underestimated? EJNMMI Res. 2016;6(1):84.

[23] Reske SN, Moritz S, Kull T. [11c]choline-PET/CT for outcome prediction of salvage radiotherapy of local relapsing prostate carcinoma. Q J Nucl Med Mol Imaging. 2012;56(5):430–9.

[24] Souvatzoglou M, Krause BJ, Pürschel A, Thamm R, Schuster T, Buck AK, Zimmermann F, et al. Influence of (11)C-choline PET/CT on the treatment planning for salvage radiation therapy in patients with biochemical recurrence of prostate cancer. Radiother Oncol. 2011;99(2):193–200.

[25] Jilg CA, Drendel V, Rischke HC, Beck T, Vach W, Schaal K, Wetterauer U, Schultze-Seemann W, Meyer PT. Diagnostic accuracy of Ga-68–HBED-CC-PSMA-ligand-PET/CT before salvage lymph node dissection for recurrent prostate cancer. Theranostics. 2017;7(6):1770–80.

[26] Hiester A, Nini A, Niegisch G, Arsov C, Hautzel H, Antke C, Schimmöller L, Albers P, Rabenalt R. Oncological outcome of patients treated with spot-specific salvage Lymphnode dissection (sLND) for positron-emission tomography (PET)–positive prostate cancer (PCa) relapse. World J Urol. 2019;37(10):2081–90.

[27] Rauscher I, Maurer T, Beer AJ, Graner FP, Haller B, Weirich G, Doherty A, et al. Value of 68Ga-PSMA HBED-CC PET for the assessment of lymph node metastases in prostate cancer patients with biochemical recurrence: comparison with histopathology after salvage lymphadenectomy. J Nucl Med. 2016;57(11):1713–9.

[28] Knipper S, Tilki D, Mansholt J, Berliner C, Bernreuther C, Steuber T, Maurer T, Graefen M. Metastases-yield and prostate-specific antigen kinetics following salvage lymph node dissection for prostate cancer: a comparison between conventional surgical approach and prostate-specific membrane antigen-radioguided surgery. Eur Urol Focus. 2019;5(1):50–3.

[29] Oderda M, Joniau S, Palazzetti A, Falcone M, Melloni G, Van Den Bossche H, Deconinck S, et al. Is 11c-choline positron emission tomography/computed tomography accurate to detect nodal relapses of prostate cancer after biochemical recurrence? A multicentric study based on pathologic confirmation from salvage lymphadenectomy.

Eur Urol Focus. 2018;4(2):288–93.

[30] Passoni NM, Suardi N, Abdollah F, Picchio M, Giovacchini G, Messa C, Freschi M, Montorsi F, Briganti A. Utility of [11c]choline PET/CT in guiding lesion-targeted salvage therapies in patients with prostate cancer recurrence localized to a single lymph node at imaging: results from a pathologically validated series. Urol Oncol. 2014;32(1):38.e9–16.

[31] Byrne K, Eade T, Kneebone A, Guo L, Hsiao E, Schembri G, Kwong C, et al. Delineating sites of failure following post-prostatectomy radiation treatment using (68)Ga-PSMA PET. Radiother Oncol. 2018;126(2):244–8.

[32] Siriwardana A, Thompson J, van Leeuwen PJ, Doig S, Kalsbeek A, Emmett L, Delprado W, et al. Initial multicentre experience of (68) gallium-PSMA PET/CT guided robot-assisted salvage lymphadenectomy: acceptable safety profile but oncological benefit appears limited. BJU Int. 2017;120(5):673–81.

[33] El Kabbaj O, Robin P, Bourhis D, Dissaux G, Rosenfelder N, Valeri A, Fournier G, et al. Target definition in salvage postoperative radiotherapy for prostate cancer: 18f-Fluorocholine PET/ CT assessment of local recurrence. Acta Oncol. 2018;57(3):375–81.

[34] Rybalov M, Breeuwsma AJ, Pruim J, Leliveld AM, Rosati S, Veltman NC, Dierckx RA, De Jong IJ. [11c]choline PET for the Intraprostatic tumor characterization and localization in recurrent prostate cancer after EBRT. Q J Nucl Med Mol Imaging. 2012;56(2):202–8.

[35] Habl G, Sauter K, Schiller K, Dewes S, Maurer T, Eiber M, Combs SE. (68) Ga-PSMA PET for radiation treatment planning in prostate cancer recurrences after surgery: individualized medicine or new standard in salvage treatment. Prostate. 2017;77(8):920–7.

[36] Goldstein J, Even-Sapir E, Ben-Haim S, Saad A, Spieler B, Davidson T, Berger R, et al. Does choline PET/CT change the management of prostate cancer patients with biochemical failure? Am J Clin Oncol. 2017;40(3):256–9.

[37] Gomez-Iturriaga A, Casquero Ocio F, Ost P, Fernandez I, Rodeño E, Llarena R, Garcia-Olaverri J, et al. Outcomes after a first and/or second salvage treatment in patients with oligometastatic prostate cancer recurrence detected by (18–F) choline PET-CT. Eur J Cancer Care. 2019;28(5):e13093.

[38] Pasqualetti F, Panichi M, Sainato A, Matteucci F, Galli L, Cocuzza P, Ferrazza P, et al. [(18) F]choline PET/

CT and stereotactic body radiotherapy on treatment decision making of oligometastatic prostate cancer patients: preliminary results. Radiat Oncol. 2016;11:9.

[39] Bluemel C, Linke F, Herrmann K, Simunovic I, Eiber M, Kestler C, Buck AK, et al. Impact of (68)Ga-PSMA PET/CT on salvage radiotherapy planning in patients with prostate cancer and persisting PSA values or biochemical relapse after prostatectomy. EJNMMI Res. 2016;6(1):78.

[40] Graziani T, Ceci F, Castellucci P, Polverari G, Lima GM, Lodi F, Morganti AG, et al. (11) C-choline PET/CT for restaging prostate cancer. Results from 4,426 scans in a single-centre patient series. Eur J Nucl Med Mol Imaging. 2016;43(11):1971–9.

[41] Rauscher I, Eiber M, Maurer T. PSMA-radioguided surgery for salvage lymphadenectomy in recurrent prostate cancer [in German]. Aktuelle Urol. 2017;48(2):148–52.

[42] Davidson T, Amit U, Saad A, Hahiashvili M, Goshen E, Portnoy O, Berger R, et al. Gallium-68 prostate-specific membrane antigen PET-CT and the clinical management of prostate cancer. Nucl Med Commun. 2019;40(9):913–9.

[43] Zacho HD, Nielsen JB, Dettmann K, Haberkorn U, Langkilde NC, Jensen JB, Petersen LJ. 68Ga-PSMA PET/CT in patients with biochemical recurrence of prostate cancer: a prospective, 2–center study. Clin Nucl Med. 2018;43(8):579–85.

[44] Ceci F, Castellucci P, Graziani T, Farolfi A, Fonti C, Lodi F, Fanti S. (68)Ga-PSMA-11 PET/ CT in recurrent prostate cancer: efficacy in different clinical stages of PSA failure after radical therapy. Eur J Nucl Med Mol Imaging. 2019;46(1):31–9.

[45] De Bari B, Mazzola R, Aiello D, Fersino S, Gregucci F, Alongi P, Nicodemo M, et al. Could 68–Ga PSMA PET/CT become a new tool in the decision-making strategy of prostate cancer patients with biochemical recurrence of PSA after radical prostatectomy? A preliminary, monocentric series. Radiol Med. 2018;123(9):719–25.

[46] Kranzbühler B, Müller J, Becker AS, Garcia Schüler HI, Muehlematter U, Fankhauser CD, Kedzia S, et al. Detection rate and localization of prostate cancer recurrence using (68)Ga-PSMA-11 PET/MRI in patients with low PSA values ≤ 0.5 ng/mL. J Nucl Med. 2020;61(2):194–201.

[47] Sawicki LM, Kirchner J, Buddensieck C, Antke C, Ullrich T, Schimmöller L, Boos J, et al. Prospective comparison of whole-body MRI and (68)Ga-PSMA PET/CT for the detection of biochemical recurrence of prostate cancer after radical prostatectomy. Eur J Nucl Med Mol Imaging. 2019;46(7):1542–50.

[48] Morigi JJ, Stricker PD, van Leeuwen PJ, Tang R, Ho B, Nguyen Q, Hruby G, et al. Prospective comparison of 18f-fluoromethylcholine versus 68ga-PSMA PET/CT in prostate cancer patients who have rising PSA after curative treatment and are being considered for targeted therapy. J Nucl Med. 2015;56(8):1185–90.

[49] Pfister D, Porres D, Heidenreich A, Heidegger I, Knuechel R, Steib F, Behrendt FF, Verburg FA. Detection of recurrent prostate cancer lesions before salvage lymphadenectomy is more accurate with (68)Ga-PSMA-HBED-CC than with (18)F-fluoroethylcholine PET/CT. Eur J Nucl Med Mol Imaging. 2016;43(8):1410–7.

[50] Jilg CA, Drendel V, Rischke HC, Beck TI, Reichel K, Krönig M, Wetterauer U, et al. Detection rate of (18)F-choline PET/CT and (68)Ga-PSMA-HBED-CC PET/CT for prostate cancer lymph node metastases with direct link from pet to histopathology: dependence on the size of tumor deposits in lymph nodes. J Nucl Med. 2019;60(7):971–7.

[51] Raveenthiran S, Yaxley J, Gianduzzo T, Kua B, McEwan L, Wong D, Tsang G, MacKean J. The use of (68)Ga-PET/CT PSMA to determine patterns of disease for biochemically recurrent prostate cancer following primary radiotherapy. Prostate Cancer Prostatic Dis. 2019;22(3):385–90.

[52] García JR, Cozar M, Soler M, Bassa P, Riera E, Ferrer J. Salvage radiotherapy in prostate cancer patients. Planning, treatment response and prognosis using (11) C-choline PET/CT. Rev Esp Med Nucl Imagen Mol. 2016;35(4):238–45.

[53] Evangelista L, Cimitan M, Hodolič M, Baseric T, Fettich J, Borsatti E. The ability of 18f-choline PET/CT to identify local recurrence of prostate cancer. Abdom Imaging. 2015;40(8):3230–7.

[54] Ceci F, Schiavina R, Castellucci P, Brunocilla E, Fuccio C, Colletti PM, Ferretti A, et al. 11c-choline PET/CT scan in patients with prostate cancer treated with intermittent ADT: a sequential PET/CT study. Clin Nucl Med. 2013;38(7):e279–82.

[55] Castellucci P, Ceci F, Graziani T, Schiavina R, Brunocilla E, Mazzarotto R, Pettinato C, et al. Early biochemical relapse after radical prostatectomy: which prostate cancer patients may benefit from a restaging 11c-choline PET/CT scan before salvage radiation

therapy? J Nucl Med. 2014;55(9):1424–9.

[56] Lépinoy A, Cochet A, Cueff A, Cormier L, Martin E, Maingon P, Bosset JF, Brunotte F, Créhange G. Pattern of occult nodal relapse diagnosed with (18)F-fluoro-choline PET/CT in prostate cancer patients with biochemical failure after prostate-only radiotherapy. Radiother Oncol. 2014;111(1):120–5.

[57] Cimitan M, Bortolus R, Morassut S, Canzonieri V, Garbeglio A, Baresic T, Borsatti E, Drigo A, Trovò MG. [18f]Fluorocholine PET/CT imaging for the detection of recurrent prostate cancer at PSA relapse: experience in 100 consecutive patients. Eur J Nucl Med Mol Imaging. 2006;33(12):1387–98.

[58] Ceci F, Herrmann K, Castellucci P, Graziani T, Bluemel C, Schiavina R, Vollmer C, et al. Impact of 11c-choline PET/CT on clinical decision making in recurrent prostate cancer: results from a retrospective two-centre trial. Eur J Nucl Med Mol Imaging. 2014;41(12):2222–31.

[59] Wondergem M, Jansen BHE, van der Zant FM, van der Sluis TM, Knol RJJ, van Kalmthout LWM, Hoekstra OS, et al. Early lesion detection with (18)F-DCFPyL PET/CT in 248 patients with biochemically recurrent prostate cancer. Eur J Nucl Med Mol Imaging. 2019;46(9):1911–8.

[60] Schwenck J, Olthof SC, Pfannenberg C, Reischl G, Wegener D, Marzec J, Bedke J, et al. Intention-to-treat analysis of (68)Ga-PSMA and (11)C-choline PET/CT versus CT for prostate cancer recurrence after surgery. J Nucl Med. 2019;60(10):1359–65.

[61] Quero L, Vercellino L, de Kerviler E, Mongiat-Artus P, Culine S, Merlet P, Ravery V, et al. 18f-choline PET/CT and prostate MRI for staging patients with biochemical relapse after irradiation for prostate cancer. Clin Nucl Med. 2015;40(11):e492–5.

[62] Kanoun S, Walker P, Vrigneaud JM, Depardon E, Barbier V, Humbert O, Moulin M, et al. (18)

F-choline positron emission tomography/computed tomography and multiparametric magnetic resonance imaging for the detection of early local recurrence of prostate cancer initially treated by radiation therapy: comparison with systematic 3–dimensional Transperineal mapping biopsy. Int J Radiat Oncol Biol Phys. 2017;97(5):986–94.

[63] Lamanna G, Tabouret-Viaud C, Rager O, Jorcano S, Vees HJ, Seimbille Y, Zaidi H, et al. Long-term results of a comparative PET/CT and PET/MRI study of 11c-acetate and 18f-fluorocholine for restaging of early recurrent prostate cancer. Clin Nucl Med. 2017;42(5):e242–e46.

[64] Wieser G, Popp I, Christian Rischke H, Drendel V, Grosu AL, Bartholom?M, Weber WA, et al. Diagnosis of recurrent prostate cancer with PET/CT imaging using the gastrin-releasing peptide receptor antagonist (68)Ga-Rm2: preliminary results in patients with negative or inconclusive [(18)F] Fluoroethylcholine-PET/CT. Eur J Nucl Med Mol Imaging. 2017;44(9):1463–72.

[65] Almeida FD, Yen CK, Scholz MC, Lam RY, Turner J, Bans LL, Lipson R. Performance characteristics and relationship of PSA value/kinetics on carbon-11 acetate PET/CT imaging in biochemical relapse of prostate cancer. Am J Nucl Med Mol Imaging. 2017;7(1):1–11.

[66] Albrecht S, Buchegger F, Soloviev D, Zaidi H, Vees H, Khan HG, Keller A, et al. (11)C-acetate PET in the early evaluation of prostate cancer recurrence. Eur J Nucl Med Mol Imaging. 2007;34(2):185–96.

[67] Buchegger F, Garibotto V, Zilli T, Allainmat L, Jorcano S, Vees H, Rager O, et al. First imaging results of an Intraindividual comparison of (11)C-acetate and (18)F-Fluorocholine PET/CT in patients with prostate cancer at early biochemical first or second relapse after prostatectomy or radiotherapy. Eur J Nucl Med Mol Imaging. 2014;41(1):68–78.

第 10 章 挽救性放射治疗
Salvage Radiotherapy

Carla Perna　Jennifer Uribe　Santiago Uribe-Lewis　Stephen E. M. Langley　著

叶 林 译

挽救性放射治疗（SRT）是指针对前列腺癌术后出现 PSA 复发，而没有发现远处转移相关证据的患者，对其前列腺窝及包括淋巴结在内的周围组织所进行的放射治疗；辅助放射治疗（adjuvant radiotherapy，ART）是指对复发风险较高的患者进行根治性前列腺切除术后所进行的放射治疗，而这些患者往往在疾病复发之前就具有不良的病理特征。

一些关于 SRT 和 ART 效果的观察性研究已经发表。最近更新的 AUA ASTRO 指南[1]提示这些研究缺乏随机化，而且在患者特征、RT 协议、错误定义和随访时间方面存在差异。此外，大部分已发表的文献报道的结果来自于旧 RT 技术应用，而关于新技术的影响尚不清楚。局部手术后放射治疗（RT）联合雄激素剥夺治疗（ADT）实验课题（MRC PR10，NCIC PR13）目前正在证实复发前 ART 是否优于复发后 SRT。

RADICALS 的初步结果显示[2]，ART 和早期 SRT（PSA<0.2）之间，患者无进展生存期无明显差异，目前尚无关于联合内分泌治疗的使用时机和持续时间的数据。

联合 RADICALS 和两个相似研究 RAVES 和 GETUG-AFU17 的结果，这些发现在一项协作 Meta 分析中也得到了证实[3]。

一、术后放射治疗对 PSA 持续患者的影响

由于缺乏相关的 RCT，术后 PSA 持续患者能否从 SRT 中获益尚不清楚。然而，PSA 持续的患者的治疗效果似乎不如接受 RT 的生化复发患者。在 Preisser 等的一项研究中[4]，应用倾向评分匹配明确 SRT 相对于无 RT 对 PSA 持续患者的 OS 和 CSS 的影响；在整个队列研究中发现 RP（前列腺癌根治性切除术）术后 10 年，在手术切缘阳性，pT_{3b}，Gleason 评分为 3~5 分，以及 pN_1 的患者中，接受 SRT 者有着更好的 OS 和 CSS。此外，在多变量模型中，SRT 与较低的死亡风险相关（HR=0.37，P=0.02）和肿瘤特异性死亡（HR=0.12，P<0.01）。因此，与不接受 RT 相比，RP 术后 PSA 持续或有其他危险因素的患者，可以从 SRT 中获益。

二、放射治疗技术和方案在前列腺切除术后的患者中的作用

大多数已发表的文献并没有涉及新的组织保留放射治疗模式的实施，如 IMRT 等，它们被期望会带来更有利的治疗效果。尽管

RT 剂量增加作为初始治疗方法，可以避免局限性前列腺癌的生化复发或（可能）远处转移，但是 RCT 并未报道最佳的 RP 后放射治疗剂量。AUA 指南[1] 指出："在专家组看来，64～65G 是 RP 术后 RT 的最小剂量，但有关剂量的决定应该是由对患者的功能状态，病史及毒性耐受力有充分了解的主治医生做出。"错综复杂的治疗量描述和放射剂量计划不在本章的讨论范围之内。本章关注的关键领域是如何识别临床靶区下边界，临床靶区下边界应该在膀胱尿道的吻合口水平，但却往往并不容易被识别。

三、雄激素剥夺疗法

根据 1 级证据，接受挽救性放射治疗的患者（术后 PSA≥0.20ng/ml）应给予内分泌治疗[1]。两项随机对照研究评估了 RP 后接受 SRT 的患者应用内分泌治疗对 OS、生化和临床进展的影响（表 10-1）。放射治疗肿瘤组（RTOG）9601 号试验测试了 SRT 是否联合 24 个月比卡鲁胺治疗的效果差异[5]。GETUG-AFU 16 试验测试了在 RT 后第 1 天和 3 个月是否联合应用 Goserelin 的效果差异[6]。

中位随访时间为 13 年，RTOG 9601 显示，SRT 联合 24 个月比卡鲁胺（150mg）可使患者 OS 得到改善并延长至 12 年，并可减少累积的远处转移发生率、前列腺癌致死率，以及二次生化复发率。虽然 RTOG 9601 的设计不是为了测试比卡鲁胺在预先指定的亚组中的效果，但是在 Gleason 评分为 7 分，入组 PSA 水平＞为 1.5ng/ml，手术切缘阳性的患者中，接受 SRT 联合 24 个月比卡鲁胺治疗患者的总体生存是获益的。在中位随访 5 年的情况下，GETUG-AFU 16 观察到所有预后亚组中，无疾病进展方面均有显著改善。尽管这项研究旨在检测 RT 后 10 年的差异，然而 5 年的 OS 并没有差异。而进一步的临床试验正在确认是否需要，何时需要，需要多久，以何种形式使用内分泌治疗。

四、治疗效果

（一）肿瘤学结果

在 RP 术后早期低 PSA 水平患者行 SRT 可以减少生化复发（FFBF）及远处转移（DM）[7]。在现代社会，同期的计算图标可以

表 10-1　挽救性放射治疗联合雄激素剥夺治疗 vs. 挽救性放射治疗的随机对照研究

研　究	年　份	中位随访时间（月）	分　组	数量	结　果
GETUG-AFU 16	2016	63	RT 66Gy ＋戈舍瑞林	369	5 年 PFS 为 80%
			RT 66Gy	374	5 年 PFS 为 62%（$P<0.0001$）
RTOG 9601	2017	156	RT 64.8Gy ＋比卡鲁胺	384	12 年 OS 为 76% 12 年 DM 为 15% 12 年 PCaSM 为 6%
			RT 64.8Gy	376	12 年 OS 为 71%（$P=0.04$） 12 年 DM 为 23%（$P=0.005$） 12 年 PCaSM 为 13%（$P<0.001$）

RT. 放射治疗；Gy. 放射治疗剂量单位；PFS. 无进展生存期；OS. 总生存期；DM. 远处转移；PCaSM. 前列腺癌特异性死亡率

评估个体患者 SRT 后的效果。其中一个来自10 个学术机构的预测计算图表，其数据来源于 2460 例淋巴结阴性且可检测 PSA 的 RP 术后患者，术后给予 SRT 合并或不合并雄激素剥夺治疗[8]。总的来说，5 年 FFBF 率为 56%，在这些患者中，71% 的患者 SRT 前 PSA 水平为 0.01~0.2ng/ml（n=441），63% 的患者 SRT 前 PSA 为 0.21~0.50ng/ml（n=822），54% 的患者 SRT 前 PSA 为 0.51~1.0ng/ml（n=533），43% 的患者 SRT 前 PSA 为 1.01~2.0ng/ml（n=341）；37% 的患者 SRT 前 PSA＞2.0ng/ml（n=323）。在多变量分析中，SRT 前 PSA、GS、EPE、SVI、手术切缘、应用 ADT 和放射治疗剂量与 FFBF 相关。SRT 前 PSA、GS、SVI、手术切缘和应用 ADT 与 DM 相关，而 EPE 和 SRT 的使用与 DM 无关。

（二）不良反应

表 10-2 总结了两个随机对照试验的治疗相关不良反应。

（三）生活质量

利用 EORTC QLQ-C30 和 QLQ-PR25 量表，GETUG-AFU 16 报告了入组患者的生活质量，在治疗后 1 年和 5 年与基线相比无显著差异。RTOG 9601[5] 尚未报告生活质量。一项最近的关于现代放射技术的前瞻性研究利用扩展性前列腺癌复合指数量表（EPIC-26）QoL[9]。为了辅助治疗（8%）或挽救治疗（92%）的目的而给予 IMRT，联合或不联合雄激素剥夺治疗。总的来说，共有 199

例男性患者经鉴定入组，中位随访 33 个月。泌尿功能（UF）、肠道功能（BF）、性功能（SF）和尿路刺激 / 阻塞（UI/UO）评分显著大于估计的临床最小重要性差值（MCID）。从一个给定的时间点到放射治疗后 84 个月，8%~18% 的男性经历了小的多区域（1 XMCID）下降，0%~8% 出现中度多区域下降（2 倍 MCID）。

（四）挽救性根治性前列腺切除术

挽救性根治性前列腺切除术（SRP）是前列腺癌经放射治疗后的一种治疗选择。然而，由于辐射影响导致的继发纤维化和伤口愈合不良的风险，挽救性根治性前列腺切除术后不良事件与初始就行手术治疗相比显著增加。在文献中的一个单中心研究中，只有少量患者被报道。最新的系统回顾[10] 显示 SRP 估计可以使患者 5 年和 10 年的无生化复发（BCR）生存期分别从 47% 升至 82% 和从 28% 升至 53%。而 10 年的 CSS 和 OS 分别从 70% 升至 83% 和从 54% 升至 89%。SRP 前 PSA 值与前列腺活检 ISUP 分级是器官受限疾病的表现、进展和 CSS 的最有力预测指标。

与初始开放 RP 相比，SRP 引起后期吻合口狭窄（47% vs. 5.8%）、尿潴留（25.3% vs. 3.5%）、尿瘘（4.1% vs. 0.06%）、脓肿（3.2% vs. 0.7%）及直肠损伤（0.6% vs. 9.2%）的风险更高。功能性结果也比初始手术更差，尿失禁发生率从 21% 升至 90%，而 ED 见于所有患者[11]。而在最近的其他研究中，则发现这些并发症似乎不是很常见[10]。

表 10-2 RCT 中 SRT 联合 ADT 与单独 SRT 的治疗相关不良事件对比

研 究	分 组	早期发生率 %（级别）		晚期发生率 %（级别）								
		GU	GI	GU	GI	性功能障碍	潮 热	出 汗	肝毒性	血液系统毒性	男性乳腺发育	心毒性
GETUG-AFU 16	RT+Goserelin	13（≥2）	12（≥2）	7（≥3）	2（≥3）	8（≥3）	45（1~3）	13（1~3）	—	—	—	—
	单独使用 RT	11（≥2）	14（≥2）	8（≥3）	1（≥3）	5（≥3）	1（1~3）	0（1~3）	—	—	—	—
RTOG 9601	RT+ 比卡鲁胺	主要 GI1-2 毒性无差异		2.4（3） 0.3（4）	7（3） 0.3（4）	—	—		1.6（2） 0.8（3）	1.6（3） 0（4）	24（2） 3.7（3）	2.7（3） 1.3（4）
	单独使用 RT	1.3（3） 0.8（4）		6（3） 0.3（4）	—	—	—		0.8（2） 0.3（3）	0.5（3） 0.5（4）	2.1（2） 0（3）	0.3（3） 1.3（4）

GU. 泌尿生殖系统；GI. 消化道

参 考 文 献

[1] ASTRO/AUA Guideline. Adjuvant and salvage radiotherapy after prostatectomy. 2013, amended 2018 & 2019. https://www.auanet.org/guidelines/prostate-cancer-adjuvant-and-salvage- radiotherapy-guideline. Accessed Sept 2019.

[2] Parker C, Clarke NW, Cook A, Kynaston HG, Meidahl Petersen P, Cross W, et al. LBA49_PRTiming of radiotherapy (RT) after radical prostatectomy (RP): first results from the RADICALS RT randomised controlled trial (RCT) [NCT00541047]. Ann Oncol. 2019;30(Supplement_5),dx. https://doi.org/10.1093/annonc/mdz394.042.

[3] Vale CL, Brihoum M, Chabaud S, Cook A, Fisher D, Forcat S, et al. LBA48_PRAdjuvant or salvage radiotherapy for the treatment of localised prostate cancer? A prospectively planned aggregate data meta-analysis. Ann Oncol. 2019;30(Supplement_5).

[4] Preisser F, Chun FKH, Pompe RS, Heinze A, Salomon G, Graefen M, et al. Persistent prostate-specific antigen after radical prostatectomy and its impact on oncologic outcomes. Eur Urol. 2019;76(1):106–14.

[5] Shipley WU, Seiferheld W, Lukka HR, Major PP, Heney NM, Grignon DJ, et al. Radiation with or without antiandrogen therapy in Recurrent Prostate Cancer. N Engl J Med. 2017;376(5):417–28.

[6] Carrie C, Hasbini A, de Laroche G, Richaud P, Guerif S, Latorzeff I, et al. Salvage radiotherapy with or without short-term hormone therapy for rising prostate-specific antigen concentration after radical prostatectomy (GETUG-AFU 16): a randomised, multicentre, open-label phase 3 trial. Lancet Oncol. 2016;17(6):747–56.

[7] Prostate Cancer Risk Calculator 2019. http://riskcalc.org/ProstateCancerAfterRadical ProstatectomyNew/

[8] Tendulkar RD, Agrawal S, Gao T, Efstathiou JA, Pisansky TM, Michalski JM, et al. Contemporary update of a multi-institutional predictive nomogram for salvage radiotherapy after radical prostatectomy. J Clin Oncol. 2016;34(30):3648–54.

[9] Akthar AS, Liao C, Eggener SE, Liauw SL. Patient-reported outcomes and late toxicity after postprostatectomy intensity-modulated radiation therapy. Eur Urol. 2019;76:686–92.

[10] Chade DC, Eastham J, Graefen M, Hu JC, Karnes RJ, Klotz L, et al. Cancer control and functional outcomes of salvage radical prostatectomy for radiation-recurrent prostate cancer: a systematic review of the literature. Eur Urol. 2012;61(5):961–71.

[11] Gotto GT, Yunis LH, Vora K, Eastham JA, Scardino PT, Rabbani F. Impact of prior prostate radiation on complications after radical prostatectomy. J Urol. 2010;184(1):136–42.

第 11 章　前列腺癌的挽救性冷冻疗法
Salvage Cryotherapy in Prostate Cancer

Sanchia S. Goonewardene　Raj Persad　David Albala　Declan Cahill　著

叶　林　译

一、研究方法

本文对前列腺癌的挽救性治疗进行系统综述分析。目的是确定复发预测因子在挽救性治疗中的作用。该搜索策略旨在找出所有与挽救性冷冻疗法和前列腺癌相关的参考文献。使用的搜索词包括挽救性治疗、前列腺癌、冷冻疗法。以下数据库筛选时间为 1989 年—2020 年 2 月。

- CINAHL 数据库。
- MEDLINE 数据库。
- Cochrane 数据库。
- AMed 数据库。
- EMBASE 数据库。
- PsychINFO 数据库。
- SCOPUS 数据库。
- Web of Science 数据库。

此外，本研究使用了医学主题词（MeSH）和关键词在 Cochrane 数据库进行搜索。我们咨询了两位英国的膀胱癌专家来确定是否有进一步的研究。

如果研究报告的研究重点是挽救性冷冻疗法和前列腺癌，则有资格纳入研究。在 1984 年后发表的论文必须是英文的。不符合这一标准的研究被排除在外。仅纳入原始研究（图 11-1）。总的目的是确定前列腺癌挽救性治疗中复发的预测因子。

摘要由两名研究者独立筛选合格性，分歧部分通过讨论或第三方意见解决。使用 Cohen's Kappa 计算一致性水平，以测试该筛选过程的编码间可靠性。Cohen's Kappa 允许使用相对观察到的一致性来比较不同论文的评分员之间的可靠性。这也考虑到了偶然性的比较。第一位研究者同意收录全部 26 篇论文，第二位研究者同意收录 26 篇。因此，Cohens's Kappa 评分为 1.0[1]。

数据提取由研究人员进行试点，并在咨询研究团队（作者和两名学术导师）后进行修改。收集的数据包括作者、发表年份和国家、研究目的、设置、干预目标、参与者人数、研究设计、干预成分和交付方法、比较组和结果测量、笔记和作者的后续问题。Mays 等 [2, 3] 使用 PRISMA 标准对涉及行为研究、定性研究，以及队列研究的随机对照试验中的关键技能评估方案进行质量评估。这也适用于随机对照试验和定性研究。

检索后我们共确定了 202 篇论文（图 11-1）。202 个搜索结果中的 26 个都与搜索词和纳入标准相对应。进一步了解研究内容我们对当前的系统评价进行了核查。186 篇论文

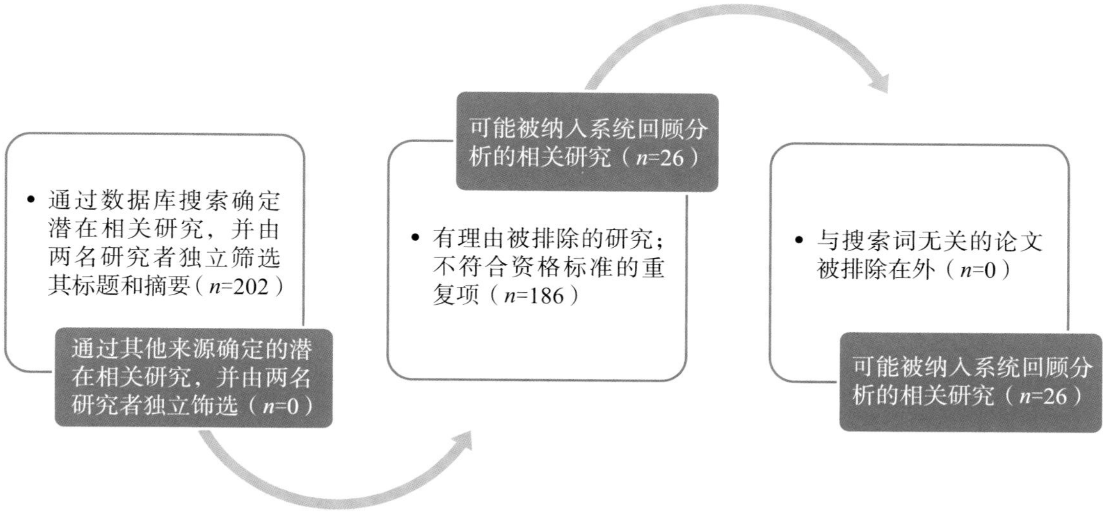

▲ 图 11-1　通过系统综述确定的研究流程
改编自 PRISMA

因不符合资格标准或增加证据而被排除在外。在剩下的 26 篇论文中，确定了相关摘要，并取得了全文（均为英文），以保证其质量符合检索标准。在纳入的研究中，设计有相当大的异质性；因此，我们对取得的证据进行了叙述性分析。研究中存在显著的异质性，其中包括临床主题、数量、结果，因此，叙述性综述被认为是最好的。有 26 项队列研究，证据水平适中。这些人来自一系列国家，后续失访最小。所有参与者都被适当地确定了身份。

二、系统评价结果：挽救性冷冻疗法前列腺癌诊断中的难点

De la Tail 等 [4] 研究了挽救性冷冻疗法后不同时间间隔前列腺活检的变化和活检类型的影响（经直肠超声引导 vs. 经尿道前列腺切除术，TUR），由于前列腺癌治疗局部失败的挽救性冷冻疗法后前列腺发生组织学改变的顺序和程度尚不清楚。活检显示组织学改变包括玻璃样变、坏死、炎症和残余的癌 [4]。随着时间的推移，玻璃样变成为主要的病理学变化，最明显的是在活检中没有残余的癌 [4]。系统穿刺活检显示经直肠超声引导下前列腺穿刺取得的标本中有更多的透明化和再生腺体，而 TUR 活检显示更多的坏死和炎症 [4]。

Nyame 等的 [5] 评估在挽救性全腺体冷冻消融后影响前列腺活检结果的因素。174 例（29.9%）经过高度筛选的接受活检的男性中有 52 例（29.9%）在治疗后进行了活检，显示为恶性肿瘤 [5]。接受挽救性治疗后活检阳性的男性中位 PSA 较低，中位前列腺活检时间较短，生化失败的中位时间较短 [5]。与最低三分位数（定义为 PSA 0.1ng/ml）相比，第二个三分位数（0.11~0.8ng/ml）和第三个三分位数（>0.8ng/ml）在调整模型中的阳性活检 OR 分别为 4.34（95%CI 1.66~11.4，P=0.003）和 2.81（95%CI 1.14~7.00，P=0.02）。此外，术前 PSA>20（OR=7.65，95%CI 2.03~28.9，P=0.003），Gleason 评分≥8 分（OR=2.26，

95%CI 0.93~5.47，P=0.07），活检阳性的 OR 较高[5]。

三、挽救性冷冻疗法后的组织学发现

Gooden 等[6] 研究了前列腺腺癌冷冻单药治疗后的一组患者的前列腺穿刺活检，以评估前列腺[6] 形态学的真实改变。在接受挽救性冷冻疗法前列腺癌 30 例患者中有 11 例患者有复发 / 残留的前列腺腺癌，类似于残留的良性腺体，没有治疗相关的改变[6]。其他组织学表现为 Gleason 评分增高 5 例（46%）、相同 4 例（36%）、评分降低 2 例（18%）。与其他非手术治疗方式不同，复发 / 残留前列腺癌和良性腺体的病例表现出主要涉及间质相关改变。因此可以想象，在冷冻疗法过程中，良性或恶性前列腺要么被完全破坏，要么未被改变[6]。

四、体外照射放射治疗和近距离放射治疗后前列腺癌挽救性冷冻疗法的结果

Gevorgyan 等[7] 研究了体外照射放射治疗和近距离放射治疗失败后挽救性冷冻疗法的组织和功能结果。所有患者 5 年生化无复发生存期（5y-BRFS）为 58.1%（95%CI 45.9~68.5）[7]。在 5 年生化无复发生存期方面低中危险患者（D Amico 分类）生化复发的可能性 35.09%（95%CI 20.1~50.4）低于高危患者［81.05%（95%CI 64.1~90.5）］5y-BRFS[7]（P<0.000 1）。单因素分析显示，Gleason 评分>7 分（OR=6.9，P=0.002）、PSA 最低值>1ng/ml（OR=25.8，P=0.0026）和尿道周围侵犯（OR=35.8，P<0.001）是局部复发的主

要危险因素。多因素分析显示，PSA 最低值>1ng/ml（OR=12.9，P=0.042）和尿道周围侵犯（OR=21.6，P=0.0003）是复发的主要危险因素[7]。13 例患者（16.46%）出现尿失禁，其中 3 例（3.79%）需要放置人工尿道括约肌[7]。66 例患者（83.5%）存在勃起功能障碍。直肠尿道瘘罕见发生仅有 1 例（1.27%）[7]。

Spiess 等[8] 评估了挽救性冷冻疗法实现治疗性"双联"的结果，其中包括①达到冷冻疗法后血清 PSA 的最低点<0.6ng/ml；②无尿失禁[8]。这些患者中有 133 例（72.7%）实现了治疗性"双联"[8]。在达到"双联"的患者中，出现症状时的平均年龄（SD）为 71.5 岁[8]。大多数患者（91%）术前血清总 PSA<10ng/ml，治疗前 Gleason 评分<8 分（85%）[8]。

Spiess 等[9] 在 COLD（低温在线数据）注册表评估了挽救性冷冻疗法局部复发前列腺癌的结果[9]。在整个研究人群中，1 年、2 年和 3 年的生化无病生存率（BDFS）分别为 89.0%、73.7% 和 66.7%[9]。根据治疗前血清总 PSA 值<5ng/ml 和≥5ng/ml 将患者分为两个亚组，3 年后这两个亚组的 BDFS 分别为 78.3% 和 52.9%。根据同样的治疗前 PSA 值对 BDFS 进行 Kaplan-Meier 分析表明，PSA 值为 5ng/ml 的患者亚组的 BDFS 在统计学上明显较低（P=0.01）[9]。

五、前列腺癌原发性放射治疗后的挽救性冷冻疗法

Kvorning Ternov 等[10] 报道了在机构接受前列腺癌放射治疗后挽救性冷冻疗法的患者的结果。13 例患者出现临床复发（影像学或

活检证实），其中 6 例为局部复发[10]。1 例患者死于前列腺癌[10]。在冷冻疗法 4.5 年后，11 例患者出现 1~2 级尿失禁，3 例患者出现 3~4 级尿失禁，7 例患者出现盆腔疼痛，3 例患者出现严重但短暂的组织脱落，3 例患者出现尿道狭窄或长时间尿潴留，1 例患者出现尿瘘。

Li 等[11] 在冷冻在线数据（COLD）注册表[11] 中报道了挽救性局灶冷冻消融治疗放射治疗后局部复发 PCa 的疗效。1 年、3 年、5 年生化无病存活率分别为 95.3%、72.4% 和 46.5%。14 例接受活检（28.6%）的患者中，有 4 例在残救性局灶冷冻消融后观察到活检阳性，3 例（3.3%）有直肠尿道瘘，尿潴留 6 例（6.6%），尿失禁（需要使用尿垫）5 例（5.5%）[11]。20 例患者中有 10 例（50%）被报道在局部挽救性冷冻消融[11] 前有性行为。

Safavy 等的研究中[12] 确定了与放射性复发前列腺癌[12] 修复性冷冻消融成功相关的因素。以下因素与冷冻疗法成功独立相关，冷冻前 Gleason 评分为 3+3 或 3+4，冷冻前 PSA 较低，冷冻前 PSA 密度较低，放射治疗后 PSA 降至最低点时间较长，冷冻后 PSA 降至最低点较低。冷冻后 PSA 最低值≤0.5ng/ml 时，3 年和 5 年的无生化进展存活率分别为 79.7% 和 64.7%，而冰冻后 PSA 最低点＞0.5ng/ml 与生化 3 年无进展生存率为 5.6%，5 年为 0%（$P<0.0001$）[12]。

菲利普等[13] 回顾了通过挽救性冷冻疗法治疗放射治疗后复发性前列腺癌的管理[13]。2 年无生化复发生存率为 58%[13]。冷冻疗法后 PSA 最低值的中位数为 0.20ng/ml（范围 0.005~8.260ng/ml）[13]。没有手术相关或癌症相关的死亡[13]。并发症包括尿失禁（10.5%）、勃起功能障碍（89%）和瘘管形成（5.3%）[13]。

Ismail[14] 报道了在局部前列腺癌放射治疗后使用保存性靶向冷冻消融（TCAP）治疗前列腺癌复发的中短期经验。研究中没有手术或肿瘤相关的死亡病例。低、中、高风险组的 5 年精算 BRFS 分别为 73%、45% 和 11%[14]。并发症包括大小便失禁（13%）、勃起功能障碍（86%）、下尿路症状（16%）、会阴疼痛延长（4%）、尿潴留（2%）和直肠尿道瘘（1%）[14]。

Clarke 等[15] 评估了放射治疗后复发性前列腺癌的挽救性前列腺冷冻消融术治疗的疗效、并发症和技术进展[15]。2003 年 1 月—2007 年 7 月，共有 58 例患者接受了挽救性前列腺癌冷冻手术治疗[15]。对 47 例接受挽救冷冻和生化治疗的患者的无复发存活率和并发症进行了回顾性分析[15]。70% 的患者 PSA 最低值＜0.5ng/ml[15]。总体而言，51% 的患者获得了持久的 PSA 应答，保存前血清 PSA＜10ng/ml 预示着成功[15]。没有大的并发症，小的并发症很少[15]。

一项 Ⅰ/Ⅱ期研究评估了挽救性冷冻疗法在全剂量放射治疗和（或）全身治疗后局部复发前列腺癌的疗效和并发症的发生情况[16]。以治疗后前列腺特异性抗原（PSA）水平和前列腺活检为终点，比较了单次和双次冻融周期的疗效[16]。总体而言，45 例患者（31%）持续检测不到 PSA[16]。与单次冻融周期的患者相比，只接受过 2 次冻融周期的患者有较高的阴性活检率（93% vs. 71%，$P<0.02$）和较低的生化检查失败率（定义为血清 PSA 最低值＞0.2ng/ml，44% vs. 65%，$P<0.03$）。挽救性冷冻疗法的主要并发症是尿失禁（73%）、梗阻症状（67%）、勃起功能障碍（72%）和会阴严重疼痛（8%）[16]。

六、挽救性冷冻疗法的不良反应

Lian 等[17] 提出冷冻疗法是放射治疗后局部复发前列腺癌的挽救性治疗[17]。轻度并发症（1～2 级）包括轻度尿失禁（9.4%）、急性直肠疼痛（31.3%）、血尿（6.3%）、阴囊水肿（9.4%）、尿路感染（3.1%）、下尿路症状（15.6%）和勃起功能障碍（57.1%）[17]。严重事件（3 级）包括严重尿失禁（3.1%）和尿道下垂（3.1%）[17]。无一例发生直肠尿道瘘和尿潴留。5 年总生存率为 92.3%[17]。肿瘤特异性 5 年生存率为 100%[17]。使用 Phoenix 定义的 5 年期 BRFS 比例为 43.5%。多变量分析显示，冷冻消融时的 PSA 是生化复发的唯一预测因子[17]。

Ghafar 等[18] 回顾了使用基于氩的 CRYOCare 系统（Endocare, Inc., Irvine, California）[18] 的挽救冷冻外科手术。31 例（81.5%）、5 例（13.2%）和 2 例（5.3%）PSA 最低值分别为 0.1ng/ml、1ng/ml 和 1ng/ml 以上[18]。根据 Kaplan-Meier 曲线计算的生化无复发生存率 1 年为 86%，2 年为 74%[18]。报道的并发症包括直肠疼痛（39.5%）、尿路感染（2.6%）、尿失禁（7.9%）、血尿（7.9%）和阴囊水肿（10.5%）[18]。直肠尿道瘘、尿道下垂和尿潴留的发生率为 0%[18]。

七、初次冷冻疗法后的挽救性冷冻疗法

Chang 等[19] 报道了挽救冷冻外科（SCS）治疗初次冷冻疗法后局部复发前列腺癌（PCa）的经验[19]。12 例患者中有 3 例在 SCS 后 12 个月的中位数开始接受激素治疗以治疗疾病进展[19]，2 例患者接受了重复冷冻消融，仅有 1 例患者在 SCS 后出现轻度尿失禁，1 例

发生尿道脱垂，只有 2 例患者出现一过性勃起功能障碍[19]。

Kongnyuy 等[20] 确定 SFC 是否可以推迟雄激素剥夺疗法（ADT）在低发病率的复发性前列腺癌中的应用[19]。共纳入 65 例患者，平均随访 26.6 个月（8.0～99.0）[19]。31 例患者（47.7%）没有经历过 BCR[19]。更多的患者（52/65，80.0%）尚未接受 ADT[19]。在那些经历了 BCR 的患者中，有 22/34 例患者（64.7%）目前在没有 ADT 的情况下被仔细监测[19]，BCR 的中位时间为 17.1 个月［四分位数范围（IQR）：11.4～23.3］。生存分析显示，随访 1 年和 3 年的无生化复发生存率为 48.1。无患者死亡及出现重大并发症[19]。

Aminsharifi 等[21] 研究了保留前列腺冷冻消融术治疗初次冷冻疗法后局部复发患者的结果[21]。其中 91 例患者（84.3%）在初次冷冻失败后行全腺体冷冻治疗，17 例患者（15.7%）在初次冷冻失败后行局灶性冷冻疗法[21]。108 例患者中，58 例（53.7%）在挽救性消融前接受过雄激素剥夺治疗（n=35，32.4%）/放射治疗（n=23，21.3%）[21]。挽救治疗后 2 年和 5 年 BCR 率分别为 28.2% 和 48.3%。在单变量分析中，第二次冷冻疗法前 Gleason 评分、D Amico 风险等级（$P<0.0001$），以及前列腺特异性抗原密度 >0.15ng/ml（$P=0.02$）与 BCR 的风险显著相关[21]。在多变量分析中，与二次消融后 BCR 风险相关的唯一显著因素是较高的存活期 D Amico 风险等级（$P=0.008$）[21]。第二次冷冻消融后 1 年，8 例患者（7.4%）出现持续性尿失禁（每天 1～4 个尿垫），4 例患者（3.7%）出现暂时性尿潴留，4 例患者（3.7%）发生直肠尿道瘘[21]。在同一时期，13.8% 的患者能够自发勃起或药物增强勃起，完成性行为[21]。

八、挽救性前列腺切除术和挽救性冷冻疗法之间的预后与并发症

Vora 等[22] 比较了挽救性前列腺切除术和冷冻疗法的肿瘤学预后与并发症[22]。从统计上看，接受保存性冷冻疗法的患者年龄较大，高血压发生率高于我们保留性前列腺切除术队列[22]。平均随访 14.1 个月和 7.2 个月，挽救性冷冻疗法前列腺癌的总并发症为 128 例，分别是挽救性冷冻疗法后最常见的并发症是尿道狭窄，发生率为 23.5%；挽救性前列腺切除术后最常见的并发症是严重的尿失禁，发生率为 16.7%[22]。在经过挽救性冷冻疗法的队列中，没有直肠损伤，而在经过挽救性前列腺切除术的队列中只有 1 例发生直肠尿道瘘[22]。

九、挽救性冷冻疗法中复发的预测因素

De la Taille 等[4] 对挽救性冷冻疗法中前列腺特异性抗原（PSA）复发升高的预测因素进行了评估[4]。26 例患者（60%）血清 PSA<0.1ng/ml，16 例（37%）PSA<4ng/ml，1 例（3%）PSA<10ng/ml[4]。6 个月时 BRF 率为 79%，12 个月时为 66%[4]。冷冻后 PSA 检测不到患者的 BRF 率高于 PSA 0.1ng/ml 以下的患者（73% vs. 30%，$P=0.0076$)[4]。

Williams 等的研究[23] 回顾了因活检证实为复发性前列腺癌，而接受前列腺癌挽救性冷冻疗法的患者的存活率，并建立了预后指标[23]。复发的危险因素是术前前列腺特异性抗原（PSA）、放射治疗前和术前 Gleason 评分[23]。PSA 最低值>1.0ng/dl 高度预测早期复发[23]。挽救性冷冻疗法使患者获得了可接受

的 10 年无病生存期（DFS）。PSA 和 Gleason 评分是疾病复发的最佳预测因子[23]。冷冻疗法后 PSA 最低值>1ng/dl 表明预后不良，疾病复发在这些患者中普遍存在[23]。

Spiess 等[9] 采用 Phoenix 定义的无生化复发生存率（BPFS）指标，评估了挽救性前列腺全腺体冷冻疗法后预测 BPFS 风险的预后变量[9]。平均随访 4.3 年（0.9~12.7 年），冷冻疗法后 PSA 的中位数为 0.17ng/ml（0~33.9ng/ml）[9]。多因素分析显示，BPFS 的预测因子为冷冻疗法后 PSA 最低值和术前活组织 Gleason 评分（分别为 $P<0.001$ 和 $P<0.009$)[9]。危险分层（低、中、高）是基于存在 0 个、1 个或 2 个不良危险因素，危险因素要么是最低 PSA>2.5ng/ml，要么是活检 Gleason 评分≥7 分，这些危险组的 Kaplan-Meier BPFS 曲线有显著差异（分别为 $P=0.02$ 和 $P<0.001$)[9]。

Izawa 等[24] 的研究指出了与挽救性冷冻疗法后早期治疗失败相关的临床预处理因素[24]。在仅有放射治疗病史的患者中，冷冻前 PSA<10ng/ml 的患者 2 年无病生存期（DFS）率为 74%，而冷冻前 PSA>10ng/ml 的患者 2 年无病生存期率为 28%，$P<0.00001$[24]。Gleason 评分≤8 分复发的患者 DFS 率为 58%，Gleason 评分≥9 分的 DFS 率为 29%。在冷冻疗法前 PSA<10ng/ml 的患者中，仅有放射治疗史的患者 DFS 率为 74%，有激素治疗加放射治疗史的患者 DFS 率为 19%，$P<0.002$[24]。

Spiess 等[25] 评估了血清 PSA 和 PSA DT 作为预测放射治疗后局部复发 PCa 患者挽救性冷冻疗法效果的指标[25]。挽救性冷冻疗法前后的 PSA DT 指标差异有统计学意义（分别为 12.3 个月 vs. 5.6 个月，$P=0.02$)[25]。保存前冷冻疗法前血清 PSA>10ng/ml

（P=0.002）和 PSA DT≤16 个月（P=0.06）可预测随后发生生化失败的风险[25]。保存前 PSA 和 PSA DT 可以预测挽救性冷冻疗法的生化失败，尽管 PSA DT 的预测价值仅趋向于有显著性[25]。挽救性冷冻疗法前后 PSA DT 在统计学上的显著差异反映了肿瘤生物学行为的侵袭性[25]。

Spiess 等[26] 开发了一种基于预处理临床因素[26] 的预处理列线图，用于预测 SC 后生化失败的概率。总体而言，生化失败率为 66%，中位随访时间为 3.4 年[26]。logistic 回归模型用于预测生化失败。因变量包括诊断时的血清 PSA 水平、初始临床 T 期和初始活检 Gleason 评分[26]。基于几个诊断变量（诊断时的血清 PSA 水平、活检 Gleason 评分和初始临床 T 期）的预处理列图被开发出来，可能允许选择 SC[26] 的潜在患者。

Pisters 等[27] 在研究中指出了与挽救性冷冻疗法后早期治疗失败相关的临床预处理因素[27]。在仅有放射治疗病史的患者中，冷冻前 PSA<10ng/ml 的患者 2 年无病生存期（DFS）率为 74%，而冷冻前 PSA>10ng/ml 的患者 2 年无病生存期率为 28%，P<0.000 01[27]。Gleason 评分≤8 分复发的患者 DFS 率为 58%，Gleason 评分≥9 分复发的患者 DFS 率为 29%，P<0.004[27]。在冷冻前 PSA<10ng/ml 的患者中，仅有放射治疗史的患者 DFS 率为 74%，有激素治疗加放射治疗史的患者 DFS 率为 19%，P<0.002[27]。

Greene 等[28] 在研究中测定了患者在接受挽救性冷冻疗法后血清最低前列腺特异性抗原（PSA）指标，以区分那些可能治愈的患者和那些随后生化和活检证实失败的风险患者[28]。146 例患者中有 59 例（40%）的 PSA 在中位数 3 个月内降至检测不到的水平[28]。

在 109 例接受活组织检查的患者中，有 85 例（78%）的样本肿瘤检测结果为阴性[28]。低血清 PSA 最低值与低预处理 PSA 和低生化失败率相关[28]。在 60 例 PSA 最低值≤0.5ng/ml 的患者中有 6 例（10%），在 PSA 最低值较高的 49 例患者中有 18 例（37%）癌组织检查呈阳性[28]。

十、与次优挽救性冷冻疗法相关的临床因素

Izawa 的研究确定了与挽救性冷冻疗法不足相关的临床变量，并将前列腺癌（PCa）活检结果与无病生存率联系起来[29]。冷冻探针和冷冻 – 解冻周期的数量与冷冻疗法不足有关（分别为 P=0.037 和 P=0.002 2）[29]。冷冻 – 解冻周期数是冷冻疗法不足的独立预测因子（P=0.003）[29]。活检标本中癌细胞的发现是影响无病生存率的唯一组织病理学变量（P=0.016）[29]。完全切除前列腺和肿瘤很难用挽救性冷冻疗法来实现[29]。为了优化完全消融，挽救性冷冻疗法应该包括≥2 个冻融周期和≥5 个冷冻探针[29]。在挽救性冷冻疗法后的活检标本中发现不典型或正常上皮组织并不能预测生化失败[29]。

十一、前列腺癌患者报告的预后指标

Anastasiadis 等的[30] 研究比较了挽救性冷冻消融[30] 后患者的健康相关生活质量（QoL）和前列腺相关症状。排尿相关症状，在挽救组明显更严重（P=0.001）[30]。挽救组尿失禁率为 10%[30]。严重勃起功能障碍占 90%。这表明，在选定的患者中，冷冻疗法具有与传统前列腺癌治疗相媲美的功能性疗效。

Perrotte 等[31] 在研究中评估了接受挽救性冷冻疗法患者的生活质量，以及与特定冷冻疗法参数相关的影响生活质量的并发症[31]。在发出的 150 份调查问卷中，有 112 份（74%）调查问卷被完成后寄回[31]。研究表明，没有有效的尿道加温导管的治疗与尿失禁的（$P<0.003$）、会阴部疼痛（$P<0.001$）、组织脱落（$P<0.003$），以及美国泌尿外科协会症状评分＞20 分（$P<0.004$）[31] 的发生密切相关。两次冻融循环组勃起功能障碍发生率明显高于对照组（$P<0.05$）。对冷冻疗法的总体满意度为 33%[31]。

参 考 文 献

[1] Cohen J. Weighted Kappa: nominal scale agreement with provision for scaled disagreement or partial credit. Psychol Bull. 1968;70(4):213–20.

[2] Mays N, Pope C, Popay J. Systematically reviewing qualitative and quantitative evidence to inform management and policy-making in the health field. J Heal Ser Resear Pol. 2005;10:6–20.

[3] Moher D, Liberati A, Tetzlaff J, Altman DG. Preferred reporting items for systematic reviews and meta-analyses: the PRISMA Statement. BMJ. 2009;339(7716):332–6.

[4] de la Taille A, Hayek O, Benson MC, Bagiella E, Olsson CA, Fatal M, Katz AE. Salvage cryotherapy for recurrent prostate cancer after radiation therapy: the Columbia experience. Urology. 2000;55(1):79–84.

[5] Nyame YA, Elshafei A, Greene DJ, Arora HC, Given RW, Tay KJ, Polascik TJ, et al. Prostate specific antigen nadir of 0.1 or less is a predictor of treatment success in men undergoing salvage whole prostate gland cryoablation. J Endourol. 2017;31(5):497–501.

[6] Gooden C, Nieh PT, Osunkoya AO. Histologic findings on prostate needle core biopsies following cryotherapy as monotherapy for prostatic adenocarcinoma. Hum Pathol. 2013;44(5):867–72.

[7] Gevorgyan A, Hétet JF, Robert M, Duchattelle-Dussaule V, Corno L, Boulay I, Baumert H. Salvage cryotherapy of prostate cancer after failed external radiotherapy and brachytherapy: morbidity and mid-term oncological results. Progres Urologie. 2018;28(5): 291–301.

[8] Spiess PE, Given RW, Jones JS. Achieving the 'Bifecta' using salvage cryotherapy for locally recurrent prostate cancer: analysis of the Cryo on-line data (cold) registry data. BJU Int. 2012;110(2):217–20.

[9] Spiess PE, Levy DA, Pisters LL, Mouraviev V, Jones JS. Outcomes of salvage prostate cryotherapy stratified by pre-treatment Psa: update from the cold registry. World J Urol. 2013;31(6):1321–5.

[10] Kvorning Ternov K, Jakobsen AK, Bratt O, Ahlgren G. Salvage cryotherapy for local recurrence after radiotherapy for prostate cancer. Scandinavian J Urol. 2015;49(2):115–9.

[11] Li Y-H, Elshafei A, Agarwal G, Ruckle H, Powsang J, Jones JS. Salvage focal prostate cryoablation for locally recurrent prostate cancer after radiotherapy: initial results from the cryo on-line data registry. Prostate. 2015;75(1):1–7.

[12] Safavy S, Jabaji RB, Lu SM, Slezak JM, Cosmatos HA, Williams SG, Finley DS. Salvage cryoablation for radiorecurrent prostate cancer: initial experience at a regional health care system. Permanente J. 2019;23:18–153.

[13] Philippou P, Yap T, Chinegwundoh F. Third-generation salvage cryotherapy for radiorecurrent prostate cancer: a centre's experience. Urol Int. 2012;88(2):137–44.

[14] Ismail M, Ahmed S, Kastner C, Davies J. Salvage cryotherapy for recurrent prostate cancer after radiation failure: a prospective case series of the first 100 patients. BJU Int. 2007;100(4):760–4.

[15] Clarke HS Jr, Eskridge MR, El-Zawahry AM, Keane TE. Salvage cryosurgical ablation of the prostate for local recurrence after radiation therapy: improved outcomes utilizing a Capromab Pendetide Scan and Biopsy Algorithm. Can J Urol. 2007;14:24–7.

[16] Pisters LL, von Eschenbach AC, Scott SM, Swanson DA, Dinney CP, Pettaway CA, Babaian RJ. The efficacy and complications of salvage cryotherapy of

the prostate. J Urol. 1997;157(3):921–5.

[17] Lian H, Yang R, Lin T, Wang W, Zhang G, Guo H. Salvage Cryotherapy with Third-Generation Technology for Locally Recurrent Prostate Cancer after Radiation Therapy. Int Urol Nephrol. 2016;48(9):1461–6.

[18] Ghafar MA, Johnson CW, De La Taille A, Benson MC, Bagiella E, Fatal M, Olsson CA, Katz AE. Salvage cryotherapy using an argon based system for locally recurrent prostate cancer after radiation therapy: The Columbia Experience. J Urol. 2001;166(4):1333–8.

[19] Chang X, Liu T, Zhang F, Zhao X, Ji C, Yang R, Gan W, et al. Salvage cryosurgery for locally recurrent prostate cancer after primary cryotherapy. Int Urol Nephrol. 2015;47(2): 301–5.

[20] Kongnyuy M, Berg CJ, Kosinski KE, Habibian DJ, Schiff JT, Corcoran AT, Katz AE. Salvage focal cryosurgery may delay use of androgen deprivation therapy in cryotherapy and radiation recurrent prostate cancer patients. Int J Hyper: Off J Eur Soc Hyper Oncol NA Hyperther. 2017;33(7):810–3.

[21] Aminsharifi A, Jibara G, Tsivian E, Tsivian M, Elshafei A, Polascik TJ. Salvage prostate cryoablation for the management of local recurrence after primary cryotherapy: a retrospective analysis of functional and intermediate-term oncological outcomes associated with a second therapeutic freeze. Clin Genitourin Can. 2019;17(4):e831–e36.

[22] Vora A, Agarwal V, Singh P, Patel R, Rivas R, Nething J, Muruve N. Single-institution comparative study on the outcomes of salvage cryotherapy versus salvage robotic prostatectomy for radio-resistant prostate cancer. Prostate Int. 2016;4(1):7–10.

[23] Williams AK, Martínez CH, Lu C, Ng CK, Pautler SE, Chin JL. Disease-free survival following salvage cryotherapy for biopsy-proven radio-recurrent prostate cancer. Eur Urol. 2011;60(3):405–10.

[24] Izawa JI, Madsen LT, Scott SM, Tran J-P, McGuire EJ, Von Eschenbach AC, Pisters LL. Salvage cryotherapy for recurrent prostate cancer after radiotherapy: variables affecting patient outcome. J Clin Oncol Off J Am Soc Clin Oncol. 2002;20(11):2664–71.

[25] Spiess PE, Lee AK, Leibovici D, Wang X, Do K-A, Pisters LL. Presalvage prostate-specific antigen (Psa) and Psa doubling time as predictors of biochemical failure of salvage cryotherapy in patients with locally recurrent prostate cancer after radiotherapy. Cancer. 2006;107(2):275–80.

[26] Spiess PE, Katz AE, Chin JL, Bahn D, Cohen JK, Shinohara K, Hernandez M, et al. A pretreatment nomogram predicting biochemical failure after salvage cryotherapy for locally recurrent prostate cancer. BJU Int. 2010;106(2):194–8.

[27] Pisters LL, Perrotte P, Scott SM, Greene GF, von Eschenbach AC. Patient selection for salvage cryotherapy for locally recurrent prostate cancer after radiation therapy. J Clin Oncol Off J Am Soc Clin Oncol. 1999;17(8):2514–20.

[28] Greene GF, Pisters LL, Scott SM, Von Eschenbach AC. Predictive value of prostate specific antigen nadir after salvage cryotherapy. J Urol. 1998;160(1):86–90.

[29] Izawa JI, Morganstern N, Chan DM, Levy LB, Scott SM, Pisters LL. Incomplete Glandular Ablation after salvage cryotherapy for recurrent prostate cancer after radiotherapy. Int J Radiat Oncol Biol Phys. 2003;56(2):468–72.

[30] Anastasiadis AG, Sachdev R, Salomon L, Ghafar MA, Stisser BC, Shabsigh R, Katz AE. Comparison of health-related quality of life and prostate-associated symptoms after primary and salvage cryotherapy for prostate cancer. J Cancer Res Clin Oncol. 2003;129(12):676–82.

[31] Perrotte P, Litwin MS, McGuire EJ, Scott SM, von Eschenbach AC, Pisters LL. Quality of life after salvage cryotherapy: the impact of treatment parameters. J Urol. 1999;162(2):398–402.

第 12 章 局灶治疗后复发性前列腺癌的挽救治疗
Salvage Treatment after Focal Therapy for Recurrent Prostate Cancer

Caio Pasquali Dias dos Santos　Rafael Rocha Tourinho-Barbosa　Cristiano Linck Pazeto

Giancarlo Marra　Xavier Cathelineau　Petr Macek　Rafael Sanchez-Salas　著

沈立亮　译

一、背景

长期以来，局限性前列腺癌（PCa）通常选择根治性前列腺切除术（RP）或放射治疗（RT）等主动治疗作为主要的治疗方式。这些治疗方式有极好的肿瘤学结局，但往往伴随着较高的并发症比例，特别是勃起功能障碍（ED）、尿失禁（UI），以及生活质量（QoL）下降。

在过去的数十年中，经过选择的低风险患者也可选择主动监测（AS）作为其治疗方式。这种方式避免了上述治疗的并发症同时，并不对预后产生不良后果。但是，根治性治疗仍是不适合 AS 患者的主要选择[1]。

前列腺定位活检、多参数磁共振成像（mpMRI）等新技术的应用，可以用更准确的方法来识别前列腺内的肿瘤病灶，同时帮助医生更好地了解具有临床意义的 PCa[2]。

局灶性治疗（FT）是低危和中危患者局灶治疗的可选方案。其主要目标是达到与前列腺根治性切除术、放射治疗等同样的安全性，同样的肿瘤控制目标，同时尽可能地做到无不良反应或轻微不良反应[3]。

到目前为止，各大指南仅推荐局灶治疗作为临床试验中的试验性治疗。它既不作为局部 PCa 的一线治疗，也不用于挽救治疗。其主要原因包括缺乏长期高质量的研究，缺乏关于残留前列腺组织的生物行为学研究，缺乏如何选择患者进行此类治疗的认识[4, 5]。

60%～90% 的 PCa 患者的前列腺癌为多灶性病变[6]。一般认为，驱动肿瘤行为的病灶是可以通过 mpMRI 将其定位的，认为其为显性病灶，其特异性为 88%，敏感性为 74%[7]。通常该病灶是 PCa 的最大病灶，并且具有最高的 Gleason 评分。其他病灶应该起源于它的克隆，这使我们相信通过 FT 治疗，消除此病灶同时保留最大的前列腺组织，可以实现良好的长期肿瘤控制，达到优异的无瘤率（80%～90%），同时可以最大限度地保留组织功能[8]。

随着接受 FT 治疗的患者数量增加，治疗后失败的情况也越来越多。系统性综述显示，截至 2014 年，共有 2350 例患者接受了 FT 治疗[9]，且仅在 2 年后，同一位作者就表示增长了 30% 的治疗患者[10]。目前，医生越来越多地使用和评估 FT，欧洲泌尿外科界最近的一项调查显示，＞50% 的受访者会建议并使用 FT 进行治疗[11]。因此，如何选择患者、标准化地定义治疗失败、确定 FT 治疗后复发的方案显得非常重要。

二、局灶治疗的患者选择

正确地评价病情对更好地选择 FT 患者很重要，因此建议均对患者进行 mpMRI 检查以评价肿瘤分级及其程度。许多患者在初始穿刺后，病情发生改变，分级也随之改变。因此，建议在 FT 前还需进行靶向活检[7]。同时建议，当前列腺体积>50ml 时，必须提供经尿道前列腺切除术作为 FT 前的预治疗[12, 13]。但是目前仍需前瞻性随机试验来更好地确定 FT 的选择标准。当前通常采用如下标准[14, 15]。

- PSA≤15ng/ml。
- Gleason 评分 7 分（3+4）或更低。
- $T_2N_0M_0$ 或以下。
- 预期寿命>10 年。
- 所有患者 FT 前行 mpMRI 检查。
- 经会阴模板映射或系统性全腺体活检，经直肠超声（TRUS）引导和在 mpMRI 中确定的靶向（成像或融合）病灶的补充穿刺活检。

三、定义和如何进行局灶治疗

局灶性治疗定义为保证≥10mm 的安全范围的情况下，达到目标病灶及其周围组织消融[7, 16]。

FT 旨在最大限度地保留具有功能的前列腺组织，以便在需要时能够重新治疗，并尽量减少对直肠、神经血管束、外尿道括约肌和膀胱颈的损伤[17]。模式为带状消融、半消融（最小化安全边界风险和标准化分层）和靶向消融（保留最大前列腺组织）[18]。

目前，FT 的能量来源包括高能聚焦超声（HIFU）、冷冻疗法、血管靶向光疗（vascular targeted phototherapy，VTP）、局部激光消融（focal laser ablation，FLA）、不可逆电穿孔（irreversible electroporation，IRE）和近距离放射治疗[9]。

每种治疗根据使用的能量类型、设备和进入前列腺组织的不同而不同。临床试验最多的是 HIFU 和冷冻疗法。以下为所有器械的特征汇总[19-21]（表 12-1）。

四、局灶治疗后 PSA、mpMRI 和前列腺活检的随访

应评价接受 FT 的患者的肿瘤控制有效性和功能结局。早期医生通常使用 Phoenix（放射治疗后）和 Stuttgart 标准（全腺体消融后）评估肿瘤学结局。因为未治疗的前列腺组织仍留在原位，从而导致这些生化标准并不可靠[6]。由于存在剩余的存活前列腺组织，PSA 通常不会降低至检测不到的水平。目前尚无关于针对 PSA 水平、PSA 动力学、密度和最低值触发任何治疗的研究数据。Donaldson 共识小组一致认为，FT 后 PSA 升高是有效的活检触发因素；然而，有时可能导致不必要的活检[2]。在第 1 年，应每 3 个月进行 1 次 PSA 检查，然后每 6 个月进行 1 次 PSA 检查[22, 23]。

磁共振成像因其能够比较消融前和消融后治疗区域之间的具有临床意义的变化，故被认为是 FT 治疗后复查的基石。建议在 FT 后每隔 6～12 个月进行 mpMRI，随后每年进行 1 次，持续 5 年[2]。首次 12 个月活检阴性后再次活检的唯一触发因素是 mpMRI 中发现可疑病变。

FT 可导致前列腺组织至少持续 16 周的炎

表 12-1　局灶治疗的能量来源

	能量来源	机　制	麻　醉	患者体位	日间病房	前列腺穿刺	影　像
HIFU	超声波	• 高温：60～90℃ • 非侵入性 • 前列腺后部病变可选择	全身或脊髓麻醉	仰卧位或侧卧位	有	经直肠或经尿道	TRUS 或 MRI 引导
Cryo	冷冻针	• 冻融循环 • 温度低于 -40℃ • 前列腺前部病变可选择	脊髓麻醉	截石位	有	经会阴	TRUS 或 MRI 引导
VTP	光敏剂	• 利用近红外激光对光敏剂的活化作用	全身麻醉	仰卧位	有	经会阴	TRUS 或 MRI 引导
FLA	激光光纤	• 脉冲波通过冲击波或连续波直接导致细胞损伤进行热消融	镇静伴前列腺周围神经阻滞，脊髓或全身麻醉	仰卧位或俯卧位	有	经会阴或经直肠	MRI 引导
IRE	电脉冲	• 高压低能电脉冲	全身麻醉	仰卧位	有	经会阴	TRUS 或 RI 引导
Brachy	放射性粒子	• 直接和间接电离辐射导致 DNA 损伤 • 前列腺尖部病变可选择	全身或脊髓麻醉	截石位	有	经会阴	TRUS 或 MRI 引导

HIFU. 高能聚焦超声；Cryo. 冷冻疗法；VTP. 血管靶向光疗；FLA. 局部激光消融；IRE. 不可逆电穿孔；Brachy. 近距离放射治疗

症反应。因此建议对治疗区域进行引导活检（4～6 针），并在 FT 后的第 1 年进行系统性活检[2]；如果 mpMRI 或 PSA 水平出现可疑变化，应在 24 个月后重复进行前列腺活检[2]。

五、局灶治疗后复发的定义

当发生局灶治疗后复发时，需要区分复发是发生在既往治疗区域，还是未治疗区域[2]。经 FT 后的 PCa 复发可分为三种类型，治疗野内（在先前消融的相同部位）、治疗野外（仅在先前消融侧 / 区域的部位之外）或双侧（包括野内和野外，或者在前列腺两叶中）[2]。

随访期间，治疗区域内持续存在小体积 Gleason 评分 6 分（直径≤3mm）或极小体积 Gleason 评分 7 分（3+4）（<0.2ml 且直径<7mm）的肿瘤是可接受的[2]。

FT 失败可定义为基于靶向活检的情况下，初次消融的相同部位持续存在显著体积 Gleason 评分 7 分（3+4）（≥0.2ml 或直径≥7mm）或任何 Gleason 评分≥7 分（4+3）的肿瘤[2, 16]。原因可能是消融或定位失败[2]。

未治疗区域失败的定义为存在任何需要进一步治疗的具有临床意义的 PCa 病灶。FT 后 12～18 个月复发的患者可能与患者选择不当相关。如果未治疗区域存在低风险病变，应使用 AS 方案进行监测[2]。

此外需要指出的是，因 FT 中使用的技术和能量大小不同，可能很难清楚地分析治疗区域的情况。即使消融部位的再活检结果为阴性，也不能保证达到治愈效果，因此必须对患者进行连续评估。

FT 后的再治疗率≤20% 被认为是可接受的[24]。

迄今为止，关于 FT 失败患者最佳治疗方案选择的研究数据很少。在方案选择上，应考虑治疗毒性、肿瘤学和功能的结局，但是目前并未被人们完全了解[25, 26]。因此有必要进行随访时间更长的比较研究，以根据复发特征确定最佳挽救治疗方案。FT 失败的治疗选择应基于患者疾病的侵袭性特征，对于低风险疾病，可考虑 AS，对于中高风险 PCa，应选择以治愈为目的的积极治疗，再次行 FT 或全腺治疗[4, 5]。建议在治疗野内复发的患者治疗中需更加谨慎，因其肿瘤更具侵袭性，导致不良预后的可能更大，所以最终可能需要根治性治疗或联合治疗。

六、再次局灶治疗——使用相同或不同的能量

目前，对于 FT 后复发的患者的最佳管理方案尚无共识或前瞻性研究[25, 26]。再次治疗前，确定复发的原因至关重要。例如，如果治疗失败是由于不完全消融，可以使用相同的能量再次治疗。但是，如果由于技术或安全性原因难以达到理想的治疗，则因考虑使用不同的能力方式[2]。

最近一项纳入 26 例局灶性治疗后复查的 PCa 回顾性研究显示，使用 HIFU 或局灶性冷冻疗法后，患者未出现并发症或尿失禁[12, 13]。在 s-FT 后 2 年，35% 接受治疗野内复发治疗的患者和 89% 接受治疗野外复发治疗的患者无第二次复发[12, 13]。FT 后治疗野内复发的患者的肿瘤可能比仅有治疗野外复发的患者的肿瘤具有更强的侵袭性[12, 13]。在这种情况下，全腺体或多模式治疗可能更有效[19]，因为与治疗野外相比，治疗野内复发的预后更差，这种情况可能与前列腺组织中的耐药克隆再生有关[25, 26]。

七、放射治疗

目前尚缺乏评价 FT 后挽救性放射治疗（s-RT）的研究数据。现仅有少量回顾性研究和病例对照研究提供全腺体消融后 s-RT 的治疗结果数据。一项研究评估了全腺体 HIFU 后接受 s-RT 的患者，18% 的患者在 12 个月时发生尿失禁[27]。s-RT 治疗前和治疗后，分别在 52% 和 82% 的患者中发生了重度 ED（IEFF-5 评分为 5～10 分）[28]。随访 3 年时无病生存率（无生化进展和无再治疗）为 73%（低危患者为 93%，中危患者为 67%，高危患者为 55%）[28]。

与初次放射治疗（p-RT）相比，全腺体 HIFU 和冷冻疗法后的 s-RT 在短期随访中显示了相同的肿瘤学结局和不良反应[29]。但相关研究对功能结局、尿失禁和 ED 的评估较少，仅有的显示其与 p-RT 相比，其结局似乎更差[4, 5]。

八、根治性前列腺切除术

迄今为止，尚无评价挽救性根治性前列腺切除术（s-RP）肿瘤学和功能结局的长期前瞻性研究。一项比较 s-RP 与原发性根治性前列腺切除术（p-RP）的回顾性研究显示，两组的控尿率相当[16]。s-RP 后 1 年时，有＞80% 的患者失禁。70% 的患者可保留单侧神经血管束，而仅 1/3 的患者可行双侧保留[25, 26]。与 p-RP 相比，s-RP 后患者的勃起功能障碍发生率更高[25, 26]。在 FT 后 s-RP 的最大研究系列中，13% 的患者存在切缘阳性，术后前 3 年的无进展生存率分别为 74%、48% 和 36%[25, 26]。与之前的 p-RP 研究相比，在 FT 后接受 s-RP 的患者存在相对较高的生

化复发率，因此应告知患者可能需要多模式治疗，尤其是那些治疗野内复发的患者。因为无论切缘状态、Gleason 评分、PSA 或 pT 分期，s-RP 后发生生化复发的风险仍比普通患者高 4 倍 [4, 5]。在此研究中，仅发生了 1 例严重并发症（尿漏），从而证实了 s-RP 的可行性和安全性。同样，与 s-FT 结果相似，治疗野内复发的患者在接受 s-RP 后，其预后也较差。这一发现表明，消融抵抗病变的产生可作为疾病进展的标志。

当比较 FT 后的 s-RP 和 s-FT 时，Marconi 等 [25, 26] 的研究表明，FT 后的 s-RP 表现出更好的控尿率、更少的阳性手术切缘（PSM）和更低的术后并发症，而两组的 ED 发生率相当。

在短期回顾性研究中，s-RP 和 s-FT 的比较表明 s-FT 患者更好的预后和可接受的肿瘤学结果。在最近的一系列研究中，s-FT 组 72% 的患者具有足够的勃起能力，而 s-RP 组为 7%。在 12 个月时，26% 的 s-RP 患者出现尿失禁，而所有 s-FT 患者均出现尿失禁。3 年时，s-RP 患者的无失败生存率为 54%，s-FT 患者为 47% [12, 13]。

九、如何改善局灶性治疗的复发率

FT 在对前列腺组织的靶向治疗，保留功能性前列腺组织和减少根治性治疗并发症等方面有着重要作用。但需要特别关注中危和高危患者，在 Gleason 评分 7 分（3+4）的患者中，有超过 50% 的患者可能出现卫星病灶。通过 mpMRI 检查发现，此类患者中，存在 82% 的指标病灶和 53% 的肿瘤 [7]。当随机和目标活检相结合时，PCa 检出率为 90% [7]。

因此，mpMRI 增加了前列腺活检成功率，帮助医生更好地选择 FT 的患者。同样，FT 器械的技术改进对于增加能量强度和精度、改善肿瘤学结局和减少不良反应也至关重要。

最近，有学者对生物标志物进行了研究，以帮助更好地了解 PCa 的多灶性和异质性，从而将治疗失败和复发率降至最低 [7]。一些生物标志物和基因表达，如磷酸酶、张力蛋白同源蛋白丢失、MYC/8q 增加和 LPL/8p 丢失已被应用到临床实践中，有助于预测 Gleason 评分 7 分（4+3）的 PCa [7]。一些生物标志物，如尿 PCA3、血清前 PSA 原、组织基因组前列腺评分、细胞周期进展评分等，能用于识别被低估风险的高风险前列腺癌患者 [30]。

到目前为止，这些生物标志物在临床实践中何时及如何应用，还没有达成共识。然而，将生物标志物和多基因标记与已经成熟的成像技术相结合似乎是在保留腺体的手术背景下解决 PCa 多灶性的最佳方法 [7]。

十、处理前列腺微环境

肿瘤微环境（tumour microenvironment，TME）是指免疫系统、基质细胞、PCa 细胞复杂的相互作用。基质和肿瘤细胞之间的相互作用可使肿瘤周围前列腺组织（反应性基质）变化，促进细胞外基质的沉积，并刺激 PCa 增殖 [7]。反应性基质中产生的炎性细胞、生长和分化因子之间的相互作用可促进肿瘤生长，尤其是通过缺氧性 TME 导致的异常脉管系统形成所致的壁内免疫系统的低级别激活 [4, 5, 7]。

炎症环境会在巨噬细胞、T 淋巴细胞和

B 淋巴细胞之间产生复杂的相互作用，与肿瘤的发展有关。细胞因子参与肿瘤形成，值得注意的是，白细胞介素 –6（interleukin-6，IL-6）与抗细胞凋亡、BCR、神经内分泌分化和转移性疾病有关[7]。TME 和首发病灶消融后引起的慢性炎症通过直接的基因变化和间接的微环境改变引起肿瘤发生。致突变作用通过氧化应激诱导肿瘤转化，尿液微生物组变化导致上皮屏障和细胞外基质的变化。目前 FT 如何在前列腺组织中引起炎症环境改变及其导致癌症进展的可能机制尚不完全清楚[7]。

了解基质和免疫细胞的相互作用可能是激活和抑制特定分子和细胞靶点的有效方法，可用于未来的治疗。Huggins 和 Hodges 研究了雄激素剥夺治疗（ADT）导致微环境变化的微环境调节模型，从而改善 RT 后的肿瘤学结局[7]。同时有一些试验正在研究 AS 和 FT 中微环境的调节[4, 5, 7]。

在更好地了解 TME、细胞与细胞因子之间的相互作用后，就有可能在阻断 PCa 增殖的通路同时，找到更好的治疗方案。

十一、结论

在过去几年中，越来越多的患者接受 FT 治疗，其 5 年内再治疗率为 1/3[3-5, 12, 13]，因此，泌尿科医生将面临更多的 FT 失败和（或）复发。FT 后的挽救治疗是可行且有前景的，目前看来有较好的肿瘤学和功能结局[10]。新技术有助于检测 PCa 复发和（或）治疗失败，mpMRI 改善了患者选择，是随访期间前列腺再次活检的触发因素。

FT 后的 s-RP 在技术上可能更困难，应仅在有经验的中心进行；但是，其肿瘤学和功能结局较好，可能不劣于 p-RP[4, 5]。也许，由于治疗野内复发的前列腺癌更具侵袭性，s-RP 应该是此类患者的选择。s-FT[31] 和 s-RT 是复发后的可选方案，然而目前为止，仅有根治性手术相关的研究。

更好地选择患者以减少复发和失败的数量、提高对挽救性治疗的认知、技术标准化，是至关重要的。出台首次 FT 后的随访计划，制订治疗失败标准是在不久的将来必须要做的[32]。尽管如此，仍有必要进行更多高质量的研究来明确如何评估治疗结局，如何确定挽救性 FT 治疗的最佳选择顺序。

参考文献

[1] Azzouzi AR, Barret E, Bennet J, et al. TOOKAD?soluble focal therapy: pooled analysis of three phase II studies assessing the minimally invasive ablation of localized prostate cancer. World J Urol. 2015 Jul;33(7):945–53.

[2] Tay KJ, Amin MB, Ghai S, et al. Surveillance after prostate focal therapy. World J Urol. 2019;37(3):397–407.

[3] Stabile A, Orczyk C, Hosking-Jervis F, Giganti F, et al. Medium-term oncological outcomes in a large cohort of men treated with either focal or hemi-ablation using high-intensity focused ultrasonography for primary localized prostate cancer. BJU Int. 2019;124(3):431–40.

[4] Marra G, Gontero P, Walz JC, et al. Complications, oncological and functional outcomes of salvage treatment options following focal therapy for localized prostate cancer: a systematic review and a comprehensive narrative review. World J Urol. 2019a;37(8):1517–34.

[5] Marra G, et al. Multimodal treatment in focal therapy for localized prostate cancer using concomitant short-term androgen deprivation therapy: the ENHANCE prospective pilot study. Minerva Urol Nefrol. 2019c;71(5):544–8.

[6] Cathelineau X, Sanchez-Salas R. Focal therapy for prostate cancer: pending questions. Curr Urol Rep. 2016;17(12):86.

[7] Tourinho-Barbosa RR, de la Rosette J, Sanchez-Salas R. Prostate cancer multifocality, the index lesion, and the microenvironment. Curr Opin Urol. 2018;28(6):499–505.

[8] Ahmed Hashim U, et al. Focal ablation targeted to the index lesion in multifocal localised prostate cancer: a prospective development study. Eur Urol. 2015;68(6):927–36.

[9] Valerio M, Ahmed HU, Emberton M, et al. The role of focal therapy in the management of localized prostate cancer: a systematic review. Eur Urol. 2014;66(4):732–51.

[10] Valerio M, et al. New and established technology in focal ablation of the prostate: a systematic review. Eur Urol. 2017;71(1):17–34.

[11] Marra G, Ploussard G, Ost P, et al. Focal Therapy in localized prostate cancer: real-world urological perspective explored in a cross-sectional European survey. Urol Oncol. 2018;36(12):529.e11–22.

[12] Tourinho-Barbosa R, Salas R, Claros O, et al. Focal therapy for localized prostate cancer with either hifu or cryoablation: a single institution experience. J Urol. 2019a;203:320–30. https:// doi.org/10.1097/ JU.0000000000000506.

[13] Tourinho-Barbosa R, Santos C, Claros O, et al. MP78–16 Salvage possibilities after focal therapy failure: redo focal treatment versus robotic radical prostatectomy analysis. J Urol. 2019b;201(4S):e1149. https://doi.org/10.1097/01.JU.0000557348.39951.f2.

[14] Pasoni NM, Polascik TJ. How to select the right patients for focal therapy of prostate cancer? Curr Opin Urol. 2014;24(3):203–8.

[15] Mortezavi A, Krauter J, Gu A, et al. Extensive histological sampling following focal therapy of clinically significant prostate cancer with high intensity focused ultrasound. J Urol. 2019;202(4):717–24.

[16] Nunes-Silva I, Barret E, Srougi V, et al. Effect of prior focal therapy on perioperative, oncologic and functional outcomes of salvage robotic assisted radical prostatectomy. J Urol. 2017;198(5):1069–76.

[17] Guillaumier S, Peters M, Arya M, et al. A multicentre study of 5–year outcomes following focal therapy in treating clinically significant nonmetastatic prostate cancer. Eur Urol. 2018;74(4):422–9.

[18] Rischmann P, et al. Focal High intensity focused ultrasound of unilateral localized prostate cancer: a prospective multicenter hemiablation study of 111 patients. Eur Urol. 2017;71(2):267–73.

[19] Lodeizen O, de Bruin M, Eggener S, et al. Ablation energies for focal treatment of prostate cancer. World J Urol. 2019;37(3):409–18.

[20] Collura-Merlier S, Rojas-Claros O, Tourinho-Barbosa R, Ochoa-Lopez J, Cathelineau X, Salas R. High-intensity focused ultrasound for the treatment of prostate cancer. In: New technologies and techniques in minimally invasive urologic surgery: Minerva Medica; 2019. p. 170–80.

[21] Sivaraman A, et al. Focal therapy for prostate cancer: an "à la Carte" approach. Eur Urol. 2016;69(6):973–5.

[22] Muller BG, van den Bos W, Brausi M, et al. Follow-up modalities in focal therapy for prostate cancer: results from a Delphi consensus project. World J Urol. 2015;33(10):1503–9.

[23] Barret E, Harvey-Bryan KA, Sanchez-Salas R, Rozet F, Galiano M, Cathelineau X. How to diagnose and treat focal therapy failure and recurrence? Curr Opin Urol. 2014;24(3):241–6.

[24] Donaldson IA, Alonzi R, Barratt D, et al. Focal therapy: patients, interventions, and outcomes— a report from a consensus meeting. Eur Urol. 2015;67(4):771–7.

[25] Marconi L, et al. Robot-assisted radical prostatectomy after focal therapy: oncological, functional outcomes and predictors of recurrence. Eur Urol. 2019a;76(1):27–30.

[26] Marconi L, Stonier T, Tourinho-Barbosa R, Moore C, et al. MP78–14 Site of disease recurrence following prostate focal therapy predicts oncological outcome after salvage robotic assisted radical prostatectomy. J Urol. 2019b;201(4S):21148. https://doi.org/10.1097/01.JU.0000557346.55198.19.

[27] Pasticier G, et al. Salvage radiotherapy after high-intensity focused ultrasound for localized prostate cancer: early clinical results. Urology. 2008;72(6):1305–9.

[28] Riviere J, et al. Salvage radiotherapy after high-intensity focussed ultrasound for recurrent localised prostate cancer. Eur Urol. 2010;58(4):567–73.

[29] Munoz F, Guarneri A, Botticella A, et al. Salvage external beam radiotherapy for recurrent prostate adenocarcinoma after high-intensity focused ultrasound as primary treatment. Urol Int. 2013;90(3):288–93.

[30] Polascik T, Amin M, et al. SIU-ICUD joint consultation on image-guided therapies for prostate and kidney cancers, surveillance after focal therapy, other molecular markers. 2015;5:362. https://www.siu-urology.org/themes/web/assets/files/ICUD/pdf/image-guided_therapies.pdf.

[31] Chang X, Liu T, Zhang F, et al. Salvage cryosurgery for locally recurrent prostate cancer after primary cryotherapy. Int Urol Nephrol. 2014;47(2):301–5.

[32] Marra G, et al. Salvage local treatments after focal therapy for prostate cancer. Eur Urol Oncol. 2019b;2(5):526–38.

第 13 章　前列腺癌首次放射治疗后局部复发的挽救性再程放射治疗

Salvage Re-Irradiation After Locoregional Failure with Primary Radiotherapy for Prostate Cancer

Sanchia S. Goonewardene　Raj Persad　David Albala　Declan Cahill　著

刘晟骅　译

本文对前列腺癌首次放射治疗局部复发后的挽救性再程放射治疗进行了系统综述。目的是为了解接受挽救性再程放射治疗人群的治疗效果。该搜索策略旨在识别所有与前列腺癌和挽救性再程放射治疗相关的参考文献。使用的搜索词包括前列腺癌和挽救性再程放射治疗。对以下数据库自 1989 年—2020 年 3 月的文章进行了筛选。

- CINAHL 数据库。
- MEDLINE 数据库。
- Cochrane 数据库。
- AMed 数据库。
- EMBASE 数据库。
- PsychINFO 数据库。
- SCOPUS 数据库。
- Web of Science 数据库。

此外，搜索过程也使用了医学主题词（MeSH）和 Cochrane 数据库的关键字。2 位来自英国的前列腺癌方面的专家也帮助补充可能在检索过程中遗漏的其他研究。

如果研究是 1984 年以后发表的英语文献，且聚焦在前列腺癌放射治疗失败后的挽救性再程放射治疗就符合纳入标准，不符合标准的文献就被排除。而且只纳入原创性研究（图 13-1）。总体目标旨在确定前列腺癌的危险因素和肌肉浸润性癌的流行病学（译者注：原文疑有误，已修改）。

两名研究者独立对研究摘要进行筛选，如果有分歧就通过讨论或听取第三方的意见解决。一致性评价的计算运用了 Cohen's Kappa 统计系数，以测试筛选过程中的编码者信度。Cohen's Kappa 统计系数通过采用相对一致性观察来比较两个评估者之间的可信度。这也考虑了偶然发生的比较。第一位研究者同意将 9 篇文献全部纳入。第二位研究者也同意纳入 9 篇。因此，Cohen's Kappa 系数是 1.0 [1]。

研究人员尝试从文献中提取数据，并咨询了研究团队（作者和两名学术主管）进行修订。收集的数据包括作者、发表年份和国家、研究目的、背景、干预目标、参与者人数、研究设计、干预方法和实施方法、比较组和结果测量、注释，以及随访。随机对照试验的质量评价使用 PRISMA 标准。队列研究的质量评价使用 Mays 等 [2-4] 发表的对行动研究和定性研究以及队列研究的关键技能评估项目（critical

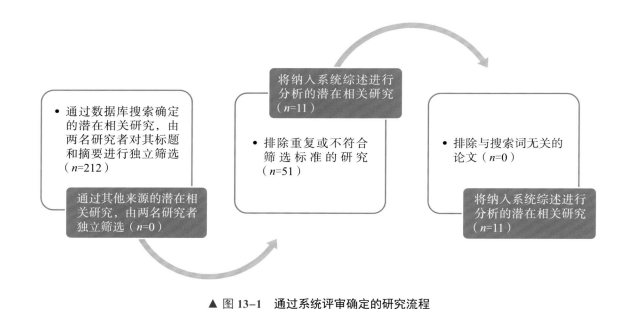

▲ 图 13-1　通过系统评审确定的研究流程
改编自 PRISMA

skills appraisal programme）。这也适用于随机对照试验和定性研究。

检索得到 22 篇文献（图 13-1）。所有 9 篇都根据搜索词和纳入标准得到。对现有的系统综述也进行了排查，以增加对研究主题的了解。有 13 篇文献因不符合纳入标准或重复而被排除。我们获得了剩余的 9 篇文献的摘要和全文（均为英文），以确保符合搜索标准。纳入研究之间存在着相当大的设计异质性，因此对证据进行了叙述性综述。由于研究间存在很大的异质性，其中包括临床主题、数量、结果，因此，叙述性综述被认为是最好的综述方式。共有 9 项队列研究，证据水平中等，其中 1 项试验证据水平良好。这些研究都来自不同国家，失访率尽可能最低。所有参与者都进行了确认。

一、系统综述结果：高剂量率近距离放射或局部立体定向放射治疗首次放射治疗后局部复发

Mbeutcha 等[5] 进行了回顾性的队列研究，评估了放射治疗失败后的前列腺再照射[5]。研究分析了对全前列腺进行了高剂量率近距离放射治疗（HDRB）和采用 CyberKnife 直线加速器进行的局灶立体定向放射治疗（SBRT）[5]。在挽救性 HDRB 组中，9 例患者（90%）治疗后出现了积极的生物学反应，5 例（50%）在随访结束时仍为无疾病状态[5]。在对挽救性 HDRB 有反应的患者中，BCR 率为 44.4%（IQR：11.5～26）[5]。只有 1 例患者出现短暂的 3 级泌尿系统并发症。而 SBRT 组的中位随访时间为 14.5 个月（IQR：7～23），18 例患者中 10 例（55.6%）无病生存[5]，在对挽救性 SBRT 有反应的 15 例患者中，5 例（33.3%）出现 BCR[5]，1 例出现短暂的 4 级泌尿系统并发症[5]。

关于前列腺癌挽救性近距离放射治疗后的患者生活质量（QoL）问题，尚没有很好的文献报道[6]。性功能会随时间持续下降。在 27 个月时性功能较基线相比最差（P=0.01）[6]（146）。肠道、泌尿道症状分别在 3 个月或 15 个月时急剧加重，但会逐步改善，在 27 个月时症状

分数与基线相比无统计学意义[6]。再程放射治疗时间<4.5 年，既往有近距离照射史与肠道症状显著相关（$P=0.035$）[6]。

二、射波刀作为前列腺癌放射治疗后失败的再程放射治疗

Miszczyk 评估了射波刀作为前列腺癌首次放射治疗后复发的挽救治疗[7]，38 例患者采用 5.5～10Gy（中位数 7.35Gy）的分割剂量治疗，总剂量为 18～36.25Gy[7]，55.3% 的患者进行雄激素剥夺治疗[7]，9 例患者在挽救治疗期间发生寡转移[7]。总体上，92.6%～97.4% 的患者无消化道急性毒性反应[7]。有 4.8% 的患者出现 2 级的延迟消化道反应。59.1%～78.9% 的患者无急性泌尿生殖系统毒性反应，但 3.7% 的患者有 3 级的毒性。治疗后 9 个月 PSA 达到最低值，中位数为 0.24ng/ml。12 例患者（31.6%）在挽救性治疗后 6～42 个月后因出现转移而治疗失败[7]。其中 2 例明确出现有转移灶的进展。5 例患者（13.2%）出现生化复发，而未发现新的转移灶（局部复发），因此，局部控制率为 86.8%[7]。疾病初诊时的分期和挽救性治疗前的 PSA 水平是影响挽救性治疗失败的主要因素[7]。上述结果可以得出结论，即此种治疗方式安全有效，可以作为前列腺癌放射治疗后复发挽救性治疗的选择[7]。

三、前列腺癌放射治疗后复发的外照射治疗

Jereczek-Fossa 等[8]等评价了高精度外照射（re-EBRT）治疗对于前列腺癌（PCa）放射治疗后局部复发的疗效[8]。研究纳入 64 例患者，

挽救性 SBRT 前的中位 PSA 为 3.89ng/ml[8]，5 个分割的中位总剂量为 30Gy，生物有效剂量（biologically effective dose，BED）为 150Gy。发生 1 例 3 级的急性和 1 例 3 级的延迟性泌尿生殖系统毒性反应[8]。41 例患者（64%）出现肿瘤进展，18 例（28%）出现局部复发[8]，2 年局部控制、生化及临床无复发生存率分别为 75%、40% 和 53%[8]。

四、前列腺床的放射治疗：挽救性场景

Olivier 报道了根治性前列腺切除术后且挽救性外照射治疗（EBRT）后，行挽救性再程放射治疗的初步结果[9]；MRI 和 PET 检查发现前列腺床非转移的孤立性复发[9]；2 例患者给予 6 个月雄激素剥夺治疗（ADT）同时给予再照射[9]；10 例（83%）患者 SBRT 后 PSA 下降[9]；1 年和 2 年无生化复发生存率分别为 79% 和 56%[9]；6 例（50%）患者在中位时间 18（4～42）个月后出现生化复发[9]；3 例患者（25%）出现 1 级膀胱炎，1 例患者（8%）出现 2 级急性直肠炎，1 例患者（13%）在 12 个月后出现 1 级的膀胱炎[9]。

五、应用立体定向图像引导技术对孤立性前列腺癌局部复发进行消融性再次 EBRT

Volpe 回顾性分析了采用立体定向图像引导技术多次再照射（re-EBRT）治疗局部复发的孤立性前列腺癌的疗效[10]。8 例患者都接受了 3 个放射疗程（2 次为再放射治疗），其中 2 例接受了 4 个放射疗程（3 次为再放射治疗）[10]。通过多参数磁共振和（或）胆碱正

电子发射断层显像评估局部复发情况[10]。按照 2017 年 NCCN 定义，4 例患者诊断时被归类为高危 PCa，3 例为中危，1 例为低危[10]。所有患者治疗期间的生化和放射反应都被记录在案。目前，8 例患者中有 7 例无复发[10]。总体毒性反应尚可，无严重急性或延迟性泌尿生殖系统或消化道毒性反应发生[10]。高精度技术和影像引导的多疗程放射治疗可作为局部复发、低负荷 PCa 的挽救治疗方案。

六、前列腺首次放射治疗后挽救性再程放射治疗的不良反应

Vaugier 等[11]进行了一项前瞻性多中心二期试验，研究了高剂量挽救性盆腔照射，并对氟胆碱 PET/CT 显像阳性的盆腔淋巴结进行了额外剂量的照射，同时进行了 6 个月的雄激素阻断[11]。早期毒性反应定义为放射治疗后 1 年内出现的毒性反应[11]。意向治疗分析包括 67 例患者。半数患者曾接受过前列腺照射[11]。9 例患者（13.4%）出现 2 级急性泌尿系统毒性反应，67 例患者中有 4 例（6%）1 年后出现 2 级毒性反应，3 例（4.4%）出现 3 级泌尿系统毒性反应[11]。67 例患者中有 10 例（14.9%）出现 2 级急性消化道毒性反应，有 4 例（6%）1 年后出现 2 级毒性反应[11]。先前接受过前列腺床照射的患者并没有表现出更强的泌尿系统或消化系统毒性反应[11]。欧洲癌症研究与治疗组织（European Organization for Research and Treatment of Cancer）的问卷调查结果在治疗后 1 年的得分没有显著下降[11]。

Mariucci 等[12]针对前列腺癌首次放射治疗后在腺体内或前列腺床位置有复发的患者评估了挽救性外照射放射治疗（EBRT）的可行性和毒性反应。所有患者接受了总剂量为 50Gy（25×2 Gy）的照射，其中 7 例（46.6%）接受了同步雄激素剥夺治疗（中位持续时间 12 个月）[12]。中位随访时间为 40.9 个月，2 年和 4 年无生化复发生存率分别为 55% 和 35%[12]。2 级或以上的急性和延迟性泌尿生殖系统（GU）毒性反应分别为 4 例（26.6%）和 5 例（33.3%），4 年后发生的 GU 毒性反应比例为 30%[12]。2 级或以上急性胃肠的毒性反应为 2 例（13.3%），而没有患者出现延迟性毒性反应[12]。

七、前列腺癌放射治疗后复发的高剂量率立体定向放射治疗

Fuller 等[13]评估了高剂量率立体定向放射治疗（SBRT）的疗效和毒性，针对前列腺放射治疗后活检确认有局部病灶的患者[13]。未复发患者挽救性 SBRT 治疗前基线前列腺特异性抗原（PSA）的中位数为 3.97ng/ml，在治疗后 1 年和 5 年分别降到了 0.6ng/ml 和 0.16ng/ml[13]。计算的 5 年无病生存期（DFS）率为 60%，相应的 5 年无局部复发、无远处转移和无挽救性雄激素剥夺治疗的生存率分别为 94%、89% 和 69%[13]。若挽救性治疗时 PSA<6.92ng/ml，那么计算的 5 年无生化复发生存率为 78%，若 PSA≥6.92ng/ml，5 年无生化复发生存率为 12%（P=0.000 1）[13]。毒性反应主要发生在泌尿道，3 级以上的毒性反应 5 年发生率为 8%，如果仅分析接受"传统外照射"局部复发后再行挽救性治疗的患者，5 年的 3 级以上毒性反应发生率为 3%。无 1 级以上的消化道（GI）毒性反应发生。挽救性治疗时有 30% 的患者存在勃起功能，治疗后其中 82% 的患者丧失勃起功能[13]。

八、外照射治疗联合或不联合近距离放射治疗首次放射治疗失败后的前列腺癌

Zilli 等[14] 评价了外照射治疗（EBRT）联合或不联合近距离放射治疗（BT）作为挽救性方法，对于治疗首次 EBRT 后局部复发的前列腺癌的安全性[14]。挽救性 EBRT 的中位常规分割剂量为 2Gy，总剂量为 85.1Gy（范围 70～93.4Gy），联合 BT 10 例，不联合 BT 4 例[14]。12 例患者接受了中位时间为 12 个月的雄激素剥夺治疗[14]。在放射治疗期间及后 6 周内未观察到 3 级及以上的毒性反应[14]。5 年泌尿生殖系统及消化道无 3 级及以上毒性生存率分别为 77.9% ± 11.3% 和 57.1% ± 13.2%[14]。4 例发生 4 级的泌尿生殖系统合并消化道毒性。5 年无生化复发、无局部复发、无远处转移和肿瘤特异性生存率分别为 35.7% ± 12.8%、50.0% ± 13.4%、85.7% ± 9.4% 和 100%[14]。

九、结论

本系统综述显示，挽救再程放射治疗在前列腺癌术后初次放射治疗失败有一定作用。然而，成功的关键是要选择适当的患者，并充分告知患者可能发生或使症状加重的不良反应。重要的是，在这一领域需要开展更多的 II 期临床试验。

参 考 文 献

[1] Cohen J. Weighted Kappa: nominal scale agreement with provision for scaled disagreement or partial credit. Psychol Bull. 1968;70(4):213–20.

[2] Moher D, Liberati A, Tetzlaff J, Altman DG; PRISMA Group. Preferred reporting items for systematic reviews and meta-analyses: the PRISMA statement. J Clin Epidemiol. 2009;62(10):1006–12. https://doi.org/10.1016/j.jclinepi.2009.06.005

[3] Mays N, Pope C, Popay J. Systematically reviewing qualitative and quantitative evidence to inform management and policy-making in the health field. J Heal Serv Res Pol. 2005;10:6–20.

[4] Moher D, Liberati A, Tetzlaff J, Altman DG. Preferred reporting items for systematic reviews and meta-analyses: the PRISMA statement. BMJ. 2009;339(7716):332–6.

[5] Mbeutcha A, Chauveinc L, Bondiau P-Y, Chand M-E, Durand M, Chevallier D, Amiel J, Kee DLC, Hannoun-Lévi J-M. Salvage prostate re-irradiation using high-dose-rate brachytherapy or focal stereotactic body radiotherapy for local recurrence after definitive radiation therapy. Radiat Oncol. 2017;12(1):49.

[6] Nguyen PL, Chen RC, Clark JA, Cormack RA, Loffredo M, McMahon E, Nguyen AU, et al. Patient-reported quality of life after salvage brachytherapy for radio-recurrent prostate cancer: a prospective Phase Ii study. Brachytherapy. 2009;8(4):345–52.

[7] Miszczyk L, Stąpór-Fudzińska M, Miszczyk M, Maciejewski B, Tukiendorf A. Salvage cyberknife-based reirradiation of patients with recurrent prostate cancer: the single-center experience. Technol Can Res Treat. 2018;17:1533033818785496.

[8] Jereczek-Fossa BA, Rojas DP, Zerini D, Fodor C, Viola A, Fanetti G, Volpe S, et al. Reirradiation for isolated local recurrence of prostate cancer: mono-institutional series of 64 patients treated with salvage stereotactic body radiotherapy (Sbrt). Br J Radiol. 2019;92(1094):20180494.

[9] Olivier J, Basson L, Puech P, Lacornerie T, Villers A, Wallet J, Lartigau E, Pasquier D. Stereotactic re-irradiation for local recurrence in the prostatic bed after prostatectomy: preliminary results. Front Oncol. 2019;9:71.

[10] Volpe S, Alicja Jereczek-Fossa B, Zerini D, Patricia Rojas D, Fodor C, Vavassori A, Romanelli P, et al. Case series on multiple prostate re-irradiation for locally recurrent prostate cancer: something ventured, something gained. Neoplasma. 2019;66(2):308–14.

[11] Vaugier L, Palpacuer C, Rio E, Goineau A, Pasquier D, Buthaud X, De Laroche G, et al. Early toxicity of a phase 2 trial of combined salvage radiation therapy and hormone therapy in oligometastatic pelvic node relapses of prostate cancer (Oligopelvis Getug P07). Int J Radiat Oncol Biol Phys. 2019;103(5):1061–7.

[12] Mariucci C, Ingrosso G, Bini V, Saldi S, Lupattelli M, Frattegiani A, Perrucci E, et al. Helical tomotherapy re-irradiation for patients affected by local radiorecurrent prostate cancer. Rep Prac Oncol Radiother. 2020;25(2):157–62.

[13] Fuller D, Wurzer J, Shirazi R, Bridge S, Law J, Crabtree T, Mardirossian G. Retreatment for local recurrence of prostatic carcinoma after prior therapeutic irradiation: efficacy and toxicity of Hdr-Like Sbrt. Int J Radiat Oncol Biol Phys. 2020;106(2):291–9.

[14] Zilli T, Benz E, Dipasquale G, Rouzaud M, Miralbell R. Reirradiation of prostate cancer local failures after previous curative radiation therapy: long-term outcome and tolerance. Int J Radiat Oncol Biol Phys. 2016;96(2):318–22.

第 14 章　不同剂量前列腺癌挽救性近距离放射治疗的结果比较

Salvage Brachytherapy—Outcomes from Low-and High-Dose Brachytherapy in Prostate Cancer

Sanchia S. Goonewardene　Raj Persad　David Albala　Declan Cahill　著

张文涛　译

一、研究方法

对前列腺癌挽救治疗相关文献进行了系统性的综述。这是为了确定复发预测因子在挽救治疗中的作用。目标为搜索全部与挽救性近距离放射治疗或低剂量或高剂量治疗前列腺癌相关的所有参考文献。使用的搜索词包括挽救性近距离放射治疗、前列腺癌、低剂量、高剂量。作者从如下数据库筛选了自 1989 年—2020 年 5 月相关文章。

- CINAHL 数据库。
- MEDLINE 数据库。
- Cochrane 数据库。
- Amed 数据库。
- EMBASE 数据库。
- PsychINFO 数据库。
- SCOPUS 数据库。
- Web of Science 数据库。

此外,本研究还通过 Cochrane 数据库进行了医学主题词(MeSH)和关键字的搜索。还向两位英国的前列腺癌专家进行了咨询,以确定任何额外的研究(译者注:原文疑有误,已修改)。

如果该文献的研究为原创性研究,则纳入本研究。且该文献须在 1984 年之后以英文发表。不符合这一点的文献则被排除在外。本研究仅包括原创性研究(图 14-1)。本研究的总体目标是确定前列腺癌挽救治疗中复发的预测因素。

两名研究者分别独立筛选所需要的文献摘要,若存在分歧则通过讨论或第三方意见解决。使用 Cohen's Kappa 计算一致性水平来评估筛选的可靠性。Cohen's Kappa 评分允许使用相对观察一致性比较论文之间的评分者间可靠性。这也考虑了偶然发生的比较。第一位研究者同意将所有 11 篇文献纳入,第二位研究者也同意纳入 11 篇。因此,Cohen's Kappa 的值为 1.0[1]。

数据提取由研究者进行试点,并在与研究团队(作者和两名学术主管)协商后进行了修改。收集的数据包括作者、出版年份和国家、研究目标、研究背景、干预目标、参与者人数、研究设计、干预组成部分和实施方法、比较组和结果测量、注释,以及后续随访问题。使用随机对照试验的 PRISMA 标准对所有研究进行质量评估。这种标准是 May 等 [2, 3] 用于行动研究和定性研究以及队列研究的关键技能评估。这也适用于随机对

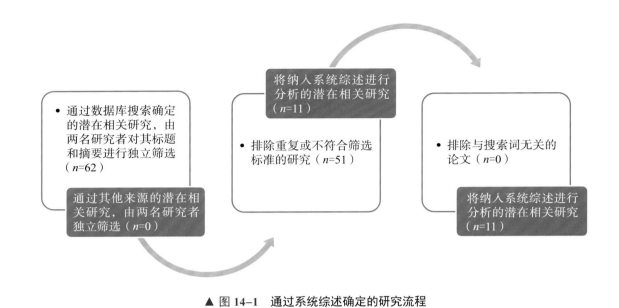

▲ 图 14-1　通过系统综述确定的研究流程
改编自 PRISMA

照试验和定性研究。

通过搜索确定了 62 篇文献（图 14-1）。其中 11 篇符合搜索词和纳入标准。对当前的系统综述进行了检查以获得更多的了解。51 篇论文因不符合纳入标准或证据而被排除。在剩下的 11 篇论文中，确定了相关摘要并获得了全文（全部为英文），以根据搜索条件确保文献质量。纳入的研究之间存在相当大的设计异质性，因此对证据进行了叙述性审查。研究中存在显著的异质性，其中包括临床主题、数量、结果，因此，叙述性审查被认为是最好的。有 11 项队列研究，证据水平中等。这些研究来自不同的国家，且失访率最小，所有参与者均是合适的。

二、系统综述结果：低剂量率（LDR）和高剂量率（HDR）近距离放射治疗的结局

Henríquez López 等[4] 回顾了低剂量和高剂量近距离放射治疗[4]。总体而言，5 年

PSA 无复发生存率（RFS）为 71%（95%CI 65.9%～75.9%）。没有观察到 RFS 的显著差异（P=0.063）[4]。LDR-BT 和 HDR-BT 组的 5 年肿瘤特异生存率（CSS）分别为 96.5% 和 93%[4]。38 例患者（32%）在挽救 BT 后出现生化进展，其中 LDR 组为 14 例患者（32%），HDR 组为 24 例（32.5%）[4]。在多因素变量分析中，初次放射治疗的生化复发时间 < 30 个月（P=0.014）和挽救治疗后最低 PSA（P=0.000）与生化复发显著相关[4]。而在毒性方面并没有显著的组间差异[4]。总的来说，该研究中 13 例患者尿道狭窄、22 例患者尿失禁、13 例患者血尿。在 23.5% 的患者中观察到 ≥ 3 级的毒性[4]。

Barbera 等[5] 评估了初次 EBRT 后全腺体挽救性近距离放射治疗（SBT）的毒性、结果和疗效[5]。SBT 后的中位随访时间为 24 个月。在 19 例患者中，分别有 2 例患者出现 3 级膀胱炎（10.2%）和 1 例患者出现 4 级直肠炎（5.3%）[5]。SBT 前和 SBT 后的 6 个月、12 个月和 24 个月的平均 IPSS 评分分别为 5.84 分、10.22 分、15.72 分和 8.10 分[5]。SBT 前和

SBT 后 6 个月、12 个月和 24 个月的平均国际勃起功能指数问卷表（international index of erectile function，IIEF）分数分别为 8.42 分、3.55 分、7.89 分和 6.40 分[5]。分析发现，只有 2 例患者出现生化复发（3 年 BRFS 为 85.2%）[5]。

Kollmeier 等[6] 回顾比较了低剂量率或高剂量率近距离放射治疗的结果和毒性[6]。结果显示 3 年 PSA 无复发生存率（RFS）为 60.1%（95%CI 49.6%～72.5%）[6]。LDR 和 HDR 近距离放射治疗在 RFS 方面没有差异（对数秩检验 P=0.84）。在多因素变量分析中，只有 PSA 倍增时间（PSADT）<12 个月与 PSA 复发显著相关[6]。PSADT<12 个月的患者的 3 年 PSA 的 RFS 为 39%，而 PSADT≥12 个月的患者为 73%（P=0.002）[6]。LDR 和 HDR 近距离放射治疗之间的毒性没有统计学差异[6]。LDR 患者的泌尿系统症状峰值较高，然而，到了 24～36 个月，两组都恢复到基线水平[6]。

三、低剂量和高剂量挽救性近距离放射治疗的不良反应

Maenhout 等[7] 描述了磁共振引导的局部挽救性高剂量率近距离放射治疗影像学复发前列腺癌的毒性和生化结果[7]。17 例患者中有 8 例的随访间隔≥1 年[7]。中位随访时间为 10 个月（范围 3～40 个月），根据 Phoenix 标准，1 例患者出现生化复发，PSMA PET-CT 显示这例患者出现远处淋巴结转移[7]。1 例患者在治疗后 2 年出现 3 级尿道狭窄[7]。

Jiang 等[8] 报道了在有或没有 BT 的外照射治疗的患者进行挽救性间歇性高剂量率近距离放射治疗（HDR-BT）的结果。其关注重点在治疗毒性和 5 年的效果[8]。22 例患者至

少随访 60 个月并进行分析[8]。其 5 年总生存率为 95.5%，疾病特异性生存率为 100%[8]。5 年生化控制率为 45%。在 2 例患者（9%）中观察到 2 级晚期消化道毒性[8]。未观察到 3 级或更高级别的消化道晚期毒性[8]。2 例患者（9%）出现尿失禁，1 例患者（4%）出现 2 级尿路梗阻[8]。

Gawkowska-Suwinska 等[9] 分析了挽救性高剂量近距离放射治疗对外照射放射治疗（EBRT）后前列腺腺癌局部复发患者的早期影响和毒性[9]。15 例符合条件的患者接受了治疗和分析[9]，随访时间为 3～9 个月。根据 EORTC/RTOG 评分，该治疗的急性毒性较低[9]。对于膀胱的毒性，EORTC/RTOG 评分范围为 0～2 分[9]。2 例患者出现直肠 1 级毒性[9]。1 例患者观察到直肠 2 级毒性，1 例患者出现尿道狭窄[9]。

四、挽救性近距离放射治疗和 ADT 治疗

Baumann[10] 等探究了如果与雄激素剥夺疗法（ADT）相结合，减少剂量的挽救性近距离放射治疗是否可以实现高生化控制率和可接受的毒性[10]。结果显示患者 5 年和 7 年无复发生存率、无远处转移生存率和总生存率分别为 79% 和 67%；93% 和 86%；分别为 94% 和 85%[10]。5 年时无晚期 3 级 GU 毒性为 85%。没有晚期>2 级 GI 毒性[10]。

该研究更新的结果也给出了类似的结果[10]。55% 的患者在诊断时患有高危疾病[10]。中位 EBRT 剂量为 70.2Gy，PSA 最低点的中位数为 0.8ng/ml[10]。复发的中位时间为 56 个月，挽救前 PSA 的中位数为 5.0ng/ml。中位近距离放射治疗后随访时间为 61 个月（范

围 7～150 个月)[10]。5 年和 7 年无复发生存率、无远处转移生存率和总生存率分别为 79% 和 67%；93% 和 6%；94% 和 85%[10]。5 年内患者无 3 级晚期 GU 毒性为 85%，没有患者＞2 级的晚期 GI 毒性[10]。

五、永久性近距离放射治疗后局部挽救性再植入

Kunogi 等[11] 研究了前列腺癌永久性近距离放射治疗后局部复发的患者局灶进行挽救性再植入的治疗结果。结果显示包括无反应者在内其 4 年 BDFS 为 78%[11]。有 2 例患者分别在 7 个月和 31 个月后发生生化复发[11]。前者在生化失败后接受激素治疗，后者应患者要求观察等待（最后一次随访 53 个月时的 PSA 为 7.3ng/ml）[11]。没有患者出现 3 级 GU/GI 毒性或在挽救性再植入后死亡[11]。

六、放射治疗后高剂量近距离放射治疗结果

Jo 等[12] 评估了在放射治疗后疑似局部复发或肿瘤残留患者中予以挽救性高剂量率近距离放射治疗（HDR-BT）的初步临床结果[12]。11 例患者中有 7 例仍处于生化无疾病状态[12]。在其他 4 例患者中的 3 例在 HDR-BT 后，PSA 水平持续上升[12]。在 4 例 PSA 复发患者中开始使用激素。在本研究中，没有发生 3 级或更严重的事件，2 级的发生率较低[12]。

七、PSA 反弹后使用高剂量率近距离放射治疗

前列腺癌根治性放射治疗后的 PSA 动态监测是评估治疗的重要组成部分[13]。Åström 等[13] 分析了联合高剂量率近距离放射治疗（HDR-BT）和外部放射治疗（ERT）后 PSA 反弹的发生[13]。反弹峰值的中位时间为 15 个月（3～103 个月），反弹中位数为 1.5（0.3～12）ng/ml[13]。年龄较小和较低的 Gleason 评分与 PSA 反弹相关[13]。在将 PSA 反弹作为时间相关协变量并针对其他预后因素进行调整的 Cox 回归分析中，PSA 反弹与较低的 PSA 失败风险相关（HR=0.42，95%CI 0.26～0.70）[13]。

八、结论

该系统综述证明了低剂量和高剂量近距离放射治疗在前列腺癌复发治疗中的作用。

参考文献

[1] Cohen J. Weighted Kappa: nominal scale agreement with provision for scaled disagreement or partial credit. Psychological Bulletin. Oct 1968;70(4):213–20.

[2] Mays N, Pope C, Popay J. Systematically reviewing qualitative and quantitative evidence to inform management and policy-making in the health field. Journal of Health Services Research and Policy. 2005;10:6–20.

[3] Moher D, Liberati A, Tetzlaff J, Altman DG. Preferred reporting items for systematic reviews and meta-analyses: the PRISMA statement. BMJ. 2009;339(7716):332–6.

[4] Henríquez López I, Segundo CG-S, Vegas JO, Gutierrez C, Hervas A, Rodriguez MáC, Albarrán JV, et al.

Salvage brachytherapy for locally-recurrent prostate cancer after radiation therapy: a comparison of efficacy and toxicity outcomes with high-dose rate and low-dose rate brachytherapy. Radiotherapy and Oncology. 2019;141:156–63.

[5] Barbera F, Triggiani L, Buglione M, Ghirardelli P, Vitali P, Caraffini B, Borghetti P, et al. Salvage low dose rate brachytherapy for recurrent prostate cancer after external beam radiotherapy: results from a single institution with focus on toxicity and functional outcomes. Clinical Medicine Insights Oncology. 2017;11:1179554917738765.

[6] Kollmeier MA, McBride S, Taggar A, Anderson E, Lin M, Pei X, Weiji S, et al. Salvage brachytherapy for recurrent prostate cancer after definitive radiation therapy: a comparison of low-dose-rate and high-dose-rate brachytherapy and the importance of prostate-specific antigen doubling time. Brachytherapy. 2017;16(6):1091–8.

[7] Maenhout M, Peters M, van Vulpen M, Moerland MA, Meijer RP, van den Bosch MAAJ, Nguyen PL, Frank SJ, van der Voort van Zyp JRN. Focal MRI-guided salvage high-dose-rate brachytherapy in patients with radiorecurrent prostate cancer. Technology in Cancer Research & Treatment. 2017;16(6):1194–201.

[8] Jiang P, van der Horst C, Kimmig B, Zinsser F, Poppe B, Luetzen U, Juenemann K-P, Dunst J, Siebert F-A. Interstitial high-dose-rate brachytherapy as salvage treatment for locally recurrent prostate cancer after definitive radiation therapy: toxicity and 5–year outcome. Brachytherapy. 2017;16(1):186–92.

[9] Gawkowska-Suwinska M, Fijałkowski M, Białas B, Szlag M, Kellas-Ślęczka S, Nowicka E, Behrendt K, et al. Salvage brachytherapy for local recurrences of prostate cancer treated previously with radiotherapy. Journal of Contemporary Brachytherapy. 2009;1(4):211–5.

[10] Baumann BC, Baumann JC, Christodouleas JP, Soffen E. Salvage of locally recurrent prostate cancer after external beam radiation using reduced-dose brachytherapy with neoadjuvant plus adjuvant androgen deprivation. Brachytherapy. 2017;16(2):291–8.

[11] Kunogi H, Wakumoto Y, Yamaguchi N, Horie S, Sasai K. Focal partial salvage low-dose-rate brachytherapy for local recurrent prostate cancer after permanent prostate brachytherapy with a review of the literature. Journal of Contemporary Brachytherapy. 2016;8(3):165–72.

[12] Jo Y, Fujii T, Hara R, Yokoyama T, Miyaji Y, Yoden E, Hiratsuka J, Nagai A. Salvage high-dose- rate brachytherapy for local prostate cancer recurrence after radiotherapy—preliminary results. BJU International. 2012;109(6):835–9.

[13] Åström L, Sandin F, Holmberg L. Good prognosis following a PSA bounce after high dose rate brachytherapy and external radiotherapy in prostate cancer. Radiotherapy and Oncology. 2018;129(3):561–6.

第 15 章　初次近距离放射治疗后复发前列腺癌的挽救性近距离放射治疗

Salvage Brachytherapy after Primary Brachytherapy in Recurrent Prostate Cancer

Sanchia S. Goonewardene　Raj Persad　David Albala　Declan Cahill　著

张文涛　译

一、研究方法

为了确定初次近距离放射治疗后复发的患者挽救性近距离放射治疗的效果，本章综述了前列腺癌挽救性治疗相关文献。目标为搜索与挽救性近距离放射治疗、前列腺癌、初次近距离放射治疗相关的所有参考文献。使用搜索词包括挽救治疗、前列腺癌、初次近距离放射治疗。作者从如下数据库筛选了自 1989 年—2020 年 5 月相关文章。

- CINAHL 数据库。
- MEDLINE 数据库。
- Cochrane 数据库。
- Amed 数据库。
- EMBASE 数据库。
- PsychINFO 数据库。
- SCOPUS 数据库。
- Web of Science 数据库。

此外，本研究还通过 Cochrane 数据库进行了医学主题词（MeSH）和关键字的搜索。还向两位英国的前列腺癌专家进行了咨询，以确定任何额外的研究（译者注：原著疑有误，已修改）。

如果该文献的研究为原创性研究，则纳入本研究。且该文献须在 1984 年之后以英文发表。不符合这一点的文献则被排除在外。本研究仅包括原创性研究（图 15-1）。本研究的总体目标是确定前列腺癌挽救治疗中复发的预测因素。

两名研究者分别独立筛选所需要的文献摘要，若存在分歧则通过讨论或第三方意见解决。使用 Cohen's Kappa 计算一致性水平来评估筛选的可靠性。Cohen's Kappa 评分允许使用相对观察一致性比较论文之间的评分者间可靠性。这也考虑了偶然发生的比较。第一位研究者同意将所有 3 篇文献纳入，第二位研究者也同意纳入 3 篇。因此，Cohen's Kappa 评分为 1.0[1]。

数据提取由研究人员进行试点，并在与研究团队（作者和两名学术主管）协商后进行了修改。收集的数据包括作者、出版年份和国家、研究目标、研究背景、干预目标、参与者人数、研究设计、干预组成部分和实施方法、比较组和结果测量、注释，以及后续随访问题。使用随机对照试验的 PRISMA 标准对所有研究进行质量评估。这种标准是 May 等[1, 2]用于行动研究和定性研究，以及队列研究的关键技能评估。这也适用于随机对

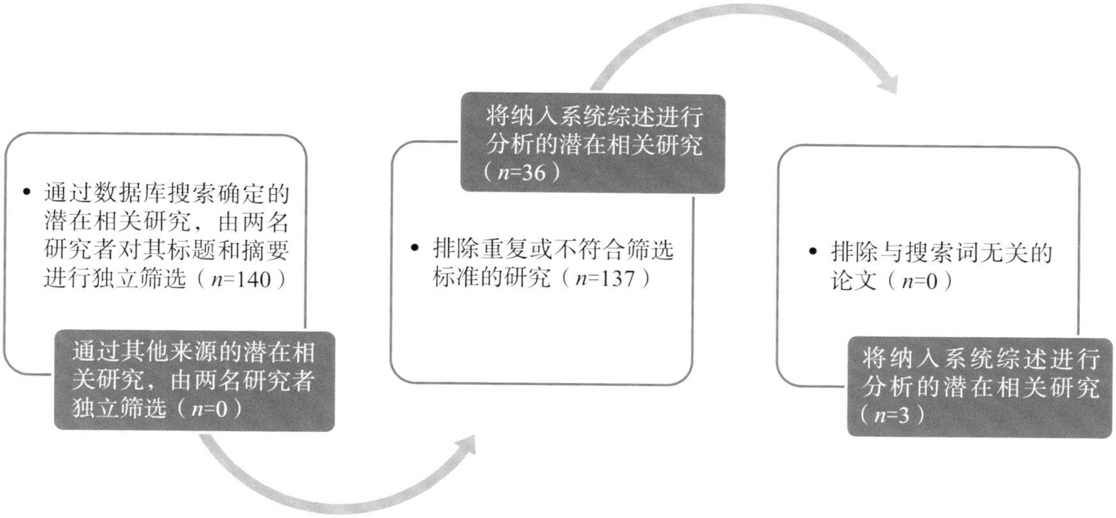

▲ 图 15-1　通过系统综述确定的研究流程
改编自 PRISMA

照试验和定性研究。

通过搜索确定了 140 篇文献（图 15-1）。140 中的 3 篇符合搜索词和纳入标准。对当前的系统综述进行了检查以获得更多的了解。137 篇论文因不符合纳入标准或证据而被排除。在剩下的 3 篇论文中，确定了相关摘要并获得了全文（全部为英文），以根据搜索条件确保文献质量。纳入的研究之间存在相当大的设计异质性，因此对证据进行了叙述性审查。研究中存在显著的异质性，其中包括临床主题、数量、结果，因此，叙述性审查被认为是最好的。有 36 项队列研究，证据水平中等。这些研究来自不同的国家，且随访损失最小，所有参与者均是合适的。

二、系统综述结果

（一）初次近距离放射治疗后复发性前列腺癌挽救性近距离放射治疗的结果

Sasaki 等[3] 表征了在有或没有外照射放

射治疗的情况下，进行 125I 低剂量率近距离放射治疗后前列腺癌的局部复发的患者进行挽救性局部近距离放射治疗的效果[3]。在初次低剂量率近距离放射治疗后经活检证实局部复发的 8 例患者的 PSA 最低水平中位数为 0.75ng/ml（范围 0.39～2.06ng/ml）[3]。7 例重新治疗的患者对挽救性部分低剂量率近距离放射治疗的耐受性良好，且随访时显示 PSA 水平降低[3]。有 2 例患者在 11 个月和 13 个月时出现生化和临床进展[3]。其余 5 例患者的 PSA 水平持续降低[3]。队列中没有遇到明显的泌尿生殖系统或消化道毒性[3]。该结果表明，对于活检证实的局部前列腺癌复发，局部挽救性低剂量率近距离放射治疗似乎是合理、技术上可行和安全的[3]。

（二）初次近距离放射治疗后挽救性近距离放射治疗的不良反应

Lacy 等[4] 评估了近距离放射治疗后发现生化复发使用挽救性近距离放射治疗的疗

效[4]。本研究中的大多数患者（61.9%）为低风险前列腺癌，挽救性治疗前中位 PSA 为 3.49ng/ml（范围为 17.41～1.68ng/ml）[4]。在治疗后的最后一次随访中，21 例队列中的 11 例患者（52.4%）没有生化复发[4]。低风险患者的生化复发率有降低的趋势（P=0.12）[4]。IPSS 评分在 3 个月的随访时增加，但在 18 个月时下降并与基线评分相当[4]。挽救性近距离放射治疗可以在初次近距离放射治疗后进行，但第二次近距离放射治疗后的不良反应更高。

（三）初次近距离放射治疗后抢救近距离放射治疗剂量

Girum 等[5]评估了在永久性前列腺植入物（primary permanent prostate implant，pPPI）[5]之后的挽救性前列腺癌永久性放射性粒子植入（salvage permanent prostate implant，sPPI）的剂量分布。6 例患者的 sPPI 和 pPPI 之间的平均前列腺体积差异为 9.85（7.32）cm[3]。CT$_2$ 评估的平均靶区达到处方剂量的百分数（D90）和处方剂量的靶体积（V100）分别为 486.5Gy（58.9）和 100.0%（0.0），而 mCT$_2$ 为 161.3Gy（47.5）和 77.3%（25.2）（每次 P=0.031）。sPPI 当天的平均 D90 为 145.4Gy（11.2），与 mCT$_2$ 上观察到的没有显著差异（P=0.56）。sPPI 的植入 D90 和 V100 可以在去除初次植入后的 CT 图像上进行估计。

三、结论

尽管该主题的论文数量很少，但初次近距离放射治疗后的挽救性近距离放射治疗可能会发挥疗效，但仍需要在该治疗方式上进行更多的探索以明确这一结论。

参考文献

[1] Moher D, Liberati A, Tetzlaff J, Altman DG. Preferred reporting items for systematic reviews and meta-analyses: the Prisma statement. BMJ (Online). 2009;339(7716):332–6.

[2] Mays N, Pope C, Popay J. Systematically reviewing qualitative and quantitative evidence to inform management and policy-making in the health field. J Health Serv Res Policy. 2005;10:6–20.

[3] Sasaki H, Kido M, Miki K, et al. Salvage partial brachytherapy for prostate cancer recurrence after primary brachytherapy. Int J Urol. 2014;21(6):572–7.

[4] Lacy JM, Wilson WA, Bole R, et al. Salvage brachytherapy for biochemically recurrent prostate cancer following primary brachytherapy. Prostate Cancer. 2016;2016:9561494.

[5] Girum KB, Lalande A, Quivrin M, et al. Inferring postimplant dose distribution of salvage permanent prostate implant (PPI) after primary PPI on CT images. Brachytherapy. 2018;17(6):866–73.

第 16 章　初次放射治疗后前列腺癌复发的局部挽救治疗

Focal Salvage Therapy for Prostate Cancer Recurrence After Primary Radiotherapy

Daimantas Milonas　Gert de Meerleer　Clement Orczyk　Kristina Zviniene　Alberto Bossi
Wouter Everaerts　Charlien Berghen　Gaëtan Devos　Hein van Poppel　Steven Joniau　著
郭长城　译

一、背景

目前针对初次放射治疗（RT）后局部复发性前列腺癌（PCa），常规的治疗方式是姑息性雄激素剥夺疗法（ADT），但 ADT 治疗不仅有相关的不良反应，并且对患者没有明确的生存获益。最近研究表明初次放射治疗后局部复发的前列腺癌可以行挽救性治疗。随着影像学的发展，目前针对局部复发和远处转移的鉴别和发现逐步提高。进而开启了以治愈性为目的治疗的可能性。全腺体挽救治疗技术如根治性前列腺切除术或非侵入性冷冻消融、高能聚焦超声和近距离放射治疗等技术均可达到可接受瘤控效果，且在手术和非手术挽救治疗方面无明显差异。最近的报告显示不论采取何种方式挽救性治疗的毒性风险仍然存在较高，但手术方式挽救治疗，尿失禁率更高[1, 2]。然而，直到目前为止还没有针对挽救性治疗方式的随机对照临床试验。

与挽救性全腺体治疗相比，局灶性挽救治疗的主要目标是破坏复发性病灶而保留邻近正常组织，从而潜在地降低发病率并维持较高的生活质量。这样做的理由治疗取决于以下几个事实。第一，初始放射治疗后行挽救性前列腺切除后标本中肿瘤定位显示，61%～72% 复发性癌灶是单一病灶[3-5]。第二，放射学研究表明，高达 90% 的局部复发病灶位于与初始病灶部位重叠的区域[6-8]。第三，随着影像学技术的提高，前列腺癌复发检测的特异性和灵敏度显著提高[9-12]。最后，全腺体挽救治疗与高并发症、高不良反应及低生活质量相关[13]。最近的元回归分析显示挽救性治疗后总体尿失禁发生率为 31%（范围 0%～79%），勃起功能障碍发生率为 72%（范围 0%～100%），瘘管发生率为 2%（范围 0%～12%）和尿道狭窄率为 17%（范围 0%～71%）[1]。

基于 Medline 文献检索进行了非系统评价。PubMed 检索时间从 2000 年 1 月—2020 年 1 月，使用关键词包括"放射治疗""复发性前列腺癌"，联合搜索词"局部""挽救高能聚焦超声"，或者"挽救性冷冻疗法""低剂量率近距离放射治疗""高剂量率近距离放射治疗""立体定向放射治疗""不可逆电穿孔""膀胱切除术"。所有涉及 7 例及以上患者的回顾性报告和前瞻性数据均收集入内。个案报道和治疗方式不清楚的研究排除在外。研究共纳入 28 份文献涉及 971 例患者。

本章的目的是回顾初始放射治疗后行局部挽救治疗的证据。旨在分析患者选择、肿瘤学结果、功能结果和毒性方面的循证学证据。

二、复发的评估

（一）远处转移的评估

建立疾病复发定位从而评价生化复发（BCR）是必不可少的，因为远处转移的前列腺癌患者不适合行局部挽救性治疗。局部及局部晚期前列腺癌经过放射治疗后＞1/3 复发，而几乎 60% 的复发表现为盆腔或腹部阳性淋巴结、内脏器官或骨骼转移[14]。治疗前评估有无转移性与挽救治疗是否获益明显相关。因此，局部挽救治疗的成功取决于对转移灶的充分排除，以及前列腺内的评估。^{99}Te 骨显像主要用于排除骨转移，这种成像仅对于高风险前列腺（PSA＞20ng/ml 或 Gleason 评分≥8 分）是比较准确的[15]。此外，使用 CT 或 MRI 显示淋巴结的分期诊断准确性较差[16]。PET/CT 推荐作为评估复发转移的标准成像方式。虽然胆碱和氟化物最初是最常用的示踪剂[17, 18]，但目前最有希望的结果是用前列腺特异性膜抗原获得的（PSMA）PET/CT。该技术即使在 PSA 值<2ng/ml 也可为前列腺内病变、淋巴转移及骨转移提供高精度的诊断[9, 10]。此外，扩散加权全身 MRI 已被研究用于复发性前列腺癌远处转移的评估，但 PET/CT 结果似乎更优[19]。

（二）评估前列腺内复发

具有 T$_2$ 加权、动态对比度增强（DCE）和弥散加权成像（DWI）的 mpMRI 可以提供形态学和生物学信息。在未经治疗的前列腺癌中，mpMRI 检测具有临床意义的前列腺癌病变的准确性非常高，灵敏度为 93%[20, 21]。在放射治疗后复发的病例中，虽然 mpMRI 也有诊断价值，但与初发前列腺癌相比其检测的灵敏度较低[22, 23]。磁共振的其他序列（如 DCEI 和 DWI）在检测前列腺癌复发很有希望但结果仍有争议[22-24]。MRI 靶向穿刺活检似乎令人鼓舞，因其可以检测出大部分在 DCEI[26] 序列中表现出异常信号的临床意义前列腺癌[25]。在足够多的患者人群中[27]，^{68}Ga-PSMA PET/CT 在复发人群中阴性预测值为 91%，阳性预测值为 100%。在原发性前列腺癌病灶中 mpMRI 与 ^{68}Ga-PSMA PET/CT 联合理论上可以提供最高的检测精度[28]。

活检

在放射治疗复发的情况下，前列腺活检评估受到放射线的影响从而显示出更高等级的前列腺癌。1/3 的不确定活检最终明确为阴性。但局部复发也可能会被认为是放射治疗效应而活检也可能出现假阴性的表现。另外，晚期癌症延迟消退也可能导致假阳性活检结果[29]。常规放射治疗后活检对单纯 PSA 检测的帮助是有限的，因此应该仅在生化复发的情况下考虑活检[30]。根据 EAU 指南推荐，前列腺活检应在初次放射治疗后 18～24 个月进行，如果考虑挽救性治疗，mpMRI 可用于靶向穿刺活检[31]

三、目前的局部挽救治疗

放射治疗复发性前列腺癌的局部挽救治疗可以使用几种技术，高能聚焦超声（HIFU）、冷冻疗法（CRO）、低剂量 - 近距离放射治疗（LDRB）、高剂量率近距离放射治疗（HDRB）、立体定向放射治疗（SBRT）、不可逆电穿孔（IRE）和挽救性前列腺膀胱切除术。

四、局部挽救性 HIFU 治疗

目前可获得的关于 HIFU 治疗的数据主要是放射治疗后复发的前列腺癌行 HIFU 全腺体治疗。这些数据表明了 HIFU 治疗带来了可接受的治疗效果，但也存在明显的不良反应及并发症[32-34]。将治疗范围缩小到腺体的一部分，保留关键解剖结构和减少能量的总剂量，旨在降低毒性，同时保持治疗肿瘤的效果。局部挽救 HIFU 治疗的靶点可以是特定病灶、象限或半叶消融。目前只有 3 项超过 10 例患者针对此进行研究[35-37]。其中只有一项是前瞻性研究[36]。总体而言，237 名男性接受了局部挽救性 HIFU 治疗（表 16-1）中位随访时间为 17～35 个月。使用 Kaplan-Meier 分析显示无生化复发生存率（BPFS）从第二年的 49% 到第三年的 48%。在一项研究中报道[37]，在随访期间，局部进展率为 7%～21%，转移进展率为 5%～12%，4 例（3%）肿瘤相关死亡（CRD）。有趣的是，在此研究中，10 例经组织学证实局部复发的患者中有 6 例接受进一步的挽救治疗[37]。这代表了高达 50% 的挽救性 HIFU 后局部复发，同时接受其他挽救性治疗方式，如挽救性根治性前列腺切除术、冷冻消融术或不可逆电穿孔。23%～74% 的患者在局部挽救 HIFU 前使用 ADT，然而未评估挽救前 ADT 对肿瘤结果的潜在影响这些因素。

所有研究中的尿失禁率相似，并因定义而不同，局部挽救 HIFU 治疗前无漏尿率的范围为 64%～75%，无垫率为 75%～87%。

上述系列研究显示局部挽救 HIFU 对勃起功能具有不良影响。国际勃起指数与基线相比，国际勃起功能指数问卷表 –5（IIEF-5）得分显著降低（从 18 分降到 13 分和从 11 分降到 7 分）[35, 36]。只有一项研究显示 59% 的患者维持治疗后足以进行性交的能力，但数据仅局限于 25% 的研究患者[37]。另外，局部挽救后 HIFU 治疗前后 EORTC QLQ-30 生活质量评分没有差异（35.7 vs. 36.8，$P=0.2$）[37]。

Clavien Ⅲ 级及以上并发症发生率≤27%，瘘管发生率为 0%～3%，8% 的膀胱颈狭窄和 4% 的耻骨炎伴 1 例耻骨膀胱瘘。主要的 Clavien Ⅰ 级并发症是泌尿道感染。

局部挽救治疗对患者的选择对于优化结果至关重要。最近 Peters 等提出了一个基于 150 例男性预测结果的模型[38]。从初始放射治疗到挽救治疗、T 分期（基于 MRI）、挽救前的 PSA 值、PSA 倍增时间和前列腺体积作为局部挽救治疗后生化复发的预测因子。从初始放射治疗到挽救治疗的时间，T 分期（基于 MRI）、挽救前 PSA、前列腺体积和初级 Gleason 评分被检测为复合终点的预测因子，如生化复发、局部或远处疾病进展、开始全身治疗或肿瘤相关死亡。Baco 等证实了挽救前 PSA 可以作为 BCR 的预测因子[36]。

五、局部挽救性冷冻消融

相比于 HIFU，使用冷冻消融进行全腺体挽救治疗多项研究已经报道具有显著毒性，特别是直肠前列腺瘘，但其有希望控制肿瘤。随着冷冻技术的提高，目前针对病灶更集中的治疗成为可能。

第一篇关于放射复发性前列腺癌局灶性冷冻消融结果的报道是由 Eisenberg 和

表 16-1 局部挽救高能聚焦超声治疗：随访、毒性、功能性和肿瘤学结果

	[33], *n*=39	[34], *n*=48	[35], *n*=150
技术	半叶 41%，象限 51%	半叶	半叶（34%），局部（55%），特定病灶（11%）
放射治疗后的时间（月）	86（48～180）	71（32～175）	80±32.9
随访时间（月）	17（10～29）	71（32～175）	35（22～52）
生化复发标准	Phoenix	Phoenix	Phoenix
生化无进展生存	49%，2 年	52%，2 年	48%，3 年
生化复发率	—	37.50%	51%
临床进展	局部 4（10.3%）远处 2（5.1%）	局部 10（21%）远处 6（12.5%）	局部 10（7%）远处 9（6%）死亡 1（2.7%）
HIFU 治疗前 PSA（ng/ml）（中位值）	3.3（0.02～27.9）		5.5（3.6～7.9）
ADT	74.40%	23%	45，3%
PSA 最低值（ng/ml）（中位值）	0.57（0.1～2.3）	0.69±0.83	0.67（0.2～1.9）
Clavien I 级 & III 级及以上	8% & 26%	—	12.7% & 27.3%
尿失禁	无尿垫：87%无漏：64%	无尿垫：75%无漏：75%	无尿垫：75%无漏：75%
效力	IIEF-5 评分：从 18 分降至 13 分	IIEF-5 评分：从 11 分降至 7 分	58.30%
瘘	2.60%	0%	2%
狭窄	—	—	8%
骨炎	—	4.20%	0.70%
初始治疗	外照射放射治疗：100%	外照射放射治疗：96%近距离放射治疗：4%	外照射放射治疗：97%联合近距离放射治疗：3%
初始风险组	低危：18%，中危：38%高危：44%	低危：21%，中危：25%高危：42%，未知：12%	低危：21%，中危：23%高危：42%，未知：14%
评估复发	活检 +MRI	活检 +MRI	活检 +MRI
局灶治疗前 T 分期	T_{1c}～T_2-64%，T_{3a}：33%	—	T_1：7%，T_2：68%，T_3：25%
局灶治疗后	25% 二次 HIFU 治疗	40% 二次 HIFU 治疗	30% RP 挽救性冷冻消融：10%立体定向放射治疗：10%

PSA. 前列腺特异性抗原；HIFU. 高能聚焦超声；ADT. 雄激素剥夺疗法；MRI. 磁共振成像

Shinohara 于 2008 年发表的[39]。之后共有 7 篇文献总计 369 例患者（表 16-2）使用了具有明确定义的局部冷冻消融技术[39-45]。中位随访范围为 15～37 个月，BCR 是使用 Phoenix 标准定义的[41]。3 年无生化复发生存率分别为 48%～79% 和 5 年生化复发生存率为 47%～54%。局部前列腺癌复发率为 5%～20%。只有 2 篇报道[40, 45] 明确定义远处疾病进展（分别为 0% 和 4%）。使用新辅助 ADT 26%～37% 的患者没有导致 BCR 时间延长[41-43]。

报道的严重并发症是直肠瘘和尿道狭窄，两者均上升到 5%。26% 的患者报告了急性尿潴留。尿失禁发生率为 0%～29%，平均发生率为 10%。治疗疗效的保持率为 29%～78%，但效力率仅在 50% 的患者中进行了评估。QoL 仅由 Bomers 等评估，使用 FACT-P、FACT-G 和 TOI 问卷[42]，基线与 6 个月和 12 个月的分数无明显差异。

六、局部挽救立体定向放射治疗

自 2012 年以来，5 项研究共 123 例患者对放射治疗后复发前列腺癌的局部挽救性 SBRT 的结果进行了研究（表 16-3）[46-50]。治疗大部分使用射波刀进行。必须指出的是，5 项研究中只有 2 项使用经证实的组织学复发而触发挽救治疗。迄今为止的随访时间很短［中位数 12 个月（范围 10～29 个月）］。最高的 1 年 BPFS 率为 86%，但 3 年 BPFS 下降到 55%。在高达 33% 患者中检测到局部疾病复发，而远处转移率高达 14%。没有关于复发术后重复局灶治疗的数据。所有患者均开始全身治疗。

据报道，3～4 级尿毒性高达 6%，而 3 级直肠损伤无报道。

Pasquier 等研究表明 D Amico 风险标准在初始治疗前、第一次放射治疗到挽救治疗的时间和 SBRT 剂量是生化复发显著的预测因素[50]。

七、局部挽救性高剂量率近距离放射治疗

高剂量率近距离放射治疗（HDR-BT）是局部挽救治疗中最新的治疗方式之一。自 2017 年以来一项回顾性研究[51] 和 3 项前瞻性研究[52-54] 共计 130 例患者进行了研究（表 16-4）。用于治疗的辐射剂量为一次 19Gy 或 27Gy 分 2 次。随访中位数为 10～36 个月，其中 BCR 率差异很大，为 6%～52%。3 年 BPFS 为 46%～61%。局部疾病进展 0%～44%，转移进展为 0%～6%。

没有 3 级以上的消化道毒性，无 4～5 级的泌尿生殖系统毒性，3 级的泌尿生殖系统毒性发生率为 2%～10%。Murgic 等使用 EPIC，Van Son 等使用 QLQ-C30 和 QLQ-PR25，以及 RAND-36 问卷评估了患者生活质量[52, 54]。Murgic 等在 42 个月时的 QoL 和基线无差异。除了性功能之外（P=0.000 7）[54]。Van Son 等报道了除了 22% 新出现的 3 级勃起功能障碍外，没有临床相关的 QoL 恶化[54]。Chitmanee 等发现挽救性 HDR-BT 后的 PSA 最低点（0.5ng/ml vs. ＞0.5ng/ml）成为多变量分析中生化进展的唯一预测因子[53]。但是，必须谨慎对待这些结果，因为无论治疗前后，全身性 ADT 治疗都是基础治疗。

表 16-2　局部挽救性冷冻消融治疗：随访、毒性、功能和肿瘤学结果

	[37], $n=19$	[38], $n=25$	[39], $n=55^a$	[40], $n=91$	[41], $n=65^b$	[42], $n=72$	[43], $n=62$
技术	半叶消融	半叶消融	局部	半叶消融	半叶消融	局部	局部
放射治疗后的时间（月）	72±36	100（36～180）	67（8～151）	—	66（16～180）	—	69.5
随访时间（月）	18（6～33）	31（4～90）	37（2～72.5）	15（1～97）	27（8～99）	24（10～60）	>12 月
生化复发标准	Phoenix	Phoenix	Phoenix	Phoenix	Phoenix	Phoenix	Phoenix
生化无进展生存	79%（3 年）	54%（5 年）	47%（5 年）	47%（5 年）	48%（3 年）	77%（2 年）	63%（1 年）
生化复发率	32%	32%	47%	15%	52%	22%	42%
临床进展	局部 1（5%）	局部 2（8%）远处 0（0%）	局部 11（20%）	局部 4（4%）	局部 12（18%）	—	局部 7（11%）远处 4（6.4%）
冷冻消融治疗前 PSA（ng/ml）（中位值）	3.3（0.3～8.96）	7.0（1.2～186）	2.8（0.1～8.2）	4.8（0～92.6）	4.0（0.1～19）	4.0（2.7～5.6）	4.1（2.5～6.8）
ADT	32%	36%	36%	35%	37%	26%	37%
PSA 最低值（ng/ml）（中位值）	—	0.44（0.0～20.1）	1.1	0.1（0～21.9）	0.5（0.1～1.7）	—	—
尿失禁	5.30%	—	0%	5.50%	6.10%	9.30%	29%
效力	40%	29%	—	50%	78.50%	47.40%	41%
瘘	0%	0%	5.50%	3.30%	0%	1.40%	4.80%
狭窄	5.30%	0%	—	—	4.10%	—	1.60%
尿潴留	0%	0%	—	6.60%	4.10%	5.60%	25.80%
初始治疗	外照射放射治疗：58%，外照射放射治疗联合高剂量近距离放射治疗：42%	近距离放射治疗：20%，外照射放射治疗：44%，RP：32%，近距离放射治疗联合外照射放射治疗：4%	外照射放射治疗：80%，挽救性冷冻消融：20%	近距离放射治疗：35%，外照射放射治疗：61%，两者联合：4%	挽救性冷冻消融：12%，STRT：8%，近距离放射治疗：20%，外照射放射治疗：59%	—	近距离放射治疗：34%，外照射放射治疗：64%，两者联合：2%
初始 T 分期	T_{1c}：36% T_2：36% T_3：16%	T_{1c}：48% T_2：16% T_{3b}：4%	—	T_{1c}/T_{2a}：80% T_{2b}/T_3：20%	—	—	T_1/T_2：47% T_3：48%
初始 Gleason	GS6 分：11% GS7 分：53% GS8 分：36%	GS6 分：48% GS7 分：48% NA：4%	—	GS6 分：47% GS7 分：35% GS8/10 分：18%	Gs6 分：17% GS7 分：40% GS8/10 分：26%	GS6 分：46% GS7 分：38% GS8/10 分：7%	GS6 分：34% GS7 分：37% GS8/10 分：16%
评估复发	MRI+ 活检	MRI+ 活检	MRI+ 活检	—	MRI+ 活检	MRI+ 活检	MRI
局灶治疗后	—	二次冷冻消融 50%	二次冷冻消融 100%	—	—	—	二次冷冻消融 57%

PSA. 前列腺特异性抗原；ADT. 雄激素剥夺治疗；GS. Gleason 评分；MRI. 磁共振成像
a. 44/55 例患者的主要治疗是 RT
b. 56/65 例患者的主要治疗是 RT

表 16-3　局部挽救性立体定向放射治疗：随访、毒性、功能和肿瘤学结果

	[44], n=15	[45], n=11	[46], n=18	[47], n=50[a]	[48], n=100[b]
技术	30Gy 分 5 次射波刀	36.5Gy 分 5 次射波刀	35Gy 分 5 次射波刀	30Gy 分 5 次射波刀	306Gy 分 56 次射波刀
放射治疗后的时间（月）	66（24～180）	98.4（38～246）	77（64～92）	76（9～205）	90（24～216）
随访时间（月）	9.5（3～28.9）	11.7（2.5～46.5）	14.5（7～23）	21.3（6.1～49.2）	29.3（4～91）
生化复发标准	2 PSA 上升	Phoenix	Phoenix	—	Phoenix
生化无进展生存	—	85.7% 1 年	50% 2 年	80% 1 年	55% 3 年
生化复发率	—	18.2%	33.3%	40%	—
临床进展	局部 5（33%）	局部 1（9.1%）远处 1（9.1%）	局部 3（16.7%）远处 1（5.6%）	远处 7（14%）	局部 10（10%）远处 7（7%）死亡 1（1%）
立体定向放射治疗治疗前 PSA（ng/ml）（中位值）	3.5（1.69～22.9）	3.4（1.65～24.1）	4.5（3.0～6.3）	2.6（1～30）	4.3（2～38.3）
ADT	33%	9%	55.6%	22%	34%
PSA 最低值（ng/ml）（中位值）	—		0.89（0.29～1.4）		0.5（0～17）
急性泌尿系并发症	1 级 13%　2 级 13%　3 级 7%	1 级 14%　2 级 5%	1 级 27.8%　2 级 11.1%	1 级 18%　2 级 2%　3 级 2%	1 级 0%　2 级 8%　3 级 1%
迟发性泌尿系并发症	1 级 7%　2 级 7%　3 级 7%	1 级 5%	1 级 22%　2 级 5.6%　4 级 5.6%	1 级 18%　2 级 6%　3 级 2%	1 级 0%　2 级 18%
急性消化道并发症	1 级 0%	1 级 9.5%	1 级 5.6%　2 级 11.1%	1 级 12%	1 级 0%
迟发性消化道并发症	1 级 0%	1 级 0%	1 级 0%　2 级 5.6%	1 级 2%　2 级 4%	1 级 0%
初始治疗	立体定向放射治疗 100%	立体定向放射治疗 100%	低剂量率近距离放射治疗 83.3%，立体定向放射治疗 16.7%	立体定向放射治疗 56%，手术联合立体定向放射治疗 44%	立体定向放射治疗 80%，近距离放射治疗 17%，两者联合 3%
评估危险分组	—	低危：55.6%　中危：27.8%　高危：11.1%	低危：18%　中危：27%　高危：55%　未分类：5.6%	低危：14%　中危：26%　高危：60%	低危：21%　中危：34%　高危：39%　未分类：6%
评估复发	MRI+ 活检	MRI	MRI+ 活检	MRI	MRI

PSA. 前列腺特异性抗原；ADT. 雄激素剥夺治疗；MRI. 磁共振成像

a. 28（56%）根治性放射治疗后

b. 49（49%）全腺体 SBRT

表 16-4　局部挽救高剂量近距离放射治疗：随访、毒性、功能性和肿瘤学结果

	[49], *n*=17	[50], *n*=15	[51], *n*=50[a]	[52], *n*=50
技术	19Gy，单次	象限，27 Gy 2 个植入物	19Gy，单次	19Gy，单次
放射治疗后的时间（月）	96（30～228）	91（36～146）	—	101（25～228）
随访时间（月）	10（3～40）	36（23～52）	21（1～51）	31（13～58）
生化复发标准	Phoenix	—	Phoenix	Phoenix
生化无进展生存	92% 1 年	61% 3 年	46% 3 年	51% 2.5 年
生化复发率	6%	40%	26%	52%
临床进展	局部 0（0%） 远处 1（6%）	局部 3（20%） 远处 0（0%）	局部 2（4%） 局部 - 区域 1（2%） 远处 3（6%）	局部 22（44%） 远处 3（6%）
剂量近距离放射治疗前 PSA（ng/ml）（中位值）	4.8（0.89～6.8）	4.1（1.3～9.3）	—	5（0.9～39）
ADT	—	0%	10%	0%
PSA 最低值（ng/ml）（中位值）	—	—	0.59（0～35）	—
急性泌尿系并发症	1 级 18% 2 级 12%	1 级 0% 2 级 14%	1 级 36% 2 级 54%	1 级 26% 2 级 17%
迟发性泌尿系并发症	1 级 18% 2 级 24% 3 级 6%	1 级 20% 2 级 47% 3 级 7%	1 级 32% 2 级 54% 3 级 10%	1 级 20% 2 级 23% 3 级 2%
急性消化道并发症	1 级 53%	1 级 20%	1 级 24% 2 级 8%	1 级 24%
迟发性消化道并发症	1 级 35%	1 级 20% 2 级 14%	1 级 22% 2 级 8%	1 级 9% 2 级 5%
初始治疗	低剂量近距离放射治疗 53%，外照射放射治疗 47%	外照射放射治疗 100%	外照射放射治疗 44%，外照射放射治疗联合高剂量近距离放射治疗 2%，低剂量近距离放射治疗 36%，大剂量近距离放射治疗 14%，HIFU：4%	外照射放射治疗 50%，低剂量近距离放射治疗 50%
评估危险分组	低危：6% 中危：53% 高危：41%	低危：33% 中危：53% 高危：14%	低危：18% 中危：44% 高危：38%	—
评估复发	MRI+ 活检	MRI+ 活检	MRI+ 活检	MRI+ 活检

PSA. 前列腺特异性抗原；ADT. 雄激素剥夺治疗；MRI. 磁共振成像
a. 初始治疗用于 2 例（4%）患者的 HIFU

八、局部挽救性低剂量近距离放射治疗（LDRBT）

自 2007 年以来就该主题发表了 6 个小系列，共 87 例患者的研究[55-60]。在所有研究患者中，大多数患者是低分险和中风险前列腺癌患者（表 16-5）。治疗剂量为 137～145Gy。中位随访时间为 23～56 个月。4 年 BPFS 为 70%～78% 。随访期间的 BCR 率各不相同，在 13%～31%。该队列中疾病进展并不常见：局部复发患者 5 例（6%），出现转移性疾病患者 5 例（6%）。治疗期间 2 例患者出现局部复发的患者，重复 LDRBT。在其他情况下，全身性治疗也作为基础治疗。

在第一项研究中，报道了 16% 的 3 级泌尿和直肠毒性患者和 12% 的需要手术干预的 4 级 GU/GI 并发症患者[55]。有趣的是，在最近的研究中只报道了一种 3 级毒性[57]。在一项研究中使用 EORTC QLQ-C30，QLQ-PR25 和 RAND-36 评估生活质量[57]。中位随访 3 年，身体功能，一般身体不适和治疗相关的症状没有显示出临床相关的恶化。只有泌尿系统症状有统计学意义和临床相关恶化。

九、局部挽救性不可逆电穿孔

关于该主题的文献中只有一份回顾性报道[61]。在 18 例患者（中位随访 21 个月）的功能学结果良好，其中无尿垫率 91%（10/11），且 50%（2/4）的患者在 12 个月时仍无复发。使用 EPIC 和 SF-12 生活质量问卷调查显示，与基线相比除性功能外在所有方面均无显著差异。作者提出可接受的肿瘤学结果，BCR 率为 17%，局部复发率为 11% 和随访期间转移率为 6%。没有报道 3 级毒性。

十、挽救性精囊切除术

鉴于越来越多的证据表明，局部复发和淋巴结复发的患者行挽救性精囊切除术可获得良好的治疗效果，因此挽救性精囊切除术似乎是一种合理的治疗选择。文献报道仅 7 例患者放射治疗后复发的前列腺癌接受了保留精囊的前列腺切除。这些人和 9 例手术后精囊残留行挽救性放射治疗一起纳入分析[62]。中位随访为 45 个月（12～58 个月），7 例患者中 5 例发现生化复发，2 例患者发生局部复发。该系列的总体并发症发生率为 26%，其中 13% 是 Clavien Ⅲ 级。

十一、结论

共有 28 项研究报告了前列腺癌初次放射治疗后局部复发行挽救治疗的结果。局灶性挽救治疗的基本原理遵循放射治疗后前列腺癌复发主要在原发病灶区域复发，并且高达 70% 为单一病灶。使用 PET/CT 和 mpMRI 精确排除远处转移和评估局部复发对于患者进行局部挽救治疗是很有必要的。

这些研究不论采用何种治疗方式评价肿瘤学结果主要使用生化无复发生存率。局部复发后行局部挽救治疗的总体复发率为 10%，而肿瘤转移进展率为 5%，这一结果与全腺体挽救治疗相似。然而因为各个研究之间的异质性、接受治疗的患者基线不尽相同，以及样本量较小及随访时间较短且大部分研究是回顾性研究，因此对患者的选择治疗仍需谨慎对待。即使中期结果看起来不错，但目前仍没有局部挽救性治疗长期总生存、肿瘤特异性生存和临床疾病无进展生存的可靠数据。

表 16-5 局部挽救低剂量率近距离放射治疗：随访、毒性、功能和肿瘤学结果

	[53], $n=25$	[54], $n=15$	[55], $n=20$	[56], $n=7$	[57], $n=12$	[58], $n=13$[a]
技术	部分腺体 137Gy (^{125}I)	部分腺体 144Gy (^{125}I)	部分腺体> 144Gy (^{125}I)	部分腺体 144Gy (^{125}I)	聚焦局部 145Gy (^{125}I)	超声聚焦 24%，145Gy (^{125}I) 半叶 38%，145Gy
放射治疗后的时间（月）	62 （30~154）	69 （28~132）	79 （42~144）	70 （30~85）	55 （34~105）	80 （40~105）
随访时间（月）	47（14~75）	23	36（10~45）	27（3~62）	56（6~74）	48（9~61）
生化复发标准	ASTRO	Phoenix	Phoenix	Phoenix	Phoenix	Phoenix
生化无进展生存	70%，4 年	71.4%，3 年	60%，3 年	58%，2 年	78%，4 年	74%，4 年
生化复发率	28%	13%	30%	29%	17%	31%
临床进展	—	局部 2（13%） 远处 0（0%）	局部 3（15%） 远处 3（15%）	远处 2（29%）	局部 0（0%） 远处 0（0%）	局部 0（0%） 远处 0（0%）
低剂量近距离放射治疗前 PSA（ng/ml）（中位值）	5.5 （1.4~11.6）	3.5 （0.9~5.6）	4.7 （0.3~14）	3.7 （2.9~4.4）	4.1 （2.91~8.24）	2.8 （2.1~6.8）
ADT	0%	0%	0%	0%	25%	38%
PSA 最低值（ng/ml）（中位值）	—	0.1 （0.01~1）	0.4 （0.2~3.8）	—	0.14 （0.05~4.47）	—
急性泌尿系并发症	—	—	1 级 40% 2 级 25%	—		2 级 15%
迟发性泌尿系并发症	3 级 8% 4 级 12%	1 级 60% 2 级 33%	1 级 20% 2 级 20% 3 级 5%		2 级 33%	2 级 15%
急性消化道并发症	—	—	1 级 40%	—		1 级 23% 2 级 8%
迟发性消化道并发症	3 级 8% 4 级 12%	1 级 13%	1 级 35%	—	2 级 8%	1 级 31% 2 级 8%
初始治疗	低剂量率近距离放射治疗 44%，外照射 52%，两者联合 4%	低剂量率近距离放射治疗 100%	低剂量率近距离放射治疗 35%，外照射 65%	低剂量率近距离放射治疗 100%	低剂量率近距离放射治疗 100%	外照射 100%
评估危险分组	低中危	低危：73% 中危：27%	低危：25% 中危：15% 高危：60%	低危：43% 中危：57%	—	—
评估复发	MRI+ 活检	MRI+ 活检	MRI+ 活检	MRI+ 活检	MRI+ 活检	MRI+ 活检

PSA. 前列腺特异性抗原；ADT. 雄激素剥夺治疗；MRI. 磁共振成像

a. ss5/13 全前列腺 LDBT

一般而言，局部挽救治疗相关的不良反应较轻微。严重的泌尿系毒性和消化道毒性控制在 5%～12%，在大部分的研究中大多数男性有性欲。然而关于勃起功能保留的数据仍有争议。虽然大部分研究都是相对较近的，但挽救治疗前后功能学评估仍有一定的异质性。只有 5 项研究报道了局部挽救治疗的生活质量的影响。且这 5 项研究患者基线无明显差异。除了一项低剂量近距离放射治疗后泌尿系统症状增加高剂量近距离放射治疗后的性功能下降。

到目前为止，可用的最新局灶性挽救治疗结果是可观的，并提供了一个针对特定患者进行控制疾病复发而不良反应较低的治疗机会。然而，因为缺乏具有标准化评估、定义的随机研究，尚缺乏强有力的推荐。目前还需要前瞻性的研究进一步评估比较各种肿瘤学结果、不良反应、生活质量治疗方式包括局部和全腺体的挽救治疗。

参 考 文 献

[1] Philippou Y, Parker RA, Volanis D, Gnanapragasam VJ. Comparative oncologic and toxicity outcomes of salvage radical prostatectomy versus nonsurgical therapies for Radiorecurrent prostate cancer: a meta-regression analysis. Eur Urol Focus. 2016;2:158–71. https://doi. org/10.1016/j.euf.2015.09.004.

[2] Devos B, Al hajj Obeid W, Andrianne C, Diamand R, Peltier A, Everaerts W, Van Poppel H, Van Velthoven R, Joniau S. Salvage high-intensity focused ultrasound versus salvage radical prostatectomy for radiation-recurrent prostate cancer: a comparative study of oncological, functional, and toxicity outcomes. World J Urol. 2019 Aug;37(8):1507–15. https://doi. org/10.1007/s00345–019–02640–x.

[3] Huang WC, Kuroiwa K, Serio AM, Bianco FJ Jr, Fine SW, Shayegan B, Scardino PT, Eastham JA. The anatomical and pathological characteristics of irradiated prostate cancers may influence the oncological efficacy of salvage ablative therapies. J Urol. 2007 Apr;177(4):1324–1329; quiz 1591.

[4] Takeda T, Tin AL, Corradi RB, Mamoor M, Benfante NE, Sjoberg DD, Scardino PT, Eastham JA, Fine SW, Touijer KA. Topography of prostate cancer recurrence after radiation therapy: a detailed mapping study of salvage radical prostatectomy specimens. Eur Urol. 2018 Apr;73(4):488–90. https://doi.org/10.1016/j.eururo.2017.08.005.

[5] Leibovici D, Chiong E, Pisters LL, Guo CC, Ward JF, Andino L, Prokhorova IN, Troncoso P. Pathological characteristics of prostate cancer recurrence after radiation therapy: implications for focal salvage therapy. J Urol 2012 Jul;188(1):98–102. https://doi. org/10.1016/j. juro.2012.02.2571. Epub 2012 May 12

[6] Arrayeh E, Westphalen AC, Kurhanewicz J, Roach M 3rd, Jung AJ, Carroll PR, Coakley FV. Does local recurrence of prostatecancer after radiation therapy occur atthe site of primary tumor? Results ofa longitudinal MRI and MRSI study. Int J Radiat Oncol Biol Phys. 2012 Apr 1;82(5):e787–93. https://doi. org/10.1016/j.ijrobp.2011.11.030.

[7] Chopra S, Toi A, Taback N, Evans A, Haider MA, Milosevic M, Bristow RG, Chung P, Bayley A, Morton G, Vesprini D, Warde P, Catton C, Ménard C. Pathological predictors for site of local recurrence after radiotherapy for prostate cancer. Int J Radiat Oncol Biol Phys. 2012 Mar 1;82(3):e441–8. https://doi.org/10.1016/j.ijrobp.2011.05.035.

[8] Pucar D, Hricak H, Shukla-Dave A, Kuroiwa K, Drobnjak M, Eastham J, Scardino PT, Zelefsky MJ. Clinically significant prostate cancer local recurrence after radiation therapy occurs at the site of primary tumor: magnetic resonance imaging and step-section pathology evidence. Int J Radiat Oncol Biol Phys. 2007 Sep 1;69(1):62–9.

[9] Zumsteg ZS, Spratt DE, Romesser PB, Pei X, Zhang Z, Kollmeier M, McBride S, Yamada Y,

Zelefsky MJ. Anatomical patterns of recurrence following biochemical relapse in the dose escalation era of external beam radiotherapy for prostate cancer. 2015;6:1624–30. https://doi. org/10.1016/ j.juro.2015.06.100.

[10] Abuzallouf S, Dayes I, Lukka H. Baseline staging of newly diagnosed prostate cancer: a summary of the literature. J Urol. 2004;171:2122–7.

[11] Hovels AM, Heesakkers RA, Adang EM, Jager GJ, Strum S, Hoogeveen YL, Severens JL, Barentsz JO. The diagnostic accuracy of CT and MRI in the staging of pelvic lymph nodes in patients with prostate cancer: a meta-analysis. Clin Radiol. 2008;63:387–95.

[12] Evangelista L, Guttilla A, Zattoni F, Muzzio PC, Zattoni F. Utility of choline positron emission tomography/computed tomography for lymph node involvement identification in intermediate- to high-risk prostate cancer: a systematic literature review and meta-analysis. Eur Urol. 2013;63:1040–8.

[13] Chade DC, Shariat SF, Cronin AM, et al. Salvage radical prostatectomy for radiation-recurrent prostate cancer: a multi-institutional collaboration. Eur Urol. 2011;60(2):205–10. https://doi. org/10.1016/ j.eururo.2011.03.011.

[14] Wallitt KL, Khan SR, Dubash S, Tam HH, Khan S, Barwick TD. Clinical pet imaging in prostate cancer. Radiographics. 2017;37:1512–36.

[15] Perera M, Papa N, Christidis D, Wetherell D, Hofman MS, Murphy DG, Bolton D, Lawrentschuk N. Sensitivity, specificity, and predictors of positive (68)Ga-prostate-specific membrane antigen positron emission tomography in advanced prostate cancer: a systematic review and meta-analysis. Eur Urol. 2016;70:926–37.

[16] Afshar-Oromieh A, Zechmann CM, Malcher A, Eder M, Eisenhut M, Linhart HG, Holland- Letz T, Hadaschik BA, Giesel FL, Debus J, et al. Comparison of pet imaging with a (68) Ga-labelled PSMA ligand and (18)F-choline-based PET/CT for the diagnosis of recurrent prostate cancer. Eur J Nucl Med Mol Imaging. 2014;41:11–20.

[17] Zacho HD, Nielsen JB, Afshar-Oromieh A, Haberkorn U, deSouza N, De Paepe K, Dettmann K, Langkilde NC, Haarmark C, Fisker RV, et al. Prospective comparison of (68)Ga-PSMA PET/CT, (18)F-sodium fluoride PET/CT and diffusion weighted-MRI at for the detection of bone metastases in biochemically recurrent prostate cancer. Eur J Nucl Med Mol Imaging. 2018;45:1884–97.

[18] Futterer JJ, Briganti A, De Visschere P, Emberton M, Giannarini G, Kirkham A, Taneja SS, Thoeny H, Villeirs G, Villers A. Can clinically significant prostate cancer be detected with multiparametric magnetic resonance imaging? A systematic review of the literature. Eur Urol. 2015;68:1045–53.

[19] Ahmed HU, El-Shater Bosaily A, Brown LC, Gabe R, Kaplan R, Parmar MK, Collaco-Moraes Y, Ward K, Hindley RG, Freeman A, et al. Diagnostic accuracy of multi-parametric MRI and TRUS biopsy in prostate cancer (PROMIS): a paired validating confirmatory study. Lancet. 2017;389:815–22.

[20] Roy C, Foudi F, Charton J, Jung M, Lang H, Saussine C, Jacqmin D. Comparative sensitivities of functional MRI sequences in detection of local recurrence of prostate carcinoma after radical prostatectomy or external-beam radiotherapy. AJR Am J Roentgenol. 2013;200:W361–8.

[21] Arumainayagam N, Kumaar S, Ahmed HU, Moore CM, Payne H, Freeman A, Allen C, Kirkham A, Emberton M. Accuracy of multiparametric magnetic resonance imaging in detecting recurrent prostate cancer after radiotherapy. BJU Int. 2010;106:991–7.

[22] Abd-Alazeez M, Ramachandran N, Dikaios N, Ahmed HU, Emberton M, Kirkham A, Arya M, Taylor S, Halligan S, Punwani S. Multiparametric MRI for detection of radiorecurrent prostate cancer: added value of apparent diffusion coefficient maps and dynamic contrast-enhanced images. Prostate Cancer Prostatic Dis. 2015 Jun;18(2):128–136. https://doi. org/10.1038/ pcan.2014.55. Epub 2015 Feb 3.

[23] Donati OF, Jung SI, Vargas HA, Gultekin DH, Zheng J, Moskowitz CS, Hricak H, Zelefsky MJ, Akin O. Multiparametric prostate MR imaging with T2-weighted, diffusion-weighted, and dynamic contrast-enhanced sequences: are all pulse sequences necessary to detect locally recurrent prostate cancer after radiation therapy? Radiology. 2013 Aug;268(2):440–450. https://doi.org/10.1148/radiol.13122149. Epub 2013 Mar 12.

[24] Luzurier A, Jouve De Guibert PH, Allera A, Feldman SF, Conort P, Simon JM, Mozer P, Compérat E, Boudghene F, Servois V, Lucidarme O, Granger B, Renard-Penna R. Dynamic contrast-enhanced imaging in localizing local recurrence of prostate cancer after radiotherapy: limited added value for readers of varying level of experience. J Magn Reson Imaging

2018 Oct;48(4):1012–1023. https://doi.org/10.1002/jmri.25991. Epub 2018 Mar 8.

[25] Kanthabalan A, Abd-Alazeez M, Arya M, Allen C, Freeman A, Jameson C, Kirkham A, Mitra AV, Payne H, Punwani S, Ramachandran N, Walkden M, Emberton M, Ahmed HU. Transperineal magnetic resonance imaging-targeted biopsy versus Transperineal template prostate mapping biopsy in the detection of localised radio-recurrent prostate Cancer. Clin Oncol (R Coll Radiol) 2016 Sep;28(9):568–576. https://doi.org/10.1016/j.clon.2016.04.038. Epub 2016 Jun 16.

[26] Rouvière O, Girouin N, Glas L, Ben Cheikh A, Gelet A, Mège-Lechevallier F, Rabilloud M, Chapelon JY, Lyonnet D. Prostate cancer transrectal HIFU ablation: detection of local recurrences using T2–weighted and dynamic contrast-enhanced MRI. Eur Radiol. 2010 Jan;20(1):48–55. https://doi.org/10.1007/s00330–009–1520–5. Epub 2009 Aug 19.

[27] Afshar-Oromieh A, Avtzi E, Giesel FL, Holland-Letz T, Linhart HG, Eder M, Eisenhut M, Boxler S, Hadaschik BA, Kratochwil C, et al. The diagnostic value of PET/CT imaging with the (68)Ga-labelled PSMA ligand HBED-CC in the diagnosis of recurrent prostate cancer. Eur J Nucl Med Mol Imaging. 2015;42:197–209. https://doi.org/10.1007/s00259–014–2949–6.

[28] Taneja S, Jena A, Taneja R, Singh A, Ahuja A. Effect of combined (68)Ga-PSMAHBED-CC uptake pattern and multiparametric MRI derived with simultaneous PET/MRI in the diagnosis of primary prostate cancer: initial experience. AJR Am J Roentgenol. 2018;210:1338–45.

[29] Crook J, Malone S, Perry G, Bahadur Y, Robertson S, Abdolell M. Postradiotherapy prostate biopsies: what do they really mean? Results for 498 patients. Int J Radiat Oncol Biol Phys. 200. Sep 1;48(2):355–67. https://doi.org/10.1016/s0360–3016(00)00637–4.

[30] Kass-Iliyya A, Jovic G, Murphy C, Fisher C, Syndikus I, Jose C, Scrase CD, Graham JD, Nicol D, Sydes MR, et al. Two-years postradiotherapy biopsies: lessons from mrc rt01 trial. Eur Urol. 2018;73:968–76.

[31] Cornford P, Bellmunt J, Bolla M, Briers E, De Santis M, Gross T, Henry AM, Joniau S, Lam TB, Mason MD, et al. EAU-ESTRO-SIOG guidelines on prostate cancer. Part II: treatment of relapsing, metastatic, and castration-resistant prostate cancer. Eur Urol. 2017;71:630–42.

[32] Zacharakis E, Ahmed HU, Ishaq A, Scott R, Illing R, Freeman A, Allen C, Emberton M. The feasibility and safety of high-intensity focused ultrasound as salvage therapy for recurrent prostate cancer following external beam radiotherapy. BJU Int. 2008 Sep;102(7):786–792. https://doi.org/10.1111/j.1464–410X.2008.07775.x. Epub 2008 Jun 28.

[33] Gelet A, Chapelon JY, Poissonnier L, Bouvier R, Rouvière O, Curiel L, Janier M, Vallancien G. Local recurrence of prostate cancer after external beam radiotherapy: early experience of salvage therapy using high-intensity focused ultrasonography. Urology. 2004 Apr;63(4):625–9. https://doi.org/10.1016/j.urology.2004.01.002.

[34] Crouzet S, Murat FJ, Pommier P, Poissonnier L, Pasticier G, Rouviere O, Chapelon JY, Rabilloud M, Belot A, Mège-Lechevallier F, Tonoli-Catez H, Martin X, Gelet A. Locally recurrent prostate cancer after initial radiation therapy: early salvage high-intensity focused ultrasound improves oncologic outcomes. Radiother Oncol 2012 Nov;105(2):198–202. https://doi.org/10.1016/j.radonc.2012.09.014. Epub 2012 Oct 12.

[35] Ahmed HU, Cathcart P, McCartan N, Kirkham A, Allen C, Freeman A, Emberton M. Focal salvage therapy for localized prostate cancer recurrence after external beam radiotherapy: a pilot study. Cancer. 2012 Sep 1;118(17):4148–55. https://doi.org/10.1002/cncr.27394.36.

[36] Baco E, Gelet A, Crouzet S, Rud E, Rouvière O, Tonoli-Catez H, Berge V, Chapelon JY, Eggesb?HB. Hemi salvage high-intensity focused ultrasound (HIFU) in unilateral radiorecurrent prostate cancer: a prospective two-Centre study. BJU Int. 2014;114:532–40.

[37] Kanthabalan A, Peters M, Van Vulpen M, McCartan N, Hindley RG, Emara A, Moore CM, Arya M, Emberton M, Ahmed HU. Focal salvage high-intensity focused ultrasound in radiorecurrent prostate cancer. BJU Int. 2017;120:246–56.

[38] Peters M, Kanthabalan A, Shah TT, McCartan N, Moore CM, Arya M, van der Voort van Zyp JR, Moerland MA, Hindley RG, Emberton M, Ahmed HU. Development and internal validation of prediction models for biochemical failure and composite failure after focal salvage high-intensity focused ultrasound for local radiorecurrent prostate cancer: presentation of risk scores for individual patient prognoses. Urol Oncol. 2018 Jan;36(1):13.e1–13.e10. https://doi.org/10.1016/j.urolonc.2017.08.022.

[39] Eisenberg ML, Shinohara K. Partial salvage cryoablation of the prostate for recurrent prostate cancer after radiotherapy failure. Urology. 2008;72:1315–8. https://doi.org/10.1016/j. urology.2008.03.040.

[40] de Castro Abreu AL, Bahn D, Leslie S, Shoji S, Silverman P, Desai MM, Gill IS, Ukimura O. Salvage focal and salvage total cryoablation for locally recurrent prostate cancer after primary radiation therapy. BJU Int. 2013 Aug;112(3):298–307. https://doi.org/10.1111/ bju.12151.

[41] Wenske S, Quarrier S, Katz AE. Salvage cryosurgery of the prostate for failure after primary radiotherapy or cryosurgery: long-term clinical, functional, and oncologic outcomes in a large cohort at a tertiary referral centre. Eur Urol. 2013;64(1):1–7. https://doi.org/10.1016/j. eururo.2012.07.008.

[42] Li YH, Elshafei A, Agarwal G, Ruckle H, Powsang J, Jones JS. Salvage focal prostate cryoablation for locally recurrent prostate cancer after radiotherapy: initial results from the cryo on-line data registry. Prostate. 2015 Jan;75(1):1–7. https://doi.org/10.1002/ pros.22881.

[43] Kongnyuy M, Berg CJ, Kosinski KE, Habibian DJ, Schiff JT, Corcoran AT, Katz AE. Salvage focal cryosurgery may delay use of androgen deprivation therapy in cryotherapy and radiation recurrent prostate cancer patients. Int J Hyperth. 2017 Nov;33(7):810–3. https://doi.org/10.108 0/02656736.2017.1306121.

[44] Tan WP, ElShafei A, Aminsharifi A, Khalifa AO, Polascik TJ. Salvage focal Cryotherapy offers similar short-term oncologic control and improved urinary function compared with salvage whole gland Cryotherapy for radiation-resistant or recurrent prostate cancer. Clin Genitourin Cancer. 2019;5 https://doi.org/10.1016/j.clgc.2019.11.009.

[45] Bomers JGR, Overduin CG, Jenniskens SFM, Cornel EB, van Lin ENJT, Sedelaar JPM, Fütterer JJ. Focal salvage MR imaging-guided Cryoablation for localized prostate cancer recurrence after radiotherapy: 12–month follow-up. J Vasc Interv Radiol. 2020 Jan;31(1):35–41. https:// doi.org/10.1016/ j.jvir.2019.07.001.

[46] Jereczek-Fossa BA, Beltramo G, Fariselli L, Fodor C, Santoro L, Vavassori A, Zerini D, Gherardi F, Ascione C, Bossi-Zanetti I, Mauro R, Bregantin A, Bianchi LC, De Cobelli O, Orecchia R. Robotic image-guided stereotactic radiotherapy, for isolated recurrent primary, lymph node or metastatic prostate cancer. Int J Radiat Oncol Biol Phys. 2012 Feb 1;82(2):889–97. https://doi.org/10.1016/j.ijrobp.2010.11.031.

[47] Janoray G, Reynaud-Bougnoux A, Ruffier-Loubière A, Bernadou G, Pointreau Y, Calais G. Stereotactic body re-irradiation therapy for locally recurrent prostate cancer after externalbeam radiation therapy: initial report. Cancer Radiother. 2016 Jun;20(4):275–81. https://doi. org/10.1016/j.canrad.2016.03.005.

[48] Mbeutcha A, Chauveinc L, Bondiau PY, Chand ME, Durand M, Chevallier D, Amiel J, Kee DL, Hannoun-Lévi JM. Salvage prostate re-irradiation using high dose-rate brachytherapy or focal stereotactic body radiotherapy for local recurrence after definitive radiation therapy. Radiat Oncol. 2017 Mar 9;12(1):49. https://doi.org/10.1186/s13014–017–0789–9.

[49] Loi M, Di Cataldo V, Simontacchi G, Detti B, Bonomo P, Masi L, Desideri I, Greto D, Francolini G, Carfora V, Pezzulla D, Perna M, Carta GA, Livi L. Robotic stereotactic retreatment for biochemical control in previously irradiated patients affected by recurrent prostate cancer. Clin Oncol (R Coll Radiol). 2018 Feb;30(2):93–100. https://doi.org/10.1016/ j.clon.2017.11.007.

[50] Pasquier D, Martinage G, Janoray G, Rojas DP, Zerini D, Goupy F, De Crevoisier R, Bogart E, Calais G, Toledano A, Chauveinc L, Scher N, Bondiau PY, Hannoun-Levi JM, Silva M, Meyer E, Nickers P, Lacornerie T, Jereczek-Fossa BA. Lartigau E1. Salvage stereotactic body radiation therapy for local prostate cancer recurrence after radiation therapy: a retrospective Multicenter study of the GETUG. Int J Radiat Oncol Biol Phys. 2019 Nov 15;105(4):727–34. https://doi.org/10.1016/j.ijrobp.2019.07.012.

[51] Maenhout M, Peters M, van Vulpen M, Moerland MA, Meijer RP, van den Bosch MAAJ, Nguyen PL, Frank SJ, van der Voort van Zyp JRN. Focal MRI-guided salvage high-dose-rate brachytherapy in patients with Radiorecurrent prostate cancer. Technol Cancer Res Treat. 2017 Dec;16(6):1194–201. https://doi.org/10.1177/1533034617741797.

[52] Murgic J, Morton G, Loblaw A, D'Alimonte RA, Wronski M, Davidson M, Haider M, Commisso K, Zhang L, Chung HT. Focal salvage high dose-rate brachytherapy for locally recurrent prostate Cancer after primary radiation therapy failure: results from a prospective clinical trial. Int J Radiat Oncol Biol Phys. 2018 Nov 1;102(3):561–7. https://doi.org/10.1016/j.ijrobp.2018.06.039.

[53] Chitmanee P, Tsang Y, Tharmalingam H, Hamada M, Alonzi R, Ostler P, Hughes R, Lowe G, Hoskin P. Single-dose focal salvage high dose rate brachytherapy for locally recurrent prostate cancer. Clin Oncol (R Coll Radiol). 2019 Nov 7;pii: S0936–6555(19)30457–1. https://doi. org/10.1016/j.clon.2019.10.008.

[54] van Son MJ, Peters M, Moerland MA, Lagendijk JJW, Eppinga WSC, Shah TT, Ahmed HU, van der Voort van Zyp JRN. MRI-guided ultrafocal salvage high-dose-rate brachytherapy for localized Radiorecurrent prostate cancer: updated results of 50 patients. Int J Radiat Oncol Biol Phys. 2020 Jan 30. pii: S0360–3016(20)30129–2. https://doi.org/10.1016/j.ijrobp.2020.01.023. Epub ahead of print.

[55] Nguyen PL, Chen MH, D'Amico AV, Tempany CM, Steele GS, Albert M, Cormack RA, Carr- Locke DL, Bleday R, Suh WW. Magnetic resonance image-guided salvage brachytherapy after radiation in select men who initially presented with favorable-risk prostate cancer. Cancer. 2007;110:1485–92. https://doi.org/10.1002/cncr.22934.

[56] Hsu CC, Hsu H, Pickett B, Crehange G, Hsu IC, Dea R, Weinberg V, Gottschalk AR, Kurhanewicz J, Shinohara K, Roach M 3rd. Feasibility of MR imaging/MR spectroscopyplanned focal partial salvage permanent prostate implant (PPI) for localized recurrence after initial PPI for prostate cancer. Int J Radiat Oncol Biol Phys. 2013 Feb 1;85(2):370–7. https:// doi.org/10.1016/j.ijrobp.2012.04.028.

[57] Peters M, Maenhout M, van der Voort van Zyp JR, Moerland MA, Moman MR, Steuten LM, van Deursen MJ, van Vulpen M. Focal salvage iodine-125 brachytherapy for prostate cancer recurrences after primary radiotherapy: a retrospective study regarding toxicity, biochemical outcome and quality of life. Radiother Oncol. 2014 Jul;112(1):77–82. https://doi.org/10.1016/j.radonc.2014.06.013.

[58] Sasaki H, Kido M, Miki K, Kuruma H, Takahashi H, Aoki M, Egawa S. Salvage partial brachytherapy for prostate cancer recurrence after primary brachytherapy. Int J Urol. 2014 Jun;21(6):572–7. https://doi.org/10.1111/iju.12373.

[59] Kunogi H, Wakumoto Y, Yamaguchi N, Horie S, Sasai K. Focal partial salvage low-doserate brachytherapy for local recurrent prostate cancer after permanent prostate brachytherapy with a review of the literature. J Contemp Brachytherapy. 2016 Jun;8(3):165–72. https://doi. org/10.5114/jcb.2016.60452.

[60] Yamada Y, Okihara K, Masui K, Ueno A, Shiraishi T, Nakamura Y, Saito Y, Fujihara A, Hongo F, Yamada K, Ukimura O. Focal salvage low-dose-rate brachytherapy for recurrent prostate cancer based on magnetic resonance imaging/transrectal ultrasound fusion biopsy technique. Int J Urol. 2019 Nov 13; https://doi.org/10.1111/iju.14151.

[61] Scheltema MJ, van den Bos W, Siriwardana AR, Kalsbeek AMF, Thompson JE, Ting F, Böhm M, Haynes AM, Shnier R, Delprado W, Stricker PD. Feasibility and safety of focal irreversible electroporation as salvage treatment for localized radio-recurrent prostate cancer. BJU Int. 201. Nov;120(Suppl 3):51–8. https://doi.org/10.1111/bju.13991.

[62] Wymer KM, Sharma V, Davis BJ, Kwon ED, Mynderse LA, Karnes RJ. Evaluating the potential role of salvage Vesiculectomy for prostate cancer recurrence. Clin Genitourin Cancer. 2019 Jun;17(3):e536–40. https://doi.org/10.1016/j.clgc.2019.01.019.

第 17 章　挽救性淋巴结清扫
Salvage Lymph Node Dissection

Asier Mercadé　Francesca Pisano　José Maria Gaya Sopena　Alberto Breda　Joan Palou　著

杨　斌　译

一、背景

前列腺癌根治性治疗后，常用前列腺特异性抗原（PSA）来追踪患者是否有疾病复发。在接受前列腺癌根治性切除术或放射治疗的患者中，有 34%～46% 的患者会出现生化复发[1]。生化复发的定义是手术后血清 PSA 升高＞0.2ng/ml，或者放射治疗后 PSA 升高＞2ng/ml。对在根治性手术后出现生化复发的患者，过去常推荐进行放射治疗或雄激素剥夺治疗（ADT），以预防局部复发或全身复发。转移导向治疗（MDT）是一个新的概念，其目的是减少肿瘤负荷。MDT 具有高选择性的优点，其难点在于如何精确定位转移灶，但随着影像技术的发展这个难题也得到解决，最新的影像学技术已经可以准确定位转移病灶，增加了 MDT 的可行性[2]。得益于这些新的诊断工具，现在可以诊断出仅有区域淋巴结或腹膜后淋巴结转移的患者，这些患者与骨或内脏转移的患者相比预后更佳[3]。在这种背景下，对根治性治疗后出现淋巴结复发的患者进行挽救性淋巴结清扫术（SLND）成为一种可行的治疗方法。这种治疗方法已被推荐用于根治性治疗后仅有淋巴结转移的前列腺癌患者。

近年来，有学者陆续报道了多项关于盆腔淋巴结转移挽救性手术的研究结果。但这些数据都来源于回顾性研究，并且挽救性淋巴结清扫的手术范围和临床价值都没有明确定义。鉴于证据水平较低，欧洲泌尿外科学会（EAU）指南建议对根治性前列腺癌切除术后出现淋巴结转移的患者进行早期或延迟内分泌治疗，而挽救性淋巴结清扫仍然只是一种试验性治疗方法。

二、患者筛选

前列腺癌根治性治疗后出现生化复发的患者可能发生局部进展或远处转移，正确识别这部分患者并选择适当的挽救治疗方案十分重要。尽管目前临床实践指南中提到了挽救性淋巴结清扫术，但如何挑选合适的患者依然没有明确定义。EAU 指南提到挽救性淋巴结清扫术主要用于局灶治疗后有淋巴结转移的患者，但没有具体区分转移的部位和数量[4]。寡转移前列腺癌是指转移病灶数目＜3～5 个，没有快速扩散到更多部位，并且可以用手术或放射治疗覆盖所有病灶的患者[5]。根据目前的临床证据来看，寡转移患者是挽救性淋巴结清扫的潜在良好候选者[6]。

此外，还可以根据术前临床特征对患者进行风险分层（表 17-1），评估哪些患者术后可能出现早期临床复发，具体定义指挽救性淋巴结清扫后前 12 个月内 PSA 升高并且出现影像学进展，这部分患者不会从手术中获益[7]。根据这些风险分层，具有较高 Gleason 评分、较短的 PSA 升高时间、挽救性淋巴结清扫时血清 PSA 较高、既往内分泌治疗、腹膜后受累，以及在 PET/CT 检查中检测到多于 3 个阳性病灶的患者可能出现早期临床复发。

表 17-1　挽救性淋巴结清扫术后早期临床复发的预测因素

- Gleason 评分
- 从治疗到 PSA 升高的时间
- PET/CT 检查时有无行内分泌治疗
- PET/CT 提示腹膜后转移
- PET/CT 提示阳性转移病灶数目
- 挽救性淋巴结清扫时 PSA 值

PET/CT. 正电子发射计算机体层显像仪；PSA. 前列腺特异性抗原

三、影像学检查

EAU 指南推荐使用正电子发射计算机体层显像仪（PET/CT）来识别前列腺癌根治性治疗后出现淋巴结复发的患者。胆碱 PET/CT 是挽救性淋巴结清扫研究中最常用的影像学技术。最近 2 篇 Meta 分析指出，胆碱 PET/CT 的灵敏度和特异度分别为 49.2%～62% 和 92%～95%[8, 9]。胆碱 PET/CT 灵敏度较低的原因是其过于依赖于 PSA 水平和 PSA 动力学。对于 PSA＞1ng/ml 的患者，胆碱 PET/CT 的检出率让人满意，相反，对于 PSA＜1ng/ml 的患者检出率较低[9]。在另一项使 Meta 分析中，PSA＞3ng/ml 的患者的检出率为 73%～81.9%，当 PSA＞5ng/ml 时检出率可达 71.5%～100%[10]。

前列腺特异性膜抗原（PSMA）是一种在前列腺细胞表面表达的跨膜蛋白，其在前列腺癌细胞上过度表达，因此 PSMA 已成为前列腺癌成像领域中的一个热点话题。目前已经开发出各种 PSMA 分子标志物，其中 68Ga-PSMA-11 是研究最广泛的放射性示踪剂[11]。在 Perera 等的 Meta 分析中，68Ga-PSMA PET/CT 的综合灵敏度和特异度分别为 75% 和 99%。此外，作者还指出 68Ga-PSMA PET/CT 的淋巴结检出率随 PSA 水平的升高而增加，其中 PSA 水平为＜0.2ng/ml、0.2～0.49ng/ml、0.5～0.99ng/ml、1～1.99ng/ml、＞2ng/ml 的患者的阳性检出率分别为 33%、46%、57%、82% 和 97%[12]。这些结果表明，在低 PSA 水平的情况下，68Ga-PSMA PET/CT 的检出率高于胆碱 PET/CT。在另一项比较胆碱 PET/CT 与 68Ga-PSMA PET/CT 的研究中，作者发现 68Ga-PSMA PET/CT 检出率更高，在低 PSA 水平时差异更为显著[13]。混合 PET/MRI 是复发性前列腺癌成像领域的另一个重要创新。一些研究表明，混合 PET/MRI 的淋巴结检出率与 68Ga-PSMA PET/CT 相近，在 PSA＜0.5ng/ml 的患者中结果也是相似的[14-16]。但是 PET/MRI 扫描时间较长，为 1h，这使它的实用性受到限制[17]。

四、手术范围

挽救性淋巴结清扫的手术范围依然存在争议。未形成统一标准主要是因为接受挽救性手术的患者存在较大异质性。EAU 指南推荐对淋巴结转移风险＞5% 的患者行淋巴结清扫术，因此对于淋巴结复发的患者可以行标准淋巴结清扫术，但对于转移组织已接受过放射治疗的患者不推荐进行挽救性手术。挽救性淋巴结清扫的范围可根据术前 PET/CT 的检查结果进行指导，但考虑到当前影像技术仍然不够精准，故应扩大解剖范围。

由于没有建立统一的手术解剖模板，通常可以依据术前影像学分期来指导挽救性淋巴结清扫的范围。Rigatti 等开展了一项前瞻性研究，评估挽救性淋巴结清扫对前列腺切除术后生化复发患者的预后影响，他们建立了一个盆腔和腹膜后淋巴结清扫模板[18]。盆腔淋巴结清扫范围包括沿髂外血管的纤维脂肪组织，远端为旋髂深静脉和股管，近端为髂总血管至主动脉分叉处，外侧和内侧界分别由盆腔侧壁和膀胱周围脂肪组成。此外，还包括闭孔、髂内淋巴结。腹膜后淋巴结清扫包括以肾动脉为上界、主动脉分叉处为下界的淋巴结组织，内侧和外侧界包括腔静脉和右输尿管的中线，以及主动脉和左输尿管的中线。值得注意的是，由于腹膜后淋巴结受累的患者往往复发较早且预后较差，患者的手术获益有限，因此这部分患者是否应该行挽救性淋巴结清扫存在争议[5]。事实上，影像学检查结果与病理报告在病灶数量和病灶位置上一致性较低，分别为 58.3% 和 83%，因此当我们在讨论挽救性淋巴结清扫的手术范围时，应当在以追求最佳疗效为目的的基础上做出决定[19]。

挽救性淋巴结清扫并发症较少。据文献报道，总体并发症发生率为 7.4%~91.4%。大多数并发症不需要再次干预。麻痹性肠梗阻和深静脉血栓形成最为常见。Proussard 等在一篇系统综述中提到，挽救性淋巴结清扫的大多数并发症在 Clavien-Dindo 分级中属于低级别（表 17-2）。除了发热和伤口处理外，需要引流的淋巴漏和淋巴囊肿是最常见的并发症。此外，需要引流的淋巴囊肿由于狭窄

或败血症导致的输尿管支架置入术，以及肺栓塞是最常见的高级别并发症。作者还对比了 4 种不同入路的机器人辅助挽救性淋巴结清扫，发现微创术式没有报告 Ⅲ / Ⅳ 级并发症。尽管目前缺乏比较开放手术和机器人辅助手术的高质量研究证据，但上述报道可能会促使人们将挽救性淋巴结清扫视为可接受的安全的手术[6]。

表 17-2　挽救性淋巴结清扫术后常见并发症[a]

Clavien-Dindo 分级	频　率
Ⅰ 级	0%~62.5%（平均 21%）
Ⅱ 级	0%~37.5%（平均 11%）
Ⅲ a 级	0%~20%（平均 4.9%）
Ⅲ b 级	0%~15.6%（平均 4.5%）
Ⅳ 级或 Ⅴ 级	仅报道 1 例

a. 改编自 [6]

五、预后

挽救性淋巴结清扫术不是一种治愈手术，主要目的是延长需要全身治疗的时间，也就是延长无生化复发生存间期（BCRFS）。但是目前还没有无生化复发生存的准确定义，大多数研究将手术后 PSA<0.2ng/ml 定义为无生化复发[5]。在 Ploussard 等的综述中，有 13%~79.5% 的患者在挽救性淋巴结清扫后出现生化复发，2 年和 5 年无生化复发生存率分别为 23%~64% 和 6%~31%[6]。以下因素与挽救性淋巴结清扫术后预后较好相关，阳性淋巴结数量较少、术后 PSA<2ng/ml、没有盆腔外淋巴结转移[6]。

根据上述文献可知，挽救性淋巴结清扫似乎是一种可行的治疗措施，但应牢记大多数患者在手术后都将会出现生化复发。有

一些报道称 5 年生化复发率为 45%，但在大多数已发表的研究中，该比例≤20%。此外，只有 26%～34% 的患者不会出现临床复发。这些数据表明挽救性淋巴结清扫可以延长生存时间并延迟需要全身治疗的时间，但不能达到真正治愈[20]。因此，挽救性淋巴结清扫的重点在于患者的选择，应谨慎进行。

尽管挽救性淋巴结清扫很有前景，但目前相关的临床证据较少，缺乏高质量的长期前瞻性随机研究[5, 6, 21, 22]。在这种背景下，目前难以正确评估挽救性淋巴结清扫的肿瘤预后和手术后的长期预后结果。

六、要点

- ^{68}Ga-PSMA PET/CT 是目前诊断低 PSA 水平时淋巴结复发的最佳选择。
- 挽救性淋巴结清扫具有可接受的安全性；手术范围应包括完整的盆腔解剖模板。
- 需要前瞻性试验来更好地评估挽救性淋巴结清扫的肿瘤学和临床作用。

参 考 文 献

[1] Han M, Partin AW, Pound CR, Epstein JI, Walsh PC. Long-term biochemical disease-free and cancer-specific survival following anatomic radical retropubic prostatectomy. The 15–year Johns Hopkins experience. Urol Clin North Am. 2001;28(3):555–65.

[2] Ost P, Bossi A, Decaestecker K, et al. Metastasis-directed therapy of regional and distant recurrences after curative treatment of prostate cancer: a systematic review of the literature. Eur Urol. 2015;67(5):852–63.

[3] Giovacchini G, Picchio M, Garcia-Parra R, et al. 11C-choline PET/CT predicts prostate cancer-specific survival in patients with biochemical failure during androgen-deprivation therapy. J Nucl Med. 2014;55(2):233–41.

[4] Cornford P, Bellmunt J, Bolla M, Briers E, De Santis M, Groos T, et al. EAU-ESTROSIOG Guidelines on Prostate Cancer. Part II: Treatment of Relapsing, Metastatic, and Castration-Resistant Prostate Cancer. Eur Urol. 2017;71:630–42. https://doi.org/10.1016/j.eururo.2016.08.002.

[5] Heldenreich A, Moul JW, Shariat S, Karnes RJ. Role of salvage lymph node dissection in prostate cancer. Curr Opin Urol. 2016;26:581–89. https://doi.org/10.1097/MOU.0000000000000343.

[6] Ploussard G, Gandaglia G, Borgmann H, et al. Salvage lymph node dissection for nodal recurrent prostate cancer: a systematic review. Eur Urol. 2019;76(4):493–504.

[7] Fossati N, Suardi N, Gandaglia G, et al. Identifying the optimal candidate for salvage lymph node dissection for nodal recurrence of prostate cancer: results from large, multi-institutional analysis. Eur Urol. 2019;75(1):176–83.

[8] von Eyben FE, Kairemo K. Meta-analysis of (11) C-choline and (18)F-choline PET/CT for management of patients with prostate cancer. Nucl Med Commun. 2014;35(3):221–30.

[9] Evangelista L, Guttilla A, Zattoni F, Muzzio PC, Zattoni F. Utility of choline positron emission tomography/computed tomography for lymph node involvement identification in intermediate- to high-risk prostate cancer: a systematic literature review and meta-analysis. Eur Urol. 2013a;63(6):1040–8.

[10] Evangelista L, Zattoni F, Guttilla A, et al. Choline PET or PET/CT and biochemical relapse of prostate cancer: a systematic review and meta-analysis. Clin Nucl Med. 2013b;38(5):305–14.

[11] Maurer T, Eiber M, Schwaiger M, Gschwend JE. Current use of PSMA-PET in prostate cancer management. Nat Rev Urol. 2016;13(4):226–35.

[12] Perera M, Papa N, Roberts M, et al. Gallium-68 prostate-specific membrane antigen positron

emission tomography in advanced prostate cancer-updated diagnostic utility, sensitivity, specificity, and distribution of prostate-specific membrane antigen-avid lesions: a systematic review and meta-analysis. Eur Urol. 2020;77(4):403–17.

[13] Afshar-Oromieh A, Zechmann CM, Malcher A, et al. Comparison of PET imaging with a (68)Ga-labelled PSMA ligand and (18)F-choline-based PET/CT for the diagnosis of recurrent prostate cancer. Eur J Nucl Med Mol Imaging. 2014;41(1):11–20.

[14] Kranzbühler B, Müller J, Becker AS, et al. Detection rate and localization of prostate cancer recurrence using 68Ga-PSMA-11 PET/MRI in patients with low PSA values ≤ 0.5 ng/mL. J Nucl Med. 2020;61(2):194–201.

[15] Guberina N, Hetkamp P, Ruebben H, et al. Whole-body integrated [68Ga]PSMA-11–PET/MR imaging in patients with recurrent prostate cancer: comparison with whole-body PET/CT as the standard of reference. Mol Imaging Biol. 2020;22(3):788–96.

[16] Freitag MT, Radtke JP, Hadaschik BA, et al. Comparison of hybrid (68)Ga-PSMA PET/MRI and (68)Ga-PSMA PET/CT in the evaluation of lymph node and bone metastases of prostate cancer. Eur J Nucl Med Mol Imaging. 2016;43(1):70–83.

[17] De Visschere PJL, Standaert C, Fütterer JJ, et al. A systematic review on the role of imaging in early recurrent prostate cancer. Eur Urol Oncol. 2019;2(1):47–76.

[18] Rigatti P, Suardi N, Briganti A, et al. Pelvic/retroperitoneal salvage lymph node dissection for patients treated with radical prostatectomy with biochemical recurrence and nodal recurrence detected by [11C]choline positron emission tomography/computed tomography. Eur Urol. 2011;60(5):935–43.

[19] Sivaraman A, Benfante N, Touijer K, Coleman J, Scardino P, Laudone V, et al. Can pelvic node dissection at radical prostatectomy influence the nodal recurrence at salvage lymphadenectomy for prostate cancer? Investig Clin Urol. 2018;59:83–90. https://doi.org/10.4111/ icu.2018.59.2.83.

[20] Pisano F, Gaya JM, Breda A, Palou J. Salvage lymphadenectomy in recurrent prostate cancer: is there evidence of real benefit? World J Urol. 2019;37(8):1551–6.

[21] Abdollah F, Briganti A, Montorsi F, Stenzl A, Stief C, Tombal B, et al. Contemporary role of salvage lymphadenectomy in patients with recurrence following radical prostatectomy. Eur Urol. 2015;67:839–49. https://doi.org/10.1016/j.eururo.2014.03.019.

[22] Bandini M, Fossati N, Briganti A. Salvage surgery for nodal recurrent prostate cancer. Curr Opin Urol. 2017;27(6):604–11.

第18章 局部放射治疗失败后的挽救性放射治疗

Salvage Re-irradiation Therapy After Loco-regional Failure for Radiotherapy

Morena Turco　Francesca Pisano　Joan Palou　Alberto Breda　著

刘晟骅　译

一、背景

近年来，前列腺癌（PCa）的发病率日益升高，是男性中最常见的恶性肿瘤。根治性放射治疗（RT）正被广泛应用于临床[1]，而在根治性放射治疗后复发的患者的治疗方案，目前在泌尿外科领域仍存在争议[2]。

在前列腺癌的首次放射治疗后，生化及临床复发均可以被视为治疗失败。根据已有的文献报道，在放射治疗失败后，仅 1/3 复发局限于前列腺和精囊，而有 60% 的肿瘤复发于骨、内脏器官及盆腹腔淋巴结等[3]。

由于 PCa 非侵袭性的特点，首次外照射（EBRT）作为一种对局部 PCa 非手术治疗的方法而被广泛应用。但是有文献报道称，外照射的 10 年复发率高达 60%[4-6]；亦有其他文献报道，在低和中等风险 PCa 中，5 年生化复发率≤15%，10 年为 20%～50%[7-11]。

目前，泌尿外科学界对于首次放射治疗后复发的 PCa 患者最合适的治疗策略还没有达成共识，大多数患者采用了观察或单纯 ADT 姑息治疗[12]。

本章的目的是关注于讨论活检证实的既往治疗性放射治疗后局部复发的前列腺癌的再照射治疗，我们将其称为挽救性放射治疗。

二、对于复发病灶的检测

生化复发（BCR）定义为治疗后 PSA 较最低值升高≥2ng/ml。在生化复发的患者中[13]，必须对患者的复发病灶情况进行评估（区域性或远处复发），从而为制订患者未来的治疗策略提供更好的依据[14]。

根据 EUA 指南，对于首次放射治疗后的局部复发，推荐进行前列腺多参数磁共振成像（mpMRI）检查，并建议对于靶区域进行目标活检和局部挽救性治疗[15-18]。同样，对于局部复发的检测，也可以应用其他的影像技术。在放射治疗后 PSA＞2ng/ml 的患者中，^{11}C– 胆碱 PET/TC 扫描的敏感性为 90%[19]。另外，^{68}Ga-PSMA PET/CT 和 ^{18}F-Flucicloving PET/TC 的研究结果显示，对检查放射后复发的前列腺癌更准确[20, 21]。但是，BCR 也可能与微转移的增加有关，只有少数患者会出现真正的需要挽救治疗的局部复发[22-25]。

三、初始放射治疗后复发 PCa 的治疗方案选择

有文献报道，放射治疗失败后的前列腺癌患者一般未充分利用局部挽救治疗。Tran

报道了只有 2% 的放射治疗失败后的前列腺癌患者接受了局部再治疗[12]，而其他有作者记录仅 3% 的患者接受了挽救性前列腺根治术（SRP）[26]。

许多 BCR 患者可能仅仅表现为局限于器官本身的疾病，挽救性局灶治疗可以对于这种情况进行治疗[27]。尽管如此，依然有非常大的一部分这类患者可能在局部挽救性治疗之后最终发展为远处转移，这可能是因为一些本身已经出现的无法发现的微转移所致。在这部分患者中，局灶治疗可能并不能得到临床获益，特别是对于 PCa 复发诊断有不良预测指标的患者［如高 T 分期及高 Gleason 评分，复发后 PSA 倍增时间（PSA-DT）< 6 个月］[28]。根据 NCCN 指南，患者初始分期 $T_1 \sim T_2$，N_x/N_0，预期寿命 > 10 年，挽救性治疗前 PSA < 10ng/ml，在影像学及 PSA-DT 时未发现远处转移，以及治疗性放射治疗后前列腺穿刺阳性结果，都有可能从局部挽救性治疗当中获益[29]。

根据 EAU 指南，SRP 可能对于初始放射治疗之后局部复发的 PCa 来说是一个更好的选择。最近的一项系统回顾分析指出，5 年及 10 年的 BRFS 可以达到 47%～82%、28%～53%，相应的 10 年肿瘤特异性生存（CSS）和总体生存（OS）可以达到 70%～83%、54%～89%[30]。但是 SRP 与初始 RP 相比出现术后并发症的可能性更大[31]，对于术后功能的结局也有更高的并发症率，虽然，这一风险在有经验的三级医疗中心可能会更低[26, 33]。

近年来，一些除了 SRP 以外的局部挽救性治疗被更多地推荐（挽救性近距离照射、EBRT、HIFU、冷冻手术）使用于临床。但是，对于这些治疗方法，哪种最优并无共识，且因为相关毒性的高风险和相应不良反应，

并没有任何一项目前已真正被广泛使用[35, 36]。ADT 目前也被认为是一种替代治疗方法，是对于 PCa 放射治疗复发患者（98%）最常用的治疗方法[12]，即使这一治疗方法有一些包括心血管和代谢在内的严重不良反应[37, 38]。

四、挽救性放射治疗选择

目前，总体治疗理念是进行多次再照射，其中包括 EBRT、低剂量率（LDR）/ 高剂量率（HDR）近距离放射治疗（BT）和立体定向体部放射治疗（SBRT）。在过去的数年里，放射治疗技术的进步，已经可以局限于前列腺这一器官本身的精准放射治疗，而不影响邻近器官[39]。根据 EAU 指南，因为可耐受的毒性[40-42]，挽救性 LDR 或 HDR-BT 对高度选择的人群来说是一种有效的治疗替代方案[13]。使用了 SBRT 技术的 EBRT 也被报道具有临床前景。

五、集束外照射治疗

EBRT 作为初始放射治疗后局部的挽救性治疗仅在很少的研究中报道。因为 ERBT 对于周围组织的严重的放射毒性作用，仅能用于很少一部分经过严格筛选的患者。在 CaPSURE（Cancer of the Prostate Strategic Urological Research Endeavor）数据库登记的 935 例接受了挽救性消融治疗的男性患者中，仅 8 例患者接受了再次 EBRT，且并未观察到生存获益[4]。更近的数据证实，只有 2% 的放射治疗后复发性前列腺癌接受局部挽救性治疗，其余患者仅接受观察治疗或 ADT[12]。

最近，新 EBRT 模式的发展，如调强放射治疗（IMRT）、计算机优化的强度计划、

质子治疗、位置验证技术[43, 44]，都可以更精确和安全的剂量递升，使得 EBRT 有更好的预后及更低的毒性。在过去的几年里，由于剂量构成调整从 64Gy 到 81Gy[39, 45]，EBRT 治疗后的肿瘤预后有所改善。

然而，在不同队列的再程放射治疗患者之间的比较是非常困难的。技术本身的异质性、是否辅助使用 ADT、对于 BCR 尚无标准定义、随访范围的不同等都影响了相关结果和判断。此外，有研究表明，关于初始 EBRT 治疗的主要特征的信息缺乏限制了治疗相关毒性的评估。

在最近的一项研究中，Zilli 等报道了在 14 例局灶治疗失败的患者中应用 EBRT 治疗，并对比了有或没有进行剂量逐步增加的 BT 的长期结果[46]，发现了在首次放射治疗到挽救性治疗的中位时间为 6.1 年（范围 4.7～10.2 年）。根据作者报道，5 年的 BRFS 和局部无复发生存仅 36.7%、50%，相应的 5 年和 8 年无远处转移生存（DMFS），OS 及 CSS 仅 85.7% vs. 76.2%、92.9% vs. 76% 及 100% vs. 91.6%。尽管患者在初始的放射治疗后并未报告相应的临床毒性，但是在再次放射治疗后的严重不良事件发生要比文献报道中要高。根据 Zilli 等的报道，根据常见不良事件评价标准（CTCAE ver. 3.0），29% 的患者出现了 4 级的泌尿生殖道（GU）和消化道（GI）毒性，36% 的患者出现了 5 级的消化道不良事件（表 18-1）[49]。最近，Zilli 团队的对于直肠的放射治疗剂量依赖性毒性进行了关注[50]，并将其作为一个潜在的安全阈值剂量（总剂量＜130Gy）[51]。有研究表明，直肠从挽救性再放射治疗中恢复的能力，以及毒性损伤程度，取决于同一直肠区域接收到的两次的放射治疗的总剂量，与两次治疗的间隔时间无

关[52]。另外，患者的心血管因素，以及外周小血管的影像也可能对于直肠的损伤起到决定作用[53]。

有一些研究评估了在首次 EBRT 后进行挽救性 BT 的临床预后，但是很少有研究对于首次 BT 之后 EBRT[54-56] 的作用进行描述。在 2016 年，Rutenburg 等对于在首次 LDR BT 之后局部复发的 PCa 的挽救性 EBRT 的作用、相关 GU 和 GI 毒性进行了研究[47]。根据现有证据，该研究对于首次 BT 之后挽救性 EBRT 在疾病控制和相关的不良反应方面进行了描述。文章中，研究作者强调了 EBRT 的临床受益，以及其广泛可及性，另外，EBRT 也可以对于前列腺以外的微转移部位，如盆腔淋巴结等进行治疗。

总体来说，根据 EAU 指南，EBRT 的全腺体再程照射作为挽救性治疗目前因为其高毒性不良反应影响生活质量而应用受到限制[41, 57]。但是新的模式［如 SBRT、容积弧形调强放射治疗（VAMT）、影像指南］可以改善 EBRT 的不良影响。

六、近距离照射治疗

对于约 50% 适合挽救性治疗的局部复发 PCa 患者来说，BT 可能可以改善肿瘤结局。然而，现有的关于 BT 的研究都基于异质性较高的患者群体进行，其异质性体现在是否合并 ADT 辅助治疗、生化指标的变化情况等。

基于近期一项 Ingrosso 等发表的关于非手术的挽救性局灶治疗的系统回顾和 Meta 分析，挽救性 BT 可以带来最佳的局部疾病控制和最少的不良反应[58]。报道中称，BT 治疗之后 5 年 BRFS、无病生存期（DFS）、相关

表18-1 挽救性前列腺外照射（EBRT）——初次治疗，挽救性治疗及预后

参考文献	患者 (n)	初始放射治疗	初始放射治疗剂量 (n)	间隔中位时间（年）（范围）	挽救性放疗治疗前中位PSA (ng/ml)（范围）	再次治疗时中位年龄（岁）（范围）	LR的影像评估再次评估的方法	活检 Y/N (%患者)	肿瘤期别、复发时GS (n)	新辅助ADT, Y/N (%患者)	挽救性治疗方法	挽救性治疗中位剂量 (Gy)（范围）	中位随访时间（月）（范围）	毒性评价系统	急性GU/GI毒性概率	迟发性GU/GI毒性概率	毒性概率	BRFS	临床肿瘤控制	OS
Rutenberg 等[47]	11	BT (^{125}I)	145Gy (6), 144Gy (3), NA (2)	6.75 (2.58~12.83)	4.7 (3.6~15.2)	67 (61~81)	US; CT, BS	Y	GS 7 (6)	Y (45)	3D-CRT 或IMRT; IMRT	70.2 (64.8~75.6)	26.5 (1~53)	CTCAEv4.0	GU: 64% G1~2 GI: 36% G1~2	GU/GI: 36%G≥2	NA	3年 69%	NA	3年 77%
Zilli 等[46]	14	EBRT; EBRT+BT	74 (66~98.4) 中位剂量（范围）	6.1 (4.7~10.2)	7.4 (2.2~27.4)	68 (60~80)	PET/CT, MRI	Y (78.6)	T$_{3b}$ (5) T$_{2a}$ (4) T$_{2b}$ (3) GS≤ 6 (8)	Y (78.6)	3D-CRT 或IMRT; BT; IMRT	85.1 (70~93.4)	94 (48~172)	CTCAEv3.0	GU: 50% G1~2 (6周) GI: 57% G1~2 (6周)	GU: 29% G4 GI: 65% G≥4	NA	5年 35.7%	5年 局部-RFS80% MFS85.7% CSS100%	5年 92.9%

RT. 放射治疗；BT. 近距离放射治疗；3D-CRT.3D 聚焦 RT；IMRT. 调强放射治疗；US. 超声；CT. 计算机断层扫描术；MRI. 磁共振成像；BS. 骨显像；GS.Gleason 评分；ADT. 雄激素剥夺治疗；GU. 泌尿生殖系；GI. 消化道；LR. 局部复发；BRFS. 无生化复发生存；MFS. 无转移生存；RFS. 无复发生存；OS. 总生存；CSS. 肿瘤特异性生存；Y. 是；N. 否；NA. 不适用；G. 级别；CTCAE. 常用不良事件术语

"LR 的影像评估" 和 "复发时肿瘤分期和 GS" 是指的在报道的大多数患者中的情况（并非所有患者）

GU、GI 毒性级别≥3 相应的是 20%~75%、34%~87%、0%~47% 及 0%~24%[59, 60]。BT 的优势在于让病灶局部化，减少发生远处转移的风险，并针对靶区域有更能耐受的高剂量放射治疗，而避免对于健康的邻近组织发生损伤。

BT 技术可以根据不同的放射线模式拆分为 LDR 及 HDR，尽管这两者都高度一致地使用了高剂量放射量。这两者都被 NCCN 指南推荐为针对局部放射治疗复发 PCa 患者挽救性治疗方案（表 18-2 和表 18-3）。

七、低剂量率近距离放射治疗

低剂量率近距离放射治疗（LDRBT）是将放射性粒子（一般是 ^{125}I 和 ^{103}Pd，相应的半衰期 59.4 天和 17 天）永久植入到靶病灶或靶区域（如整个前列腺），并能根据粒子的缓慢裂解而缓慢持续衰减剂量的放射疗法[72]。在接受此种治疗前，经直肠超声检查可以为周围解剖结构提供信息并帮助制订策略（如粒子种植的数量和位置）。粒子植入一般是在脊椎麻醉或全身麻醉下[73]，通过超声和荧光标志引导进行。建议通过 CT 扫描（+/-MRI）仔细挑选靶区域[74]。

如上提及，文献中报道了不同的患者队列。最初的研究是 1999 年 Grado 等的对于 49 例患者进行的回顾性分析，研究中描述了该治疗方法 5 年 BRFS，CSS 和 OS 分别是 34%、79% 及 56%，相应严重并发症发生率低（如尿失禁和直肠相关并发症）。特别指出，作者观察到急性泌尿道症状都很典型，但是是一过性的[54]。Moman 等对于 31 例患者的队列进行回顾性研究发现，挽救性 ^{125}I 植入治疗对于组织学证实的初始 EBRT 后局部复发

的前列腺癌的 BRFS 为 1 年 51%，5 年 20%，GU 和 GI 不良事件为常见不良反应，慢性 1~2 级的 GU 及 GI 不良事件分别为 55% 和 51%；没有≥4 级的 GI/GU 毒性[35]。Burri 等报道了放射治疗后复发的 PCa 接受了挽救性 BT 的长期肿瘤预后，其 10 年 BRFS 为 54%，CSS 为 96%，OS 为 74%[41]。特别指出，Burri 团队观察到在挽救性治疗前 PSA 水平 <6ng/ml 时，患者的 BRFS 更好；在 BT 再程放射治疗前接受过盆腔淋巴结清扫术的患者可能发生更多的严重毒性反应。Vargas 等发表了对于条件较宽队列的患者接受 BT 同时辅助和（或）新辅助 ADT 的患者进行 BT 再放射。对于去势敏感和去势耐受的患者 5 年 BRFS 分别为 73.8% 及 22%，5 年 DMFS 和 OS 为 90% 和 64%[63]。少数患者出现了迟发性毒性反应（3 级 GU 毒性 8.7%，无 4 级 GU 或 3 级 GI 毒性）。在 2017 年，Baumann 报道了在高风险患者中接受减低剂量的挽救性 BT 同时合并用 ADT（新辅助及辅助治疗）可能达到更好的肿瘤预后，5 年和 7 年 BRFS 分别为 79% 和 67%，5 年及 7 年 DMFS 分别为 93% 及 86%[66]。85% 的患者在 5 年时并没有发生迟发性 3 级 GU 不良事件，且无≥2 级 GI 毒性发生。这些数据支持了这一治疗方案的可及性和耐受性。最近的一项多中心前瞻性临床 II 期试验（NGR Oncology/RTOG-0526）纳入了 92 例患者，发现这一方案具有很好的耐受性[75]。作者报告了仅 12 例患者（14%）出现了迟发性的 3 级 GU 或 GI 毒性，且无一例出现早期或慢性的 4 级或 5 级的不良事件（在 5 年随访期）。值得关注的是，初次放射治疗（EBRT）和再程放射治疗（挽救性 BT）的间隔同样值得考虑。在另一项前瞻性队列研究当中，Nguyen 报道了初次放射治疗和再程放

表18-2 挽救性低剂量前列腺近距离放射治疗——初次治疗、挽救性治疗及其预后

参考文献	患者 (n)	初始放射治疗 (%患者)	初始剂量 (Gy)	中位间隔时间 (年)(范围)	挽救性治疗前中位 PSA (ng/ml)(范围)	再次治疗的中位年龄 (岁)(范围)	活检 Y/N (%患者)	肿瘤期别,复发时 GS (%患者)	辅助 ADT, Y/N (%患者)	BT 源	挽救性治疗剂 (Gy)	体积	中位随访时间(月)(范围)	毒性评价体系	急性 GU/GI 毒性概率	迟发性 GU/GI 毒性概率	性毒性概率	BRFS	临床肿瘤控制	OS
Beyer[55]	17	EBRT	63	4.5 (1.9~12.2)	2.2 (0.3~27)	NA	Y	NA	Y (NA)	125I (88%) 103Pd (12%)	120	全腺体	62 (15~77)	NA	NA	GU: 24%UI 没有 GI	NA	5年 53%	NA	5年 93%
Grado 等[54]	49	EBRT 125I BT	66 NA	3.5 (1.8~15.4)	5.6 (1.5~79)	73.3 (52.9~86.9)	Y	GS≥7 (55) GS≤6 (45)	新辅助	125I (24%) 103Pd (76%) + EBRT (8%)	160 129+45	全腺体	64 (26~97)	NA	GU: 14% TURP, 4% 血尿, 6% 排尿困难 GI: 4%直肠溃疡2% 结肠切除	减退 2% (1例患者)	3年 48% 5年 34%	LR2% 3年DFS 89% 5年DFS 34%	3年 75% 5年 56%
Wong 等[61]	17	125I (6%) EBRT (100%)	144 68	6 (2.5~9.6)	4.7 (1.2~11.8)	68 (62~80)	Y	T1 (53) GS7 (41) GS≥8 (30)	Y	103Pd (47%) 125I (53%)	119 133	全腺体	44 (13~77)	RTOG	Timing NA GU: GI 12%, G2 41%, G3 41%, G4 (尿流改道) 6% GI:G1 29%, G2 35%, G3 6%	NA	4年 75%	LR 0% M复发 5% DFS 94%	4年 83%
Nguyen 等[23,24]	25	EBRT (52%) BT (48%)	66~70 137	5.2 (2.5~12.8)	5.5 (1.4~12)	65 (56~82)	Y	NA	N	125I	137	部分腺体	47 (14~75)	RTOG	NA	30%GU/GI G3~4	NA	4年 70%	NA	NA
Aaronson 等[62]	24	EBRT (96%) +HDR (4%)	72 NA	4.1 (2.2~9.1)	3.4 (0.3~10)	66 (64~88)	Y	<T3	Y (29)	125I (89%) 103Pd (20%)	108 144	全腺体+强化	30 (13~65)	CTCAE V3.0	NA	GU: 尿道狭窄 4%, 血尿 21%, UI 4%, 无 G4 GI: 无 G4	NA	1年 95.5% 2年 89.5% 3年 89.5%	CSS 96%	NA
Burri 等[41]	37	EBRT (86%)	68	5.2 (2.2~14.3)	5.6 (1.7~35)	70 (51~79)	Y	GS7 (46) GS≥8 (32)	Y (84)	103Pd (97%)	110	全腺体	86 (2~156)	CTCAEv3.0	NA	GU: 梗阻 24%, UI 16%, G3 8%, G4 (瘘) 3% GI: G2 腹泻 5%	NA	5年 65% 10年 54%	10年 LR 24% M复发 21% CSS 96%	5年 94% 10年 74%
Moman 等[35]	31	LDR (11%) EBRT (65%)	47~113 66	5 (±2.8) mean±SD	11.4 (±7.6) mean±SD	69.3 (±5.2) mean±SD	Y	GS 7 (55)	NA	125I	135 145	全腺体	108±48 mean±SD	CTCAEv3.0	GU: G2 58%, G3 3% GI: G2 10% 无 G≥3	GU: G2 39%, G3 19%, 无 G4 GI: G2 2.3%, G3 6%, 无 G4	NA	1年 51% 5年 20%	5年 M复发 26% 10年 M复发 46%	5年 72% 10年 39%

（续表）

参考文献	患者 (n)	初始放射治疗 (% 患者)	初始剂量 (Gy)	中位间隔时间 (年) (范围)	挽救性治疗前中位 PSA (ng/ml) (范围)	再次治疗的中位年龄 (岁) (范围)	活检 Y/N (% 患者)	肿瘤期别, 复发时 GS (% 患者)	辅助 ADT, Y/N (% 患者)	BT 源	挽救性治疗剂量 (Gy)	体积	中位随访时间 (月) (范围)	毒性评价体系	急性 GU/GI 毒性概率	迟发性 GU/GI 毒性概率	毒性性概率	BRFS	临床肿瘤控制	OS
Vargas 等[63]	69	EBRT	68.4	7.5 (2.3~20)	10.6 (NA)	72.5 (NA)	Y	T1 (45) T2 (51) GS 7 (41)	Y (90)	103Pd	100	NR	60 (7~164)	NA	NA	GU: G2（尿潴留）4%, G3（血尿）8.7%, 无 G4; GI: G2（直肠出血）5.7%, 无 G≥3	NA	PCCR 22% PCNCR 73.8%	5 年 MFS 10%	5 年 64%
Henriquez 等[64]	56	EBRT (82%) 125I BT (8%)	72 145	>2 (93%)	3.7 (1.11~30)	65 (60~80)	Y	GS 6 (16) GS 7 (25) NA (45)	Y (27)	LDR 125I (66%) HDR 192Ir (34%)	145 40.5	全腺体	48 (25~109)	CTCAEv3.0	NA	GU: G3 24%; GI: G2 2.7%（瘘）	NA	5 年 77%	NA	5 年 70%
Peters 等[65]	20	EBRT (65%) 125I BT (35%)	70~76 145	6.6 (3.5~12)	4.7 (0.3~14)	69 (59~78)	Y	GS 6 (35) GS 7 (30) NA (35)	N	125I	≥144	部分腺体	36 (10~45)	CTCAE v4.0	NA	GU: G3（尿道狭窄）5%	NA	3 年 60%	M 复发 15%	NA
Baumann 等[66]	33	EBRT	70.2	NA	5 (2~26)	75 (57~85)	Y	GS 7 (43)	Y	LDR HDR	90~100 30	全腺体	61 (7~150)	CTCAE v4.0	GU: G1 55%, G2 27% 无 G≥3; GI: G1 9%, 无 G≥2	GU: G1 24%, G3 12%（1 例患者尿道狭窄, 2 例患者血尿, 1 例患者瘘管）; GI: G1 3%, 无 G≥2	NA	5 年 9% 7 年 67%	5 年 MFS 93% 7 年 MFS 86%	5 年 94% 7 年 85%

RT. 放射治疗; BT. 近距离放射治疗; LDR. 低量程 BT; HDR. 高量程 BT; GS.Gleason 评分; ADT. 雄激素剥夺治疗; GU. 泌尿生殖系; GI. 消化道; LR. 局部复发; CSS. 肿瘤特异性生存; MFS. 无转移生存; DFS. 无病生存; M. 转移; OS. 总生存; N. 否; NA. 不适用; Y. 是; PCCR. 雄激素抵抗的前列腺癌; PCNCR. 无雄激素抵抗的前列腺癌; G. 级别; UI. 尿失禁; CTCAE. 常用不良事件术语[48,49]; "复发时肿瘤分期和 GS" 是指的在报告中的大多数患者术语（并非所有患者）

表 18-3　挽救性高剂量前列腺短距离照射——初始治疗、挽救性治疗及其预后

参考文献	患者 (n)	初始放射治疗 (% 患者)	初始剂量 (Gy)	中位间隔时间（年）(范围)	挽救性治疗前中位 PSA (ng/ml)(范围)	再次治疗的中位年龄（岁）(范围)	活检 Y/N (% 患者)	肿瘤期别，复发时 GS (% 患者)	辅助 ADT, Y/N (% 患者)	挽救性治疗剂量 (Gy)	体积	中位随访时间（月）(范围)	毒性评价体系	急性 GU/GI 毒性概率	迟发性 GU/GI 毒性概率	性毒性概率	BRFS	临床肿瘤控制	OS
Lee 等[68]	21	EBRT (86) BT (9) 质子 Tx (5)	72 NA NA	5.3 (2~10.4)	5.9 (1.4~9.5)	68.4 (58~81)， 复发时	Y	T_2 (48) T_{3b} (24) GS 7 (47) GS≥8 (47)	N	36/6 分次	全腺体 ± 精囊	18.7 (6~84)	CTCAEv3.0	GU: G1~2（频见，UI）86%，G3（血尿）14%，无 G4，GI: G1~2 14%，无 G≥3	GU: G3 4%，无 G4；GI: 无 G≥3	G1~2 18%，G3 9%	2 年 89%	M 复发 10%	NA
Lahmer 等[69]	18	EBRT (89) LDR ^{125}I (5) EBRT+BT (5)	69 200 36+150	5.4 (2.3~22.6)	4.46 (0.54~46)	69 (58~81)	Y	GS≥8 (28) GS 6 (5.5) GS 7 (NA)	Y (11)	60/2 分次	全腺体	21 (8~77)	CTCAEv4.0	时间 NA	GU: G2（膀胱炎，UI）11%，G3（尿潴留，UI）17%，GI: 无 G>1	NA	3 年 57%	M 复发 22%	3 年 89%
Chen[40]	52	EBRT (81) BT (19)	NA	NA	9.3 (1.2~58)	67.5 (53.9~81.4)， 复发时	Y	T_2 (31) T_3 (52) GS 7 (44) GS≥8 (52)	N	36/6 分次	全腺体	60 (6~155)	CTCAEv4.0	GU: G2 36%，G3 2%，无 G4，GI: 无 G≥2	GU: G2 54%，G3 2%，GI: G2 4%，无 G>2	急性 G2 19%，迟发性 G2 29%，G3 6%	5 年 51%	NA	5 年 92%
Yamada 等[57]	42	EBRT (100)	81	6.5 (NA)	3.54 (NA)	NA	Y	GS 7 (60) GS≥8 (33)	N	32/4 分次	全腺体	36 (6~66)	CTCAEv3.0	GU: G1 38%，G2 40%，GI: NA	GU: G1 38%，G2 48%，G3（UI）2%，无 G4，GI: G1 43%，G2（直肠出血）14%	NA	5 年 68.5%	5 年 MFS 81.5%，5 年 CSS 90.3%	5 年 79%

（续表）

参考文献	患者 (n)	初始放射治疗 (% 患者)	初始剂量 (Gy)	中位间隔时间(年)(范围)	挽救性治疗前中位 PSA (ng/ml)(范围)	再次治疗的中位年龄(岁)(范围)	活检, Y/N (% 患者)	肿瘤期别, 复发时 GS (% 患者)	辅助 ADT, Y/N (% 患者)	挽救性治疗剂量 (Gy)	体积	中位随访时间(月)(范围)	毒性评价体系	急性 GU/GI 毒性概率	迟发性 GU/GI 毒性概率	毒性概率	BRFS	临床肿瘤控制	OS
Wojcieszek 等[70]	83	EBRT (61) EBRT+BT (39)	74 NA	5.6 (1.8~10.3)	3.1 (0.06~20)	70 (57~81)	Y	GS 6 (19) GS 7 (27) GS≥8 (7) NA (47)	Y (53)	30/3分次	全腺体	41 (11~76)	CTCAEv4.0	GU: G1 52%, 无 G≥3 GI: 无 G>1	GU: G1 33%, G2 39%, G3 13%(尿潴留) GI: 无 G>1	NA	3 年 76% 5 年 67%	3 年 MFS 87% 5 年 MFS 79% 5 年 CSS 87%	3 年 93% 5 年 86%
Murgic 等[71]	15	EBRT	70~80	7.6 (1~12.2)	4.1 (1.3~9.3)	75 (59~82)	Y	GS 7 (53) GS≥8 (40)	Y	27/2分次	聚焦或 MRI定位粒子	36 (23~52)	CTCAEv4.0	GU: G2 93%, 无 G>3 GI: 无 G>1	GU: G1 20%, G2 46%, G3 血尿 6% GI: G2 13%, 无 G≥3	NA	2 年 87% 3 年 61%	LR 21% MFS100%	NA

RT. 放射治疗; BT. 近距离放射治疗; LDR. 低量程 BT; Tx. 疗法; GS.Gleason 评分; ADT. 雄激素剥夺治疗; GU. 泌尿生殖系; GI. 消化道; LR. 局部复发; BRFS. 无生化复发生存; CSS. 肿瘤特异性生存; MFS. 无转移生存; DFS. 无病生存; OS. 总生存; M. 转移; N. 否; NA. 不适用; G. 级别; Y. 是; UI. 尿失禁; CTCAE. 常用不良事件术语[48,49]

"复发时肿瘤分期和 GS" 是指的在报告中的大多数患者 (并非所有患者)

射治疗间隔＜4.5 年的，有更高的发生 GU/GI 相关毒性的风险[76]。在 Crook 的报道当中，距离前次 RT 中位间隔时间为 7 年（IQR 5～10 年）时，能减少放射治疗的累积毒性，解释了间隔时间长会有更低的严重不良事件发生的概率。另外一项重要因素是前次 EBRT 的剂量，根据 RTOG-0526 试验（RTOG-0526，临床试验登记）的结果前一次放射治疗剂量可以是 78～81Gy，1.8～2Gy[77]。因为组织在初始放射治疗后对于放射线更加敏感，挽救性放射治疗剂量也是相关因素。虽然有学者提出不同的放射治疗方案，在大多数的患者中使用的是常规剂量（如 120～145Gy 的 ^{125}I 或 100～120Gy 的 ^{103}Pd）。另外，建议在挽救性方案当中对剂量进行限制，以减少发生迟发性严重毒性[78, 79]。Lee 团队报道，90Gy 的 ^{103}Pd 的 5 年 BRFS 仅 38%，无 3 级及以上的不良事件[80]。相反的，Wong 等发现，在所有使用 ^{125}I D90＞140Gy 或 ^{103}Pd D90＞125Gy 的患者中，可以获得生化控制，其中 D90 是指覆盖前列腺体积 90% 的最低剂量[61]。但是，Rose 在另一篇文献中指出，越高的 D90 可能导致更高的迟发性不良事件的发生率[81]。

八、高剂量率近距离放射治疗

高剂量率近距离放射治疗（HDRBT）是使用高放射性粒子，如 ^{192}Ir 通过导管植入前列腺当中。粒子传输时间是 15～20min[82]。制订治疗方案时使用 TC 或超声，超声对于防止因患者移动而导致的导管位移更加有效。通常，简单的植入可以使用多次剂量治疗，虽然在每次放射治疗前都需要检查导管位置[83, 84]。另外，精囊或腺体部

分，即包膜外部分也可以在每次治疗中得到剂量照射。另外一个 HDR 的优势为影像学（mpMRI 或 PET）确定的靶区可以提供一个简单的剂量递增方法，且有较低的毒性。现有的数据表明，HDR BT 的生化控制率和迟发性毒性反应都有较好的结果[85]。方案规定的挽救性 HDR BT 的剂量在不同的文献报道中不同。Chen 等报道的针对 52 例患者进行的回顾性研究显示，在 2 次间隔 1 周的分开的粒子植入后，使用方案 36Gy 共 6 次的挽救性 HDR BT[40]，5 年 BRFS 和 OS 分别为 51% 和 92%，迟发性的不良事件很少，因此该 HDR BT 为可选的挽救性方案选择。Yamada 等进行了一个临床 II 期的前瞻性研究，对接受了 32Gy，共 4 次，仅一次粒子植入的患者进行了评估，同样也报道这一方案有很好的疗效和耐受性，其 5 年 BRFS 为 68.5%，OS 为 79%，且无严重毒性反应。最近，Wojcieszek 等报道了另一方案，即 30Gy 共 3 次（3×10Gy），5 年 BRFS 为 67%[70]。

在 2017 年，Kollmeier 等对 LDR 和 HDR BT 进行了比较，共纳入 98 例患者（37 例 LDR，61 例 HDR），并总结两者有完全相似的肿瘤和毒性结局，虽然急性尿潴留和迟发性尿道狭窄在 HDR 的患者中更为常见（8∶1）[86]。

九、立体定向体部放射治疗

立体定向体部放射治疗（SBRT）是一种新的无创的挽救性放射治疗选择，其特征与 EBRT 的诸多特征相同，但是与 EBRT 不同在于，其总剂量是在 2～5 次分量中给予，SBRT 的总剂量基本上可以与 HDRBT 相同[87]。在局部放射治疗后复发的前列腺癌中，已有一些发表的研究对于 SBRT 的使用。虽

然随访期较短，长期数据尚不明确[88, 89]（表 18-4），但是目前已有的数据表明，SRBT 有着积极的结果。最初对于此种技术进行报道是 Fuller 等对于 29 例患者接受总剂量 34Gy 的 5 次分量方案的前瞻性研究，2 年 BRFS 为 82%，没有出现局灶治疗失败，相关毒性（18%≥2 级的 GU 毒性，7%≥3 级的 GU 毒性，没有任何级别的 GI 毒性），本研究的随访时间为 24 个月（范围 3～60 个月）[87]。3 年后，Leroy 等发表了一个更小样本的系列研究（23 例患者），使用了 6 次分量总剂量 36Gy 的治疗，报道了 2 年 DFS 和 OS 分别为 54% 和 100%，共 5 例局部病灶的复发[91]。严重毒性反应的概率低，无 4 级或 5 级的毒性事件记录（26% 的患者有≥2 级的 GU 毒性，2 例患者有 2 级直肠毒性）。2018—2019 年，一些研究者发表了挽救性 SBRT 的肿瘤预后及毒性相关结果，同样评估了机器人技术[92]，但是大多数研究纳入的患者在接受初次放射治疗前接受了初始 RP[93, 94]。所有的文献总结，对于放射治疗后局部复发，SBRT 是一种临床有效、可及且安全的挽救性治疗方法，同时，所有的研究也指出，有必要对于不同的治疗方法进行长期评估，从而对患者提供更佳的预后选择。

最新的一项研究为针对 100 例活检确认 RT 后局部复发的 PCa 患者的多中心回顾性分析发现，在这项研究当中，患者接受了机器人加速器的多策略放射治疗（中期 SBRT 剂量为 36Gy/6 次分量）[95]。所有患者均接受了初始治疗性 RT（80%EBRT，17%BT，3%EBRT 和 BT 增强）。初次和再次治疗之间中位间隔时间为 7.5 年。34% 的患者接受了合并 ADT 治疗。中位随访时间为 29.3 个月。该文献报道了 2 年和 3 年 BRFS 为 73% 和

55%。二次化学药物治疗后的毒性反应在可以接受的范围（2 级急性 GU 不良事件比例为 8%，3 级急性 GU 不良事件为 1%，没有任何级别的 GI 不良毒性事件报道），上述数据也包括了初次治疗后出现的残留毒性（23GU，8GI）。另外，研究评估了潜在的生化控制预后指标，指出初始 D Amico 组、时间间隔和 SBRT 的剂量是相关因素。

最后，Fuller 等提出高剂量类似 SBRT 的应用是一种更温和的挽救性治疗策略，对于放射治疗后复发的患者，若 HDR BT 不可行时可以考虑 SBRT 治疗[96]。在他们对于 50 例患者进行的前瞻性研究当中，实行了总剂量 34Gy/5 分量的方案，5 年 BFRS 是 60%，与其他进行研究当中接受挽救性 RP 的结果类似[33]。中位随访时间为 44 个月，2 次放射性治疗的中位间隔时间为 8.1 年。有趣的是，Fuller 等发现 5 年无 ADT 治疗比例为 69%，放射治疗的策略使得挽救性 ADT 治疗的需要延后。针对毒性考虑，挽救性 SBRT 治疗可能有更低的 GU 和 GI 不良事件发生。

十、结论

目前已有的文献报道的数据令人振奋，这些已报道文献都提示，对于组织学确认的初始 RT 后局部复发性 PCa 的挽救性放射治疗有明确作用。特别是挽救性 BT 和 SBRT，无论是疗效还是耐受性都有较好的结果，这使得这些治疗方案成为一种明智的治疗选择，特别是对于并不适合或不愿意接受挽救性手术的患者。当然，为了保证更好的疾病控制和更小的毒性，在治疗前应对患者进行严格的评估和筛选。

表 18-4 挽救性前列腺放射治疗（SBRT）——初始治疗、挽救性放射治疗及预后

参考文献	患者 (n)	初始失射治疗, n (%)	首次失射治疗 (%患者)	初始剂量 (Gy)(范围)	中位时间间隔 (年)(范围)	挽救性治疗前中位 PSA (ng/ml)(范围)	再次治疗中位年龄 (岁)(范围)	活检, Y/N (%患者)	肿瘤期别，复发时 GS (%患者)	新辅助 ADT, Y/N (%患者)
[90]	29	0	EBRT (97) / ^{125}I BT (3)	74 (65~81) / NA	47.3 (2.7~16.7)	3 (0.1~49)	73 (50~89)	Y	T$_{1c}$ (中位 T), GS≥7 (79)	N
[89]	21	11 (52)	EBRT	71 (45~76)	9.25 (3.2~33.2)	3.2 (0.4~24)	73 (59~85), A 组 / 80 (61~86), B 组	N	NA	Y (9)
[91]	23	0	EBRT (83) / BT (17)	76 / NA	5.4 (2.3~12.5)	2.5 (0~12)	70 (58~82), 复发时	Y (83)	NA	Y (61)
[92]	50	22 (44)	EBRT	74	6.3 (0.75~17.2)	2.6 (1~30)	76 (62~86)	Y (NA)	NA	新辅助 (22)
[93]	38	4 (10.5)	EBRT (90) / HDR (2) / EBRT+BT (8)	45 (pRP) / 78 (无 pRP)	8.4 (1.8~14.9)	4.3 (0.44~66)	71.6 (59~89)	Y (68)	GS 6 (13), GS7 (16) / GS≥8 (16), NA (24)	Y
[94]	64	19 (30)	3D RT (86) / IMRT (6) / LDR (6) / 3D+BT (1)	70 / 66 / 145 / NA	8.3 (1.9~17.3)	3.89 (0.17~52)	73.2 (52.6~81.7)	Y (44)	GS 7 (6~9), 中位 (范围)	N / 同步: 25%
[95]	100	0	EBRT (80) / BT (17) / EBRT+BT (3)	74 (66~80) / NA / NA	7.5 (2~18)	4.3 (2~38)	71.2 (56~86)	Y	GS 7 (52), GS≥8 (34), NA (26)	Y

参考文献	系统	挽救性治疗剂量 (Gy)	临床目标体积	中位随访时间 (月)(范围)	毒性评价系统	急性 GU/GI 毒性概率	迟发性 GU/GI 毒性概率	性毒性概率	BRFS	临床肿瘤控制	OS
[90]	CK	34/5 分次	全腺体	24 (3~60)	CTCAEv3.0	GU: G3 3%, 无 G4 / GI: 无 G>1	GU: G2 10%, G3 3%, G4 血尿) 3% / GI: 无 G>1	NA	2 年 82%	LR 0% / 2 年 DFS 100%	NA
[89]	CK	36.25/5 分次	整体肿瘤体积	11.7 (2.5~46.5)	CTCAEv4.0	GU: G1 (尿失禁, 夜尿) 14%, G2 4%, 无 G≥3 / GI: 无 G>1	GU: G1 (尿失禁) 4%, 无 G>1 / GI: 无 GI	NA	1 年 83.3%	LR4.7% / M 复发 9%	NA

（续表）

参考文献	系统	挽救性治疗剂量（Gy）	临床目标体积	中位随访时间（月）（范围）	毒性评价系统	急性 GU/GI 毒性概率	迟发性 GU/GI 毒性概率	性毒性概率	BRFS	临床肿瘤控制	OS
[91]	CK	36/6 分次	全腺体（83%）一半腺体（4%）局部（13%）	22（6~40）	CTCAEv4.0	GU/GI: G2 39%（尿失禁 4%，膀胱炎 17%，输尿管梗阻 9%，G3 13%，无 G4 局灶治疗无 G>1		NA	2年 54%	20月 LR 22% 20月 LRR4% 20月 M复发 13%	2年 100%
[92]	CK	30/5 分次	整体肿瘤体积	21（6.1~49）	CTCAEv4.0	GU: G2（尿失禁）2%，G3（血尿）2% GI: G2 膀胱炎 8%，无 G>2	GU: G1~2 6%，G3 2% GI: G2 4%，无 G>3	NA	1年 80%	1年 MFS 98%	NA
[93]	CK	36.5（5.5~10/分次）（63%）7.25/5 分次	全腺体 +1cm 精囊（61%），整体肿瘤体积 +5mm（2.6%）+ 增强（8%）	14.4（1.6~46.4）	RTOG	GU/GI 18%，G2 7.4%，G3 3.7%，无 G4 GI: 无 G>1	GU: G2 4.8%，G3 12.5% GI: 无 G>1	NA	16.5月 68.4%	局部控制 86.8%	NA
[94]	RapidArc® VERO® CK	30/5 分次	全腺体、前列腺床，局部（前列腺内病灶）	26.1（3.1~82.4）	RTOG	GU/GI 20%，G2 5%，G3 1.5%，无 UI GI: G1 8% G2 2%，无 G>3	GU: G1 28%，G2 9%，G3 1.5%，无 UI GI: NA	NA	2年 40%	2年 DFS53% 2年 LC 25% 2年 LRR 12% 2年临床无进展生存 53% 2年 CSS 95%	2年 92%
[95]	CK（81%）IMRT（19%）	36/6 分次	局部（整体肿瘤体积 +2~5mm）（32%）半腺体（18%）全腺体（49%）精囊（1%）	29.3（4~91）	CTCAEv4.03	GU: G2 8%，G3 1% GI: 无 G>1	GU: G2+ 20.8%（UI 3%），G3（膀胱炎、瘘管、肾炎）1% GI: G2+1%	NA	2年 73% 3年 55%	LR 10%	2年 96% 4年 94%

RT. 放射治疗；BT. 近距离放射治疗；LDR. 低量程 BT；HDR. 高量程 BT；IMRT. 调强放射治疗；CK.CyberKnife®；RP. 前列腺根治术；pRP. 初始 RP；GS.Gleason 评分；ADT. 雄激素剥夺治疗；GU. 泌尿生殖系；GI. 消化道；UI. 尿失禁；LR. 局部复发；BRFS. 无生化复发生存；CSS. 肿瘤特异性生存；DFS. 无病生存期；M. 转移；OS. 总生存；Y. 是；N. 否；NA. 不适用；G. 级别；RTOG. 放射治疗肿瘤协会[67]；CTCAE. 常用不良事件术语[48,49]
"复发时肿瘤分期和 GS" 是指的在报告中的大多数患者（并非所有患者）

参 考 文 献

[1] Siegel R, et al. Cancer treatment and survivorship statistics. CA Cancer J Clin. 2012;62:220–41.

[2] Ward JF, et al. Salvage therapy for radiorecurrent prostate cancer. Current Probl Cancer. 2008;32(6):242–71.

[3] Golbari NM, et al. Salvage therapy options for local prostate cancer recurrence after primary radiotherapy: a literature review. Curr Urol Rep. 2017;18(8):63.

[4] Agarwal PK, et al. Treatment failure after primary and salvage therapy for prostate cancer: likelihood, patterns of care, and outcomes. Cancer. 2008;112:307–14.

[5] Heidenreich A, et al. EAU guidelines on prostate cancer. Eur Urol. 2008;53:68–80.

[6] Zelefsky MJ, et al. Multi-institutional analysis of long-term outcome for stages T1–T2 prostate cancer treated with permanent seed implantation. Int J Radiat Oncol Biol Phys. 2007;67:327–33.

[7] Nichol A, et al. A phase II study of localized prostate cancer treated to 75.6 Gy with 3D conformal radiotherapy. Radiother Oncol. 2005;76(1):11–7.

[8] Michalski J, et al. Clinical outcome of patients treated with 3D conformal radiation therapy (3D-CRT) for prostate cancer on RTOG 9406. Int J Radiat Oncol Biol Phys. 2012;83(3):e363–70.

[9] Lee WR, et al. Randomized phase III noninferiority study comparing two radiotherapy fractionation schedules in patients with low-risk prostate cancer. J Clin Oncol. 2016;34(20):2325–32.

[10] Catton CN, et al. Randomized trial of a hypofractionated radiation regimen for the treatment of localized prostate cancer. J Clin Oncol. 2017;35(17):1884–90.

[11] Zumsteng ZS, et al. The natural history and predictors of outcome following biochemical relapse in the dose escalation era for prostate cancer patients undergoing definitive external beam radiotherapy. Eur Urol. 2015;77:1009–16.

[12] Tran H, et al. Underutilization of local salvage therapy after radiation therapy for prostate cancer. Urol Oncol. 2014;32:701–6.

[13] Roach M 3rd, et al. Defining biochemical failure following radiotherapy with or without hormonal therapy in men with clinically localized prostate cancer: recommendations of the RTOG-ASTRO Phoenix consensus conference. Int J Radiat Oncol Biol Phys. 2006;65:965.

[14] Van den Broeck T, et al. Prognostic value of biochemical recurrence following treatment with curative intent for prostate cancer: a systematic review. Eur Urol. 2018;S0302:30752.

[15] Rouviere O, et al. Imaging of prostate cancer local recurrences: why and how? Eur Radiol. 2010;20(5):1254.

[16] Donati OF, et al. Multiparametric prostate MR imaging with T2–weighted, diffusion-weighted, and dynamic contrast-enhanced sequences: are all pulse sequences necessary to detect locally recurrent prostate cancer after radiation therapy? Radiology. 2013;268:440.

[17] Abd-Alazeez M, et al. Multiparametric MRI for detection of radiorecurrent prostate cancer: added value of apparent diffusion coefficient maps and dynamic contrast-enhanced images. Prostate Cancer Prostatic Dis. 2015;18:128.

[18] Alonzo F, et al. Detection of locally radio-recurrent prostate cancer at multiparametric MRI: Can dynamic contrast-enhanced imaging be omitted? Diagn Interv Imaging. 2016;97:433.

[19] Ceci F, et al. 11C-choline PET/CT detects the site of relapse in the majority of prostate cancer patients showing biochemical recurrence after EBRT. Eur J Nucl Med Mol Imaging. 2014;41:878.

[20] Perera M, et al. Sensitivity, specificity, and predictors of positive 68ga-prostate-specific membrane antigen positron emission tomography in advanced prostate cancer: a systematic review and meta-analysis. Eur Urol. 2016;70:926.

[21] Evangelista L, et al. New clinical indications for (18) F/(11)C-choline, new tracers for positron emission tomography and a promising hybrid device for prostate cancer staging: a systematic review of the literature. Eur Urol. 2016;70(1):161–75.

[22] Ward JF, et al. Salvage surgery for radiorecurrent prostate cancer: contemporary outcomes. J Urol. 2005;173:1156–60.

[23] Nguyen PL, et al. Magnetic resonance image-guided salvage brachytherapy after radiation in select men who initially presented with favourable-risk prostate cancer: a prospective phase 2 study. Cancer. 2007;110:4185–92.

[24] Nguyen PL, et al. Patient selection, cancer control, and complications after salvage local therapy for postradiation prostate-specific antigene failure: a systematic review of the literature. Cancer.

2007;110:1417–28.

[25] Huang WC, et al. The anatomical and pathological characteristics of irradiated prostate cancers may influence the oncological efficacy of salvage ablative therapies. J Urol. 2007;177:1324–9.

[26] Ogaya-Pinies G, et al. Salvage robotic-assisted radical prostatectomy: Oncologic and functional outcomes from two high-volume institutions. World J Urol. 2019;37:1499–505.

[27] Zagars GK, Pollack A. Kinetics of serum prostate-specific antigen after external beam radiation for clinically localized prostate cancer. Radiother Oncol. 1997;44:213–21.

[28] Zelefsky MJ, et al. Outcome predictors for the increasing PSA state after definitive external-beam radiotherapy for prostate cancer. J Clin Oncol. 2005;23:826–31.

[29] NCCN (National Comprehensive Cancer Network), G. Prostate Cancer NCCN Evidence Blocks; 2018.

[30] Chade DC, et al. Cancer control and functional outcomes of salvage radical prostatectomy for radiation-recurrent prostate cancer: a systematic review of the literature. Eur Urol. 2012;61:961.

[31] Gotto GT, et al. Impact of prior prostate radiation on complications after radical prostatectomy. J Urol. 2010;184:136.

[32] Hennequin C, et al. Management of local relapse after prostate cancer radiotherapy: Surgery or radiotherapy? Cancer Radiother. 2017;21:433–6.

[33] Yuh B, et al. Complications and outcomes of salvage robot-assisted radical prostatectomy: a single-institution experience. BJU Int. 2014;113:769–76.

[34] Prasad SM, et al. Morbidity and costs of salvage vs. primary radical prostatectomy in older men. Urol Oncol. 2013;31:1477–82.

[35] Moman MR, et al. Treatment outcome and toxicity after salvage 125–I implantation for prostate cancer recurrences after primary 125–I implantation and external beam radiotherapy. Brachytherapy. 2009;9:119–25.

[36] Peters M, et al. Patterns of outcomes and toxicity after salvage prostatectomy, salvage cryosurgery and salvage brachytherapy for prostate cancer recurrences after radiation therapy: a multi-center experience and literature review. World J Urol. 2013;31:403–9.

[37] Heindenreich A, et al. EAU guidelines on prostate cancer. Part II: treatment of advanced, relapsing, and castration-resistent prostate cancer. Eur Urol. 2014;65:467–79.

[38] Nguyen PL, et al. Adverse effects of androgen deprivation therapy and strategies to mitigate them. Eur Urol. 2015;67:825–36.

[39] Dearnaley DP, et al. Escalated-dose versus control-dose conformal radiotherapy for prostate cancer: long-term results from the MRC RT01 randomised controlled trial. Lancet Oncol. 2014;15:464–73.

[40] Chen CP, et al. Salvage HDR brachytherapy for recurrent prostate cancer after previous definitive radiation therapy: 5–year outcomes. Int J Radiat Oncol Biol Phys. 2013;86:324.

[41] Burri RJ, et al. Long-term outcome and toxicity of salvage brachytherapy for local failure after initial radiotherapy for prostate cancer. Int J Radiat Oncol Biol Phys. 2010;77:1338–44.

[42] Gomez-Veiga F, et al. Brachytherapy for the treatment of recurrent prostate cancer after radiotherapy or radical prostatectomy. BJU Int. 2012;109(Suppl 1):17.

[43] Sheets NC, et al. Intensity modulated radiation therapy, proton therapy, or conformal radiation therapy and morbidity and disease control in localized prostate cancer. JAMA. 2012;307:1611–20.

[44] Van der Heide UA, et al. Analysis of fi ducial marker based position verification in the intensity—modulated radiotherapy of patients with prostate cancer. Radiother Oncol. 2007;82:38–45.

[45] Kuban DA, et al. Long-Term Results of the M. D. Anderson Randomized Dose-Escalation Trial for Prostate Cancer. Int J Radiat Oncol Biol Phys. 2008;70:67–74.

[46] Zilli T, et al. Re-irradiation of prostate cancer local failures after previous curative radiation therapy: long-term outcome and tolerance. Int J Radiat Oncol Biol Phys. 2016;96(2):318–22.

[47] Rutenberg MS, et al. Salvage external beam radiotherapy for locally recurrent prostate cancer after definitive brachytherapy. Brachytherapy. 2016;15:722–9.

[48] (NCI), N. C. Common Terminology Criteria for Adverse Events (CTCAE) Version 4.0 (v4.03 2010); 2009.

[49] Trotti A, et al. CTCAE v3.0: development of a comprehensive grading system for the adverse effects of cancer treatment. Semin Radiat Oncol. 2003;13:176–81.

[50] Dipasquale G, et al. Salvage reirradiation for local failure of prostate cancer after curative radiation therapy: Association of rectal toxicity with dose distribution and normal-tissue complication probability models. Adv Radiat Oncol. 2018;3(4):673–81.

[51] Kim DW, et al. Predictors of rectal tolerance observed in a dose-escalated phase 1–2 trial of stereotactic body radiation therapy for prostate cancer. Int J Radiat Oncol Biol Phys. 2014;89:509–17.

[52] Crehange G, et al. Salvage reirradiation for locoregional failure after radiation therapy for prostate cancer: who, when, where and how? Cancer Radiother. 2014;18:524–34.

[53] Joosten MM, et al. Associations between conventional cardiovascular risk factors and risk of peripheral artery disease in men. JAMA. 2012;308:1660–7.

[54] Grado GL, et al. Salvage brachytherapy for localized prostate cancer after radiotherapy failure. Urology. 1999;53:2e10.

[55] Beyer D. Permanent brachytherapy as salvage treatment for recurrent prostate cancer. Urology. 1999;54:880e883.

[56] Cotter SE, et al. Salvage radiation in men after prostate-specific antigen failure and the risk of death. Cancer. 2011;117:3925e3932.

[57] Yamada Y, et al. A phase II study of salvage high-dose-rate brachytherapy for the treatment of locally recurrent prostate cancer after definitive external beam radiotherapy. Brachytherapy. 2014;13:111–6.

[58] Ingrosso G, et al. Nonsurgical salvage local therapies for radiorecurrent prostate cancer: a systematic review and meta-analysis. Eur Urol Oncol. 2020;3(2):183–197.

[59] Ramey SJ, et al. Re-irradiation for salvage of prostate cancer failures after primary radiotherapy. World J Urol. 2013;31:1339–45.

[60] Kimura M, et al. Current salvage methods for recurrent prostate cancer after failure of primary radiotherapy. BJU Int. 2010;105:191e201.

[61] Wong WW, et al. Combined prostate brachytherapy and short-term androgen deprivation therapy as salvage therapy for locally recurrent prostate cancer after external beam irradiation. J Urol. 2006;176:2020–4.

[62] Aaronson DS, et al. Salvage permanent perineal radioactive-seed implantation for treating recurrence of localized prostate adenocarcinoma after external beam radiotherapy. BJU Int. 2009;104(5):600–4.

[63] Vargas C, et al. Salvage brachytherapy for recurrent prostate cancer. Brachytherapy. 2014;13:53–8.

[64] Henríquez I, et al. Salvage brachytherapy in prostate local recurrence after radiation therapy: predicting factors for control and toxicity. Radiat Oncol. 2014;9:102.

[65] Peters M, et al. Focal salvage iodine-125 brachytherapy for prostate cancer recurrences after primary radiotherapy: a retrospective study regarding toxicity, biochemical outcome and quality of life. Radiother Oncol. 2014;112(1):77–82.

[66] Baumann BC, et al. Salvage of locally recurrent prostate cancer after external beam radiation using reduced-dose brachytherapy with neoadjuvant plus adjuvant androgen deprivation. Brachytherapy. 2017;16:291–8.

[67] Cox JD, et al. Toxicity criteria of the Radiation Therapy Oncology Group (RTOG) and the European Organization for Research and Treatment of Cancer (EORTC). Int J Radiat Oncol Biol Phys. 1995;31(5):1341–6.

[68] Lee B, et al. Feasibility of high-dose-rate brachytherapy salvage for local prostate cancer recurrence after radiotherapy: The University of California–San Francisco experience. Int J Radiat Oncol Biol Phys. 2007;67(4):1106–12.

[69] Lahmer G, et al. Protocol-based image-guided salvage brachytherapy. Early results in patients with local failure of prostate cancer after radiation therapy. Strahlenther Onkol. 2013;189(8):668–74.

[70] Wojcieszek P, et al. Salvage high-dose-rate brachytherapy for locally recurrent prostate cancer after primary radiotherapy failure. Radiother Oncol. 2016;119:405–10.

[71] Murgic J, et al. Focal Salvage High Dose-Rate Brachytherapy for Locally Recurrent Prostate Cancer After Primary Radiation Therapy Failure: Results From a Prospective Clinical Trial. Int J Radiat Oncol Biol Phys. 2018;102(3):561–7.

[72] Steele EM, et al. A review of salvage treatment options for disease progression after radiation therapy for localized prostate cancer. Urol Oncol. 2019;37(9):582–98.

[73] Sylvester JE, et al. Permanent prostate brachytherapy preplanned technique: the modern Seattle method step-by-step and dosimetric outcomes. Brachytherapy. 2009;8:197–206.

[74] Davis BJ, et al. American Brachytherapy Society consensus guidelines for transrectal ultrasound-guided permanent prostate brachytherapy. Brachytherapy. 2012;11:6–19.

[75] Crook JM, et al. A prospective Phase 2 trial of transperineal ultrasound-guided brachytherapy for locally recurrent prostate cancer after external beam radiation therapy (NRG Oncology/ RTOG-0526). Int J Radiat Oncol Biol Phys. 2019;103:335–43.

[76] Nguyen PL, et al. Patient-reported quality of life after

salvage brachytherapy for radio-recurrent prostate cancer: A prospective Phase II study. Brachytherapy. 2009;8(4):345–52.

[77] NRG Oncology/RTOG-0526. https://clinicaltrials.gov/ct2/show/NCT00450411; https://www. nrgoncology.org/Clinical-Trials/Protocol/rtog-0526?filter=rtog-0526.

[78] Peters M, et al. Urethral and bladder dosimetry of total and focal salvage Iodine-125 prostate brachytherapy: Late toxicity and dose constraints. Radiother Oncol. 2015;117(2):262–9.

[79] Peters M, et al. Rectal dose constraints for salvage iodine-125 prostate brachytherapy. Brachytherapy. 2016;15:85–93.

[80] Lee HK, et al. Salvage prostate brachytherapy for localized prostate cancer failure after external beam radiation therapy. Brachytherapy. 2008;7:17–21.

[81] Rose JN, et al. Salvage low-dose-rate permanent seed brachytherapy for locally recurrent prostate cancer: Association between dose and late toxicity. Brachytherapy. 2015;56:1185–90.

[82] Tisseverasinghe SA, et al. The role of salvage brachytherapy for local relapse after external beam radiotherapy for prostate cancer. Transl Androl Urol. 2018;7(3):414–35.

[83] Morton GC. The emerging role of high-dose-rate brachytherapy for prostate cancer. Clin Oncol (R Coll Radiol). 2005;17:219–27.

[84] Yamada Y, et al. American Brachytherapy Society consensus guidelines for high-dose-rate prostate brachytherapy. Brachytherapy. 2012;11:20–32.

[85] Morton GC, et al. Brachytherapy: current status and future strategies—can high dose rate replace low dose rate and external beam radiotherapy? Clin Oncol (R Coll Radiol). 2013;25:474–82.

[86] Kollmeier MA, et al. Salvage brachytherapy for recurrent prostate cancer after definitive radiation therapy: A comparison of low-dose-rate and high-dose-rate brachytherapy and the importance of prostate-specific antigen doubling time. Brachytherapy. 2017;16:1091–8.

[87] Fuller DB, et al. Virtual HDR cyberknife treatment for localized prostatic carcinoma: dosimetry comparison with HDR brachytherapy and preliminary clinical observations. Int J Radiat Oncol Biol Phys. 2008;70:1588–97.

[88] Jereczek-Fossa BA, et al. Robotic image-guided stereotactic radiotherapy, for isolated recurrent primary, lymph node or metastatic prostate cancer. Int J Radiat Oncol Biol Phys. 2012;82:889–97.

[89] Janoray G, et al. Stereotactic body re-irradiation therapy for locally recurrent prostate cancer after external-beam radiation therapy: Initial report. Cancer Radiother. 2016;20(4): 275–81.

[90] Fuller DB, et al. High-dose-rate stereotactic body radiation therapy for postradiation therapy locally recurrent prostatic carcinoma: Preliminary prostate-specific antigen response, disease-free survival, and toxicity assessment. Pract Radiat Oncol. 2015;5:e615–23.

[91] Leroy T, et al. Salvage robotic SBRT for local prostate cancer recurrence after radiotherapy: preliminary results of the Oscar Lambret Center. Radiat Oncol. 2017;12(1):95.

[92] Loi M, et al. Robotic Stereotactic Retreatment for Biochemical Control in Previously Irradiated Patients Affected by Recurrent Prostate Cancer. Clin Oncol (R Coll Radiol). 2018;30(2):93–100.

[93] Miszczyk L, et al. Salvage CyberKnife-Based Reirradiation of Patients With Recurrent Prostate Cancer: The Single-Center Experience. Technol Cancer Res Treat. 2018;17:1533033818785496.

[94] Jereczek-Fossa BA, et al. Reirradiation for isolated local recurrence of prostate cancer: Mono-institutional series of 64 patients treated with salvage stereotactic body radiotherapy (SBRT). Br J Radiol. 2019;92(1094):20180494.

[95] Pasquier D, et al. Salvage Stereotactic Body Radiation Therapy for Local Prostate Cancer Recurrence After Radiation Therapy: A Retrospective Multicenter Study of the GETUG. Int J Radiat Oncol Biol Phys. 2019;105(4):727–34.

[96] Fuller D, et al. Retreatment for Local Recurrence of Prostatic Carcinoma After Prior Therapeutic Irradiation: Efficacy and Toxicity of HDR-Like SBRT. Int J Radiat Oncol Biol Phys. 2019;106(2):291–9.

第 19 章 转移灶切除在前列腺癌中的角色
Role of Metastasectomy in Prostate Cancer Patients Following Primary Treatment

Gaëtan Devos   Antonino Battaglia   Lorenzo Tosco   Wouter Everaerts   Charlien Berghen
Maarten Albersen   Gert De Meerleer   Hendrik Van Poppel   Steven Joniau   著
杨 斌 译

一、背景

局限性前列腺癌的初诊治疗方案大多选择根治性前列腺切除术或放射治疗，以及联合或不联合雄激素剥夺治疗（ADT），但大多数患者不可避免的将会出现疾病复发。在根治性手术后 10 年内，20%～40% 的患者会出现生化复发（PSA＞0.2ng/ml）[1-3]。生化复发的患者如果没有明确转移证据，通常会接受随访观察，直到出现可识别的病灶，或者在 PSA 快速升高时接受 ADT[4]。事实上这些患者中的大部分人已经出现了常规影像学检测不到的微转移或寡转移病灶。随着全身 MRI、胆碱 PET/CT、PSMA PET/CT 等新成像技术的出现，生化复发前列腺癌患者的诊断和治疗发生了变化[5]。与传统成像技术相比，这些新技术在 PSA 水平较低患者中的转移灶检出率和准确性明显提高[6-8]。因此越来越多的患者被诊断为寡转移前列腺癌。

多项研究表明转移病灶数目越多患者预后越差[9-11]。寡转移状态被认为是介于局限性肿瘤和广泛转移之间的特殊阶段，大部分研究将其定义转移病灶数目为 1～5 个，并且肿瘤没有快速进展乃至播散全身[12, 13]。

转移导向治疗（MDT）已被建议用于寡转移前列腺癌患者中，以延迟全身治疗的需要，甚至在特定的患者中可实现治愈。对寡转移病灶进行定向治疗是基于以下假设理论，转移灶之间或转移灶与原发肿瘤之间通过某种相互影响从而产生新的病灶，而通过对转移灶的切除或放射治疗可以打断这一恶性循环[14]。Weichselbaum 等更新了这一理论，强调了对不同患者应进行个性化治疗，根据患者的个性特征选择放射治疗或手术治疗，以及联合系统治疗[15]。此外，研究发现与多发转移患者相比，寡转移前列腺癌具有不同的分子特征[16]。

多项前瞻性研究表明 MDT 可延缓临床进展和延迟 ADT 启动时间。Ⅱ 期临床试验 STOMP 比较了在复发寡转移前列腺癌患者中进行主动监测和转移灶定向治疗的预后差异，结果发现，与主动监测相比，MDT 可显著延长寡复发前列腺癌的无 ADT 生存期（中位无 ADT 生存期分别为 13 个月和 21 个月，P=0.11）[17]。此外，Ⅱ 期临床试验 ORIOLE 和单臂临床试验 POPSTAR 表明，立体定向放射治疗（SBRT）可显著延缓寡复发前列腺癌患者的临床进展。另一项 Ⅱ 期临床试验

SABR-COMET 发现在不同原发肿瘤如乳腺癌、结直肠癌、前列腺癌、肺癌中，SBRT 可提高寡复发患者的总体生存率（OS）。由此可见，SBRT 是一种有效的骨转移、内脏转移和淋巴结转移的 MDT，并且具有低毒性的特点[18]。

通过手术切除转移病灶已在其他类型肿瘤如肾癌和结直肠癌中证实具有临床获益[19, 20]。但目前关于 $M_{1a} \sim M_{1c}$ 前列腺癌患者转移灶切除的文献较少，而且转移灶切除术仅适用于简单的病灶切除，例如，睾丸转移、盆外淋巴结转移、肝转移等，以及肺、肋骨等不适合 SBRT 的转移。

本章节概述了转移灶切除术在寡复发前列腺癌患者中的应用。

二、非区域淋巴结转移的转移灶切除术

欧洲泌尿外科学会（EAU）指南将挽救性淋巴结清扫术（SLND）作为盆腔淋巴结复发患者的治疗选择之一[4]。根据美国癌症联合委员会（AJCC，第八版）TNM 分期系统，

非区域淋巴结（M_{1a}）是指髂总、主动脉、腹股沟、腹膜后、锁骨上和斜角肌淋巴结。但在大多数已发表的挽救性淋巴结清扫相关研究中并未区分 N_1 期和 M_{1a} 期，而是区分了盆腔转移淋巴结（闭孔、髂内、髂外、髂总和骶前淋巴结）和腹膜后转移淋巴结[21]。如果术前影像学检测到有腹膜后转移，通常会联合进行盆腔＋腹膜后挽救性淋巴结清扫。在表 19-1 中，50% 以上的患者接受了腹膜后挽救性淋巴结清扫术[22-24]。挽救性淋巴结清扫术主要有开放手术和机器人辅助手术，安全性较高，很少有Ⅲ级及以上的并发症[22, 24, 25]。但腹膜后挽救性淋巴结清扫的肿瘤获益依旧处于争议当中，因为术前影像学上检测到盆腔外淋巴结转移似乎是早期临床复发的危险因素[21, 26]。

三、骨骼（M_{1b}）或内脏（M_{1c}）转移的转移灶切除术

内脏或骨骼转移的患者通常不适合进行挽救性手术，相关的研究较少，主要是回顾性分析和病例报告。近期 Battaglia 等公布了

表 19-1　挽救性淋巴结清扫术综述，其中超过 50% 的患者接受了腹膜后挽救性淋巴结清扫术

研　究	患者（n）	腹膜后挽救性淋巴结清扫患者概率	影像学方法	手术方式	术后并发症（Clavien-Dindo）	中位随访时间（月）	肿瘤学结果
[22]	104	54（51.9%）	胆碱或 PSMA PET/CT	开放手术	Ⅰ级：10（9.6%）Ⅱ级：10（9.6%）Ⅲ级：8（7.7%）	39.5	5 年无 BCR 生存和 CSS 分别是 6.2%、82.8%
[23]	16	13（81.25%）	胆碱或 PSMA PET/CT	机器人辅助	Ⅰ级：1（6.3%）Ⅱ级：4（25.0%）	1.5	33% 的患者出现术后 40 天内 PSA<0.2ng/ml
[24]	10	100%	胆碱 PET/CT	机器人辅助	Ⅱ级：3（30%）	2	83% 的患者术后两个月内出现 PSA 降低

BCR. 生化复发；CSS. 肿瘤特异性生存；PSA. 前列腺特异性抗原

一项研究结果，研究共纳入 17 例孤立性内脏或骨骼复发转移的前列腺癌患者，所有患者都接受了转移灶切除术（7 例肺、2 例骨骼、2 例直肠、1 例肝、1 例睾丸、1 例膀胱、1 例阴茎、1 例纵隔淋巴结和 1 例腹壁转移）[27]。研究的目的是评估转移灶切除在骨骼或内脏转移患者中的可行性、耐受性和肿瘤学结果。在挽救性转移灶切除术后，16 例患者出现临床复发，其中 10 例患者接受了进一步的转移灶定向治疗（5 例手术和 5 例 SBRT）。4 年总生存率为 66%（中位随访时间为 44 个月）。在最后一次随访中，有 6 例患者影像学未检测到病灶。作者还依据 Clavien-Dindo 分级进一步评估了术后并发症，发现在 21 次手术中总共出现了 19 次 I～II 级并发症，只有 2 例患者出现了 III～IV 级并发症。

四、骨转移（M_{1b}）

前列腺癌骨转移需要进行病灶切除通常是以下几种情况，如脊髓受压、发生或即将发生病理性骨折，手术目的是恢复功能和缓解疼痛[28]。然而这些属于姑息性手术，不被视为病灶定向治疗。寡复发性前列腺癌骨转移进行病灶切除的研究很少，仅有少数几个病例报告。Sanjurjo 等借助术中骨闪烁显像定位病灶的方法成功切除了单个肋骨转移灶[29]。在 Battaglia 等的研究中，有 2 例患者接受了肋骨转移灶切除[27]。

五、肺转移（M_{1c}）

肺是前列腺癌中继淋巴结和骨骼之后的第三常见转移部位。在一项对 1589 例转移性前列腺癌患者的尸检研究中，有 35% 的患者存在血行转移，这其中 46% 是肺转移[30]。与淋巴结复发患者相比，肺转移患者的预后更差[31]。然而多个病例报告和病例系列报道发现在寡转移激素敏感性前列腺癌中进行肺部病灶切除可带来良好肿瘤学结果，这证实了手术切除肺部病灶是可行的[32-35]。在 Battaglia 等的研究中，有 7 例肺转移患者接受了肺叶切除术，只有 4 例出现 I～II 级并发症（图 19-1）。最近，Ciriaco 等发表了一项回顾性报道，共纳入了 9 例前列腺切除术后出现肺转移的患者，这些患者都接受肺转移灶切除[36]。总共切除了 20 个病灶（楔形切除术），没有发生术后并发症。9 例患者中有 7 例出现 PSA 应答（定义为术后 40 天内

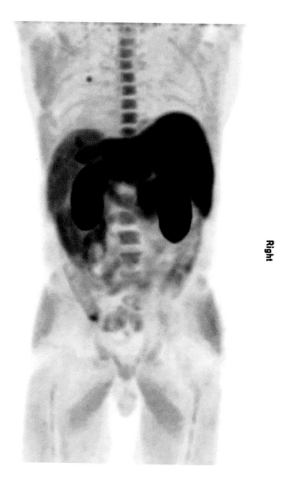

▲ 图 19-1 胆碱 PET/CT 提示左上肺转移灶

PSA＜0.2ng/ml），只有 1 例患者在随访 23 个月期间出现临床复发并开始 ADT。总的来说，初步证据表明肺转移灶切除在高度选择的患者中可能起到推迟姑息性 ADT，甚至治愈的作用。

六、肝转移（M_{1c}）

在前列腺癌患者中，肝脏是继骨和肺之后的第三常见血行转移部位[30]。肝转移常发生在 CRPC 患者中，通常预示着肿瘤侵袭性较强，预后较差。出现肝转移的肿瘤常具有神经内分泌分化，这也解释了其对 ADT 的抵抗性[37]。孤立性肝转移极为罕见，一项研究报道，在 1367 例转移性前列腺癌患者中只有 5 例有孤立性肝转移[38]。鉴于它的罕见性，关于肝转移病灶切除（部分肝切除术）的研究很少，只有少数病例报道[39, 40]。在 Battaglia 等的研究中，通过 PSMA PET/CT 发现了 1 例孤立性肝转移患者，该患者接受了腹腔镜肝部分切除术，术后尽管出现了 PSA 下降，但在 6 个月后出现淋巴结复发，为此他再次接受了挽救性淋巴结清扫术。

七、睾丸和阴茎转移（M_{1c}）

前列腺癌转移最常见的原发实体肿瘤是睾丸癌，其次是肺、皮肤和肾恶性肿瘤[41]。前列腺癌如何转移扩散到睾丸的途径尚不清楚，可能通过包括输精管管腔扩散、淋巴管逆行扩散、动脉栓塞或静脉逆行扩散[42, 43]。在 20 世纪，已经有多篇前列腺癌睾丸转移的病例报告或病例系列报道发表。早在 1937 年，Semans 等就报道了 1 例 83 岁男性右侧睾丸和附睾转移的患者。从那时起，陆续有

几例晚期前列腺癌患者多发转移及睾丸转移的病例报告发表。睾丸转移大多是在尸检或转移前列腺癌睾丸切除时偶然发现的[44]。尽管其较为少见，但当患者 PSA 升高及睾丸进行性肿胀的情况下，应当考虑睾丸转移[45-48]。随着 PSMA PET/CT 等新型成像技术的发展，更多的睾丸转移患者更早地被检测出来[49]。若患者仅出现孤立性睾丸转移，睾丸切除术可以是一种治愈性手术[45, 47, 48]。在 Battaglia 等的研究中，有 1 例患者在根治性前列腺切除术及挽救性放射治疗后出现右侧睾丸转移（胆碱 PET/CT 检测，图 19-2）。随即进行了根治性右侧睾丸切除，术后 4 周 PSA 从 27ng/ml 降至 0.63ng/ml。但该例患者在这之后出现了前列腺窝局部病灶复发，1 年后出现肺转移，之后接受了局部复发病灶的 SBRT 及肺楔形切除。

阴茎转移在前列腺癌中并不常见（＜0.3%），而且通常是广泛转移的前兆[41]。出现阴茎转移的患者容易出现内脏转移而不是骨转移[50]。病理类型通常是导管、筛状和低分化癌[50]。最常见的转移途径可能是直接侵入性生长和逆行静脉或淋巴扩散。患者常表现为阴茎结节进行性增大，伴疼痛，有时

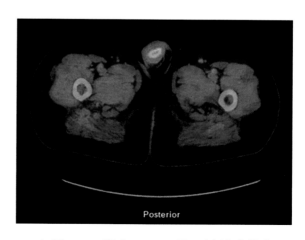

▲ 图 19-2　胆碱 PET/CT 显示右侧睾丸转移

还会出现恶性阴茎异常勃起（图 19-3）。这部分患者如果对系统治疗不敏感，可建议行姑息性（部分）阴茎切除[51,52]。在 Battaglia 等的研究中，部分阴茎切除可视为病灶定向治疗。

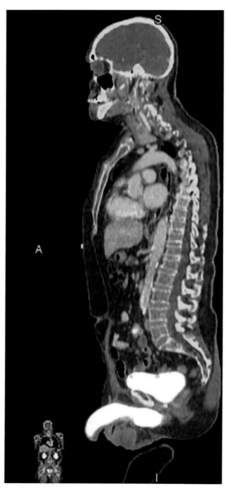

▲ 图 19-3　PSMA PET/CT 提示恶性阴茎异常勃起

八、正在进行的临床试验

目前没有前列腺癌睾丸或阴茎转移患者进行手术切除的相关临床试验[53]。大多数研究的重点试探寻盆腔挽救性淋巴结清扫术在寡复发前列腺癌中的作用（NCT02974075、NCT03796767、NCT03569241）。

九、结论

根据以上文献资料，对非区域性淋巴结转移前列腺癌患者进行转移灶切除似乎是可行、安全的，但这类手术的肿瘤学获益仍然处于争议当中。对高度选择的有孤立性内脏或骨骼转移患者进行转移灶切除是系统治疗的重要组成部分，前提是病灶可完全切除。除此之外，转移灶切除还可推迟 ADT 的启动，从而提高患者生活质量。在手术之前，应通过 PSMA PET-CT/ 全身 MRI 等方法排除其他位置转移[54]。总的来说，转移灶切除相关的临床证据较少，都是基于病例报告和病例系列报道，还需要更多的前瞻性试验去探究和证实，但由于发生率低的特点，患者的招募可能是一个问题。未来的前瞻性多中心临床试验将有助于确定转移灶切除在寡转移前列腺癌（M_{1a}、M_{1b}、M_{1c}）复中的作用。

参考文献

[1] Roehl KA, Han M, Ramos CG, Ann JO, Antenor V, Catalona WJ. Cancer progression and survival rates following anatomical radical retropubic prostatectomy in 3,478 consecutive patients: long-term results. J Urol. 2004;172:910–4.

[2] Kupelian PA, Mahadevan A, Reddy CA, Reuther AM, Klein EA, Kupelian P. Use of different definitions of biochemical failure after external beam radiotherapy

changes conclusions about relative treatment efficacy for localized prostate cancer. Urology. 2006;68(3):593–8.

[3] Freedland SJ, Humphreys EB, Mangold LA, Eisenberger M, Dorey FJ, Walsh PC, et al. Risk of prostate cancer-specific mortality following biochemical recurrence after radical prostatectomy. J Urol. 2006 Feb 1;175(2):564.

[4] Cornford P, Bellmunt J, Bolla M, Briers E, De Santis M, Gross T, et al. EAU-ESTRO-SIOG guidelines on prostate cancer. Part II: treatment of relapsing, metastatic, and castration-resistant prostate Cancer. Eur Urol. 2017 Apr;71(4):630–42.

[5] Devos G, De Meerleer G, Joniau S. Have we entered the era of imaging before salvage treatment for recurrent prostate cancer? Eur Urol. 2019 Apr 25;

[6] Kane CJ, Amling CL, Johnstone PA, Pak N, Lance RS, Thrasher JB, et al. Limited value of bone scintigraphy and computed tomography in assessing biochemical failure after radical prostatectomy. Urology. 2003 Mar 1;61(3):607–11.

[7] Calais J, Czernin J, Cao M, Kishan AU, Hegde JV, Shaverdian N, et al. 68Ga-PSMA-11 PET/ CT mapping of prostate Cancer biochemical recurrence after radical prostatectomy in 270 patients with a PSA level of less than 1.0 ng/mL: impact on salvage radiotherapy planning. J Nucl Med. 2018 Feb;59(2):230–7.

[8] Grubmüller B, Baltzer P, D'andrea D, Korn S, Haug AR, Hacker M, et al. 68Ga-PSMA 11 ligand PET imaging in patients with biochemical recurrence after radical prostatectomy— diagnostic performance and impact on therapeutic decision-making. Eur J Nucl Med Mol Imaging. 2018;45:235–42.

[9] Singh D, Yi WS, Brasacchio RA, Muhs AG, Smudzin T, Williams JP, et al. Is there a favorable subset of patients with prostate cancer who develop oligometastases? Int J Radiat Oncol. 2004 Jan 1;58(1):3–10.

[10] Ost P, Decaestecker K, Lambert B, Fonteyne V, Delrue L, Lumen N, et al. Prognostic factors influencing prostate cancer-specific survival in non-castrate patients with metastatic prostate cancer. Prostate. 2014 Feb;74(3):297–305.

[11] Niibe Y, Hayakawa K. Oligometastases and oligo-recurrence: the new era of cancer therapy. Jpn J Clin Oncol. 2010 Feb;40(2):107–11.

[12] Tosoian JJ, Gorin MA, Ross AE, Pienta KJ, Tran PT, Schaeffer EM. Oligometastatic prostate cancer: definitions, clinical outcomes, and treatment considerations HHS public access. Nat Rev Urol.

2017;14(1):15–25.

[13] Hellman S, Weichselbaum RR. Oligometastases. J Clin Oncol. 1995 Jan 21;13(1):8–10.

[14] Gundem G, Van Loo P, Kremeyer B, Alexandrov LB, Tubio JMC, Papaemmanuil E, et al. The evolutionary history of lethal metastatic prostate cancer. Nature. 2015 Apr 16;520(7547):353–7.

[15] Weichselbaum RR, Hellman S. Oligometastases revisited. Nat Rev Clin Oncol. 2011 Jun 22;8(6):378–82.

[16] Lussier YA, Xing HR, Salama JK, et al. MicroRNA expression characterizes oligometastasis(es). PLoS One. 2011;6(12):e28650.

[17] Ost P, Reynders D, Decaestecker K, Fonteyne V, Lumen N, De Bruycker A, et al. Surveillance or metastasis-directed therapy for Oligometastatic prostate cancer recurrence: a prospective, randomized, Multicenter phase II trial. J Clin Oncol. 2018 Feb 10;36(5):446–53.

[18] Siva S, Bressel M, Murphy DG, Shaw M, Chander S, Violet J, et al. Stereotactic Abative body radiotherapy (SABR) for Oligometastatic prostate cancer: a prospective clinical trial. Eur Urol. 2018 Oct;74(4):455–62.

[19] Ampollini L, Gnetti L, Goldoni M, Viani L, Faedda E, Campanini N, et al. Pulmonary metastasectomy for colorectal cancer: analysis of prognostic factors affecting survival. J Thorac Dis. 201. Oct;9(Suppl 12):S1282–90.

[20] Ouzaid I, Capitanio U, Staehler M, Wood CG, Leibovich BC, Ljungberg B, et al. Surgical metastasectomy in renal cell carcinoma: a systematic review. Eur Urol Oncol. 2018 Sep;0(0)

[21] Ploussard G, Gandaglia G, Borgmann H, de Visschere P, Heidegger I, Kretschmer A, et al. Salvage lymph node dissection for nodal recurrent prostate cancer: a systematic review. Eur Urol. 2018 Oct 31;0(0)

[22] Herlemann A, Kretschmer A, Buchner A, Karl A, Tritschler S, El-Malazi L, et al. Salvage lymph node dissection after 68 Ga-PSMA or 18 F-FEC PET/ CT for nodal recurrence in prostate cancer patients. Oncotarget. 2017;8(48):84180–92.

[23] Montorsi F, Gandaglia G, Fossati N, Suardi N, Pultrone C, De Groote R, et al. Surgery in motion robot-assisted salvage lymph node dissection for clinically recurrent prostate Cancer. 2017

[24] Abreu A, Fay C, Park D, Quinn D, Dorff T, Carpten J, et al. Robotic salvage retroperitoneal and pelvic lymph node dissection for 'node-only' recurrent prostate cancer: technique and initial series. BJU Int.

2017;120(3):401–8.

[25] Devos G, Muilwijk T, Raskin Y, Calderon V, Moris L, Van den Broeck T, et al. Comparison of Peri-operative and early oncological outcomes of robot-assisted vs. Open Salvage Lymph Node Dissection in Recurrent Prostate Cancer Front Oncol. 2019;9:781.

[26] Fossati N, Suardi N, Gandaglia G, Bravi CA, Soligo M, Karnes RJ, et al. Identifying the optimal candidate for salvage lymph node dissection for nodal recurrence of prostate cancer: results from a large. Multi-institutional Anal Eur Urol. 2019 Jan 1;75(1):176–83.

[27] Battaglia A, Devos G, Decaestecker K, Witters M, Moris L, Van den Broeck T, et al. Metastasectomy for visceral and skeletal oligorecurrent prostate cancer. World J Urol. 2019 Mar;12:1–7.

[28] Weiss RJ, Forsberg JA, Wedin R. Surgery of skeletal metastases in 306 patients with prostate cancer. Acta Orthop. 2012 Feb;83(1):74–9.

[29] Sanjurjo S, Hamida W, Letesson G, Hustinx R, Gillet P, Andrianne R. Repérage scintigraphique peropératoire d'une métastase costale unique d'un adénocarcinome prostatique opéré. Prog Urol. 2008 Jun;18(6):402–5.

[30] Bubendorf L, Schöpfer A, Wagner U, Sauter G, Moch H, Willi N, et al. Metastatic patterns of prostate cancer: an autopsy study of 1,589 patients. Hum Pathol. 2000;31(5):578–83.

[31] Gandaglia G, Karakiewicz PI, Briganti A, Passoni M, Schiffmann J, Trudeau V, et al. Impact of the site of metastases on survival in patients with metastatic prostate cancer. Eur Urol. 2015;68:325–34.

[32] Smith CP, Sharma A, Ayala G, Cagle P, Kadmon D. Solitary pulmonary metastasis from prostate cancer. J Urol. 1999 Dec;162(6):2102.

[33] Maebayashi T, Abe K, Aizawa T, Sakaguchi M, Ishibash N, Fukushima S, et al. Solitary pulmonary metastasis from prostate cancer with neuroendocrine differentiation: a case report and review of relevant cases from the literature. World J Surg Oncol. 2015 May 7;13(1)

[34] Gago JP, Camara G, Dionísio J, Opinião A. Pulmonary metastasis as sole manifestation of relapse in previously treated localised prostate cancer: three exceptional case reports. Ecancermedicalscience. 2016 Jun 7;10

[35] Chao DH, Higgins JPT, Brooks JD. Biochemical remission after resection of prostate cancer lung metastasis. Urology. 2004;63(3):584–5.

[36] Ciriaco P, Briganti A, Bernabei A, Gandaglia G, Carretta A, Viola C, et al. Safety and early oncologic outcomes of lung resection in patients with isolated pulmonary recurrent prostate Cancer: a single-center experience. Eur Urol. 2019;75(5):871–4.

[37] Wang H, Li B, Zhang P, Yao Y, Chang J. Clinical characteristics and prognostic factors of prostate cancer with liver metastases.

[38] Saitoh H, Hida M, Shimbo T, Nakamura K, Yamagata J, Satoh T. Metastatic patterns of prostatic cancer: correlation between sites and number of organs involved. Cancer. 1984 Dec 15;54(12):3078–84.

[39] Wang SC, McCarthy LP, Mehdi S. Isolated hepatic metastasis from prostate carcinoma. Urol Case Rep. 2017 Jan 1;10:51.

[40] Kawai H, Shiba H, Kanehira M, Sakamoto T, Furukawa K, Yanaga K. Successful resection of a solitary metastatic liver tumor from prostate cancer 15 years after radical prostatectomy: a case report. Surg Case Rep. 2017 Dec;3(1)

[41] Dutt N, Bates AW, Baithun SI. Secondary neoplasms of the male genital tract with different patterns of involvement in adults and children. Histopathology. 2000;37(4):323–31.

[42] Price EB, Mostofi FK. Secondary carcinoma of the testis. Cancer. 1957 May;10(3):592–5.

[43] Howard DE, Hicks WK, Scheldrup EW. Carcinoma of the prostate with simultaneous bilateral testicular metastases: case report with special study of routes of metastases. J Urol. 1957 Jul;78(1):58–64.

[44] Patel SR, Richardson RL, Kvols L. Metastatic cancer to the testes: a report of 20 cases and review of the literature. J Urol. 1989 Oct;142(4):1003–5.

[45] Campara Z, Simic D, Aleksic P, Spasic A, Milicevic S. Metastasis of prostate adenocarcinoma to the testis. Med Arch (Sarajevo, Bosnia Herzegovina). 2016 Jul 27;70(4):318–20.

[46] Gibas A, Sieczkowski M, Biernat W, Matuszewski M. Isolated testicular metastasis of prostate cancer after radical prostatectomy: case report and literature review. Urol Int. 2015 Feb 4;95(4):483–5.

[47] Kim SO, Choi YD, Jung Il S, Oh KJ, Im CM, Kang TW, et al. Prostate cancer with solitary metastases to the bilateral testis. Yonsei Med J. 2011 Mar;52(2):362–4.

[48] Bonetta A, Generali D, Corona SP, Cancarini G, Brenna S, Pacifico C, et al. Isolated testicular metastasis from prostate cancer. Am J Case Rep. 2017 Aug 14;18:887–9.

[49] da Cunha ML, de Oliveira Rodrigues C, de Araújo

MPL, de Freitas Junior CH, Ferrigno R. Solitary testicular metastasis from prostate cancer. A case report diagnosed by PET/CT with PSMA. Vol. 45, European Journal of Nuclear Medicine and Molecular Imaging. Springer Berlin Heidelberg; 2018. p. 888–9.

[50] Tu S-M, Reyes A, Maa A, Bhowmick D, Pisters LL, Pettaway CA, et al. Prostate carcinoma with testicular or penile metastases. Cancer. 2002 May 15;94(10):2610–7.

[51] Van den Berg GM, Menke HE, Stolz E. Nodules on the glans penis, an unusual metastatic pattern of prostate carcinoma: case report. Genitourin Med. 1986;62(2):126–8.

[52] Philip J, Mathew J. Penile metastasis of prostatic adenocarcinoma: report of two cases and review of literature Prostateadenocarcinomapenile metastasisquality of life. 2003.

[53] Ciriaco P, Briganti A, Bernabei A, Gandaglia G, Carretta A, Viola C, et al. Safety and early oncologic outcomes of lung resection in patients with isolated pulmonary recurrent prostate Cancer: a single-center experience. Eur Urol. 2019 May 1;75(5):871–4.

[54] Chao DH, Higgins JPT, Brooks JD. Biochemical remission after resection of prostate cancer lung metastasis. Urology. 2004;63(3):584–5.

第 20 章　前列腺癌治疗后尿失禁的诊治
Incontinence of Urine after the Treatment of Prostate Cancer

P. Julian R. Shah　Victoria Louise Muir　著

耿 江 译

一、背景

尿失禁在男性人群中的发生率很低。在没有器质性疾病的情况下，男性自发出现的尿失禁被称为尿后滴沥。其表现为完成排尿后，由于有残余的尿液聚集在尿道球部，尿道口会接着排出几滴尿液。

尿后滴沥与年龄增加相关，原因可能是老年人容易出现球海绵体肌萎缩，导致尿液残留。出现尿后滴沥后，可以通过挤压尿道来缓解症状。除了这种情况，现实中尿失禁在男性中并不常见。

在日常生活中，关于尿失禁产品的推送往往只是针对女性人群，这也导致男性人群对尿失禁的了解很少。

接受治疗后出现尿失禁往往会给男性患者带来非常大的痛苦。因此，作为专业卫生保健人员，在进行任何可能影响男性尿控的手术前，我们都应该向患者充分解释治疗的潜在后果，并告知相应的解决方案。

在处理前列腺癌治疗后引起尿失禁的问题之前，我们应该首先了解男性下尿路的解剖和尿控的机制。

二、解剖学和生理学

男性尿控依赖于膀胱和膀胱出口之间的复杂的功能联系。膀胱是一个储尿器官，它可以在维持膀胱内压力基本不变的条件下储存 500ml 的尿液。因此，正常人在储存尿液时不会产生不适。但随着年龄的增长，由于膀胱过度活动症的发生，膀胱会变得更加容易激惹。有研究显示，多达 27%（10.8%～27.2%）的男性将受此影响[1]。

尿控还依赖于完整的膀胱颈结构（内括约肌），它是环绕在膀胱出口的一圈肌肉，负责在性活动期间控制精液排出。此外，环绕尿道并一直延伸到前列腺尿道部的外括约肌同样发挥更加重要的尿控功能。前列腺癌"开放"手术后，膀胱颈和部分括约肌功能可能会丧失，因此术后的尿控取决于外括约肌。如果外括约肌不够强韧，患者就会出现漏尿。

三、前列腺癌治疗对尿失禁发生率的影响

接受不同治疗方式的患者中，尿失禁发生率有显著差异。在根治性前列腺切除术后，由于膀胱颈部受损，部分外括约肌也可能受

损或被切除，发生尿失禁的风险将大幅提高。Chen 等的研究[2] 表明，接受根治性前列腺切除术后发生尿失禁的概率为 33.6%。而放射治疗后阻塞性和刺激性症状更常见（20.5%）。采用近距离放射治疗有助于降低尿失禁的发生率（4.9%）。Hoffman 等研究[3] 表明，放射治疗可以使局部发生膀胱过度活动症的风险增加到 70%，当发生这种情况时，则需要进一步的药物治疗。这也适用于植入人工尿道括约肌的患者。Freiberger 等[4] 研究显示，高剂量近距离放射治疗和常规放射治疗都将增加尿失禁的风险。

前列腺癌治疗后可导致尿失禁的情况如下所述。

- 膀胱过度活动。
- 膀胱流出道梗阻伴有尿潴留和充溢性尿失禁。
- 压力性（括约肌无力）尿失禁。

四、膀胱过度活动

膀胱过度活动通常与尿急有关，是指膀胱出现不自主收缩，从而发生失禁。在放射治疗或手术后，膀胱正常环境发生改变，在充盈状态下，膀胱内压力可能超过尿道末端括约肌的压力，导致尿失禁。在接受手术治疗的前列腺癌患者中，15.2%～37.8% 的人会出现膀胱过度活动症[5]，而在接受放射治疗的男性中，这一比例可高达 70%[3]。

五、膀胱颈梗阻伴慢性尿潴留和充溢性尿失禁

在一些接受过手术或放射治疗的患者中，膀胱颈可能会形成瘢痕，从而导致梗阻，长

期排尿不畅可能导致慢性尿潴留。进一步发展可能会导致充溢性尿失禁。膀胱颈梗阻可以与压力性尿失禁同时存在。尿失禁手术前纠正膀胱颈梗阻非常重要[6]。

六、压力性尿失禁

压力性尿失禁是由括约肌无力引起。通常发生于根治性前列腺切除术后，原因是术中损伤了膀胱颈和部分括约肌。Cameron 等[3] 通过分析 MRI 影像，发现相比于术后没有尿失禁的患者，发生尿失禁的患者尿道通常更短，括约肌的改变也更明显。

前列腺癌患者在接受治疗前，通常会被告知治疗可能带来的获益，以及潜在风险。在大多数情况下，患者通常更关心前列腺癌是否能被治愈，因此选择接受这些可能的风险。但在治疗前仍应该向患者提供尽可能多的信息，这是至关重要的[7]。

七、尿失禁的发生率

前列腺癌治疗后排尿症状的发生率取决于所使用的治疗方法。根治性手术会产生与接受放射治疗或近距离放射治疗的患者不同的症状。联合采用手术加放射治疗等挽救性治疗也会进一步增加发生并发症的风险。

尿失禁对患者生活质量的影响毋庸置疑[8]。接受根治性前列腺切除术或 DXT 后，尿失禁的发生率分别为 23% 和 12%[9]，而联合使用两种治疗方式将使尿失禁的发生率升高至 52%。此外，压力性尿失禁在手术治疗的患者中发生率更高，而急迫性尿失禁在两种治疗方式中的发生率相当。挽救性前列腺切除术后发生严重尿失禁的概率为 24.5%[10]。

在初次或挽救性治疗后，如果患者出现尿失禁，必须提供一整套管理策略。

目前为止，仍然有许多患者放弃治疗而选择忍受尿失禁带来的痛苦。因此，需要让患者相信治疗方案的可行性。对于术后出现尿失禁的患者，若经过 1 年的保守治疗后尿失禁没有显著改善，则应考虑手术。手术治疗的时机通常在术后 1 年以后。根据 Dosanjh[11] 等的报道，尿失禁的手术治疗时机平均为术后 2.8 年。

前列腺癌治疗后可以出现许多症状。主要可以分为储尿期和排尿期症状。储尿期症状表现为尿频、尿急、夜尿和急迫性尿失禁。此外，压力性尿失禁的表现同样属于储尿期症状。

排尿期症状表现为排尿等待、排尿不畅、尿后滴沥，以及尿不尽。储尿期和排尿期症状可以同时存在。

括约肌无力引起的压力性尿失禁可以导致不同程度的漏尿。轻者仅有少量漏尿，有时仅仅为少量滴尿，而重者则出现完全性的尿失禁。典型的症状是活动后尿失禁，如锻炼、弯腰、从椅子上起来等。值得注意的是，患有压力性尿失禁的男性在晚上不会漏尿；而在午后傍晚时，漏尿的情况则会加重，这可能是由于外括约肌疲劳所致。因此，患者可以根据漏尿的时间和程度来调整尿垫的使用习惯。

八、患者检查

（一）病史

根据患者的症状对尿失禁进行分类非常重要。如果一个患者受到尿失禁的困扰，我们需要重点询问尿失禁发生的时间、诱因，以及它对患者生活质量（QoL）的影响。

膀胱功能障碍主要表现为储尿期症状，即尿频、尿急、夜尿和尿失禁。

如果患者同时存在上述症状，则称之为膀胱过度活动症。膀胱过度活动症是一种复杂的症状，其表现可能是单纯的感觉障碍，也可能是膀胱的活动障碍。对其具体症状进行区分非常重要，因为如果患者表现为膀胱过度活动，那么往往可以通过锻炼膀胱和药物治疗来缓解症状。

排尿期症状包括排尿等待、排尿不畅、尿后滴沥和尿不尽。如果患者存在排尿功能障碍，那么需要首先排除尿路梗阻。而对于存在梗阻的尿失禁患者，解除梗阻后通常可以使尿失禁的症状得到改善。

（二）前列腺癌治疗后出现尿失禁的原因

前列腺癌的治疗方法很多，如前几章所述。其中导致尿失禁的治疗方式主要是前列腺切除术、根治性前列腺切除术、放射治疗或近距离放射治疗，以及联合使用手术和放射治疗。对于因术后前列腺组织残留而出现 PSA 升高的患者，目前推荐放射治疗。而由于放射治疗会导致外括约肌的瘢痕和硬化，如果患者括约肌功能较弱，将进一步增加尿失禁的风险。

目前尚缺乏证据来证明哪一种方式对于尿失禁的治疗最有效，因此需要进一步的前瞻性试验[12]。

手术、放射治疗或联合使用两种治疗方式都可以导致膀胱颈瘢痕和纤维化，这将进一步引起膀胱颈梗阻。

（三）调查

对尿失禁患者的随访调查同样非常重要，

首先要对病史进行记录，其次还要让患者填写一份排尿情况表。

如果患者穿有尿垫，可以嘱咐其在 24h 期间称取并记录尿垫的重量。将所有的湿垫重量减去干垫的重量，即得到排出尿液的重量。这有助于了解尿失禁的程度。如果只单纯进行 1h 尿垫试验，对于判断尿失禁程度和渗漏时间是不够准确的[13]。

有创性的随访方式包括视频尿动力学研究等。目前对于有创性检查是否能让患者获益存在一些争议。但作者认为，视频尿动力学有助于区分尿失禁的性质，这是非常重要的，Mackenzie 等的研究同样支持这一点[14]。通过不同的诊断方式可能对尿失禁的原因会有不同的判断。因此，在为患者进行手术治疗前，进行视频尿动力学检查是有必要的。

尿动力学检查之前应进行尿流率测定和影像学检查，以确保膀胱排空。如果尿流率很差，那么进行膀胱镜检查来评估膀胱颈和尿道的情况是非常必要的。如果发现膀胱颈部存在狭窄，则应进行手术治疗来解除梗阻，但这也可能会加重尿失禁，这些情况需要向患者进行详细的解释。

视频尿动力学检查的优点是不仅能提示膀胱是否存在顺应性差或活动过度，还能够对膀胱内的情况进行实时视频记录。通过观察膀胱和尿道的外观，以及膀胱充盈期的特征，可以判断是否存在明显的压力性尿失禁[15]。压力性尿失禁和急迫性尿失禁也可能同时存在，这种情况下需要考虑首先治疗什么，这会在后面进行讨论。

通过测量 RALP 后逆行漏尿点的压力可能比直接测量漏尿点压力或尿垫试验更有利于确定尿失禁程度[15]。

（四）治疗

对于前列腺癌治疗后的尿失禁，目前有多种治疗方式。

首选的最简单的方法是频率 - 尿量表，并评估患者的排尿习惯。通过调整排尿习惯可能有助于改善症状。

假如患者没有流出道梗阻，则应推荐其进行物理治疗如盆底功能测评和康复理疗。

九、盆底治疗和管理

（一）概述

专科骨盆康复理疗是针对前列腺癌手术和药物治疗后的漏尿和其他潜在不良反应的保守治疗措施，现已被纳入一线治疗方案[8, 16, 17]。随着前列腺癌早期筛查方法的进步，越来越多的前列腺癌患者可以在疾病早期被检出并通过手术切除，但手术会导致尿失禁等并发症，因此需要基于循证的治疗来预防尿失禁并缩短恢复控尿所需的时间。

如前所述，男性尿失禁在医学和媒体上获得的关注度不如女性尿失禁高，这主要是由于分娩和绝经后期会影响女性泌尿生殖系统和盆底肌群的功能，进而导致盆底功能障碍，如尿失禁或盆腔器官脱垂，以及相关的功能障碍，这些情况会严重影响女性的生活质量和自尊心。

对于男性来说，非外伤性尿失禁主要与衰老和前列腺梗阻有关。当被确诊患有前列腺癌时，患者的首要考虑往往是如何摆脱肿瘤。在与肿瘤学家和泌尿科医生咨询的焦点往往是哪一种治疗是最佳的治疗措施，是内分泌治疗、手术、放射治疗，还是一些组合疗法[18-23]。

在对肿瘤进行治疗前，医生都会与患者讨论治疗可能带来的不良反应。然而，很多患者在肿瘤得到控制后，会长期承受治疗所产生的不良反应的煎熬，如大小便失禁或勃起功能障碍，这会对他们的健康和生活质量产生特别严重的影响[8]。

由于对尿失禁的定义、评估时机、手术技术和术前状况的不同，前列腺切除术后尿失禁的发生率为 1%～87%。然而，一些男性由于自卑，以及尿失禁对男子气概的潜在负面影响可能会隐瞒真实情况，导致统计数据的误差。前列腺癌领域的著名专家 Roger Kirby 教授最近将男性患者为了维护自尊而隐瞒症状，导致延误诊断和治疗的这种"斯多葛"性格称为"有毒的男子气概"（个人心得）。

我们希望通过 PSA 检测和前列腺检查来让公众理解前列腺癌早期检测的重要性，这已被证明能够改善患者的存活率，并且随着针对并发症的治疗方式的改进，"有毒的男子气概"或不寻求医学治疗的想法即将过时。

这也使得临床医生更积极地寻求治疗和管理术后并发症的有效方法。

（二）专科骨盆康复理疗在前列腺癌治疗后尿失禁管理中的作用

与患者无监管和自学进行盆底锻炼相比，接受骨盆康复理疗是否能给患者带来更多的获益仍需要进一步的研究证据。患者和理疗师之间的治疗关系是否会提高患者锻炼的积极性，以及改变生活方式的动力？骨盆康复理疗是否能使术后尿失禁更快得到恢复？

目前正在进行的一项 Pantera 临床试验试图评估物理疗法和体育对"主动监测"前列腺癌男性 PSA 水平的降低作用[24]，其原理是基于睾酮对 PSA 水平的抑制作用。

自 2015 年以来，在英国前列腺癌协会的支持下，英国发起了一项以物理疗法为主导的倡议，其目的是为本国男性建立健康和福利诊所。并为前列腺癌患者提供教育和运动康复，以及一对一的门诊理疗服务。这大大缓解了下尿路症状、尿频、尿急、尿失禁等问题对前列腺癌患者群体的困扰。目前为止，这两个项目都收获了良好的成效。很多因前列腺癌治疗后出现尿失禁的患者就诊时被评估为严重尿失禁，但通过 6 个月的强化骨盆康复理疗，尿失禁的程度在重新评估时降为轻度。这些结果与 K.Moore[25] 和 G.Dorey 等[20] 早期进行的研究结果相一致。

（三）骨盆康复理疗

值得注意的是，许多能够改善膀胱尿控的干预措施同样被证明有助于改善前列腺癌治疗带来的盆腔并发症，如肠道功能障碍或勃起功能障碍。前列腺切除术后尿失禁的问诊应该是全面的。因此，需要联合采用多种方式。通过问诊可以与患者讨论既往已经存在或手术原因等导致的相关问题，同时也应该对所有盆腔器官的功能进行评估。

（四）术前骨盆康复物理疗法

正如 Sathianathen 等在 2017 年的研究[26]，以及其他一些相关研究[27, 28] 中所指出的，早期进行骨盆康复物理疗法对于改善前列腺癌治疗后尿失禁是最有效的。此外，也有研究表明，术前进行骨盆康复理疗有助于更快地恢复尿控功能。

术前谈话的目的是向患者讲解男性泌尿系统的解剖和生理功能。同时指导其进行正确的盆底收缩锻炼，并告知其进行这项锻炼的目的。术前鼓励患者积极改变生活习惯，术后去除导管后即可早期进行盆底收缩锻炼。其目的是使膀胱和肠道的功能得到良好的恢复。

手术前应在适当的时机与患者讨论潜在的术后并发症，如果合适的话，还可以与患者的家属进行沟通。重点是让患者能够自主调节生活方式并进行盆底锻炼，从而最大限度地减少或缓解术后并发症的影响。此外，术前告知和树立信心，使患者相信即便术后出现尿控或勃起问题，也可以通过积极的治疗改善或治愈[29]。

术前的物理治疗可以针对患者单独进行，也可以针对一组患者。多人成组治疗可以明显节约成本，此外，也有零星的证据表明，患者间的经验交流对治疗有非常大的支持和帮助。但少数患者可能会倾向于自己独自物理治疗，以避免尴尬。研究文献及本书作者也都肯定了术前谈话的价值所在。在这种情况下，可以与这些患者开诚布公地沟通交流术后并发症的可能性。术前沟通中患者常见的表述包括"我不知道盆底结构或者它有什么作用""我以为只有女性才需要进行盆底锻炼""现在我明白了为什么和如何做盆底收缩，我觉得更有动力去做这些事情，这样做有助于帮助我改善术后可能出现的问题"。对患者来说，术前沟通的另一个好处是让他们知道如果出现术后并发症，可以向专业的从事尿控治疗和管理的团队寻求帮助。

通过沟通鼓励患者在术前开始盆底锻炼，同时对生活方式进行必要的调整。尽管患者术前会感到焦虑，但他们一般没有疼痛感。此时恰恰是让患者预先进行骨盆康复理疗的理想时机，并向他们讲解盆底肌肉在尿控中的作用，以及如何正确收缩这些肌肉，鼓励患者有针对性的锻炼这些肌肉的功能。在实际指导中，骨盆模型和 3D 骨盆解剖图像可以帮助患者来更好的理解。

（五）盆底功能和肌纤维特征

盆底肌是横跨骨盆下开口、由慢肌纤维和快肌纤维组成的横纹肌，慢肌纤维与快肌纤维的比例为 2∶1。慢肌纤维负责维持盆底的张力，其功能可以通过耐力训练得到改善。在咳嗽、打喷嚏或其他可以导致腹内压突然升高的情况下，快肌纤维被迅速调动来为盆底提供更强的支撑力。经常反复进行盆底收缩有助于锻炼和加强盆底肌肉的功能。也有人认为，在承受压力的情况下，正常人的盆底肌肉复合体会反射性收缩，以维持尿控。手术应该尽量保留肌肉的神经支配，但术者通常很难做到完美的避免神经损伤。如果手术中对盆底肌肉的神经支配做到较好的保留，那么理论上，通过让患者在腹内压增加前有意识地"预收缩"盆底肌肉，可以重新训练盆底肌的反射，在此基础上联合功能性的锻炼有助于恢复尿控。

（六）盆底锻炼

为了让尿控得到更好的恢复，在前列腺癌治疗前应指导患者进行盆底肌肉收缩锻炼的方法。具体可以通过口头教学，配合宣传手册让患者了解这方面的知识。有研究显示，通过观察患者锻炼动作或感触肌肉收缩情况是目前正确锻炼"隐藏肌肉"最有效的方法。在盆底锻炼时与患者的互动交流有利于确保肌肉收缩的准确性及有效性，以强化学习效率。

根据作者的经验，在取得患者的理解和同意后，术前对患者进行体格检查是非常有价值的，这样有利于指导患者完成盆底锻炼，并在积极锻炼后让肌肉得到充分的放松。术前体检虽然和围术期的体检类似，但侧重点是让患者学会锻炼盆底肌的正确动作，而不是使用该检查来帮助诊断盆底功能障碍。通过体格检查，可以系统的记录尿失禁或盆底功能障碍的发生情况，并根据具体情况采取进一步的干预措施。

在一些有条件的医院，使用实时超声或肌电图生物反馈等计算机可视化结果来强化锻炼的效率有益于患者盆底锻炼及随后的力量训练[30]。然而许多研究表明，每天坚持采用正确的指诊和盆底锻炼和其他辅助疗法都同样有效。但不可否认的是，让患者在进行盆底锻炼时通过辅助检查来"看到"盆底收缩也非常有帮助。作者认为，通过这些辅助疗法可以激励患者积极参与锻炼。如果患者能够直观地感受到通过锻炼获得的肌张力改善，那会非常有助于提高锻炼的依从性。

另外有研究使用电刺激来辅助锻炼盆底肌的功能。但目前关于电刺激疗法是否优于单纯的盆底锻炼仍存在不同的看法，此外，电刺激是否适宜于癌症患者也有不同的意见。

电刺激疗法是通过体外或体内电极向盆底肌肉施加低频电流。患者将感受到由此产生的肌肉收缩，并可以在电流刺激的引导下进行正确的盆底锻炼。理论上，在常规的前列腺癌切除术后也可以使用电刺激来改善术后短期的尿漏或球海绵体肌不稳定。然而，英国理疗协会在女性 SUI 物理疗法指南中指出，电刺激疗法禁忌在盆腔或腹腔可能有肿瘤细胞的情况下使用。尽管目前没有足够的证据表明电刺激会造成肿瘤进展或复发的风险，但大多数医疗人员还是会避免在根治性前列腺切除术后的患者中使用这种干预措施或者转而寻求同行专业指导[31]。

（七）如何评估盆底肌复合体并教授专业的盆底肌收缩

让患者采取仰卧位，双脚分开与臀部同宽，双腿张开。对会阴、生殖器和肛门进行初步观察。描述膀胱或肠道失禁的尿液或粪便引起的皮肤刺激证据，以及既往的手术瘢痕或肛门周围的粪便痕迹。然后在没有指导的前提下让患者尝试进行盆底收缩，治疗师观察睾丸/阴囊的抬高动作和阴茎根部向腹壁方向的收缩动作，此时，如果肛门括约肌周围能够收紧，则表明患者能够主动收缩、保持和放松肌肉。在术前评价时，可能还需要评估患者咳嗽时盆底肌肉是否会出现不自主收缩，并观察这种刺激试验是否会导致尿液渗漏。如果出现尿液漏出，则让患者在收缩盆底肌的同时再次咳嗽，并观察收缩盆底肌肉是否能有效防止尿液渗漏。对于术后尿失禁的患者，每次体检时，都应该进行上述的压力测试。检查结果有助于判断尿失禁的原因，同时制订下一步的治疗计划。

随后，需要向患者说明其进行盆底锻炼的动作是否标准。并指导其如何避免过度收缩臀部和腹部肌肉，而通过正确的呼吸方式来达到收缩盆底肌的目的。向患者解释进行长时间收缩和快速收缩分别有什么作用。可以通过肢体动作来帮助患者进行盆底收缩，如"想象你排尿时突然停止排尿，抬起并收紧会阴前部，同时想象你正试图阻止排气一样抬起并收紧会阴后部"。通过幽默的方式可以帮助找准正确的肌肉。注意语言要尽量通俗易懂。

在对患者自主收缩能力进行评估后，接下来需要进行神经肌肉的检查。内容包括评估由 $S_2 \sim S_4$ 脊髓节段控制的肛门张力和由

$S_2 \sim S_4$ 节段控制的会阴感觉，以及球海绵体反射。这对于指导术后选择治疗方式，以及对特定肌肉和神经反射的选择性训练非常重要，并可能成为理疗效果的预后指标。

对盆底肌肉的完整性、肌张力和功能进行相关评估可以通过睾丸后会阴部触诊进行，也可以通过直肠指检检查直肠括约肌，以及耻骨直肠肌。

许多研究认为，从患者角度讲，如果能够耐受，直肠指检是评价和分级盆底肌肌力和功能最有效的方法，并可以为制订个性化的治疗和锻炼方案提供指导。

检查的目的包括以下内容。

- 评估盆底的自主和非自主控制，以及骨盆底肌肉的协调和协同活动。
- 使用牛津等级量表定义盆底肌收缩力的强度，该量表修订后包括 $0 \sim 6$ 个等级。

0 级：无收缩。

1 级：震颤，收缩非常弱。

2 级：轻微收缩力，无抬高或收缩运动。

3 级：中等收缩力，有一些抬高或收缩运动。

4 级：收缩力较好，并能够对抗一定的阻力。

5 级：较强收缩力，可以对抗较强阻力。

6 级：收缩非常强，能够抵抗很强阻力。

或者将收缩力分类为无、弱、正常和强共 4 个级别。

- 对于有盆底肌复合体张力过高可能的患者。可以记录为肌肉不能完全放松，具体程度分为无、部分或完全 3 个等级；或者根据 ICS 盆底临床评估小组推荐，将其分类为正常、活动过度、活动不足和无功能共 4 种情况。
- 如前所述，在进行术前约谈时，检查的目的是评估盆底肌的完整性、强度和功能，并指导和鼓励患者在术前就开展盆底锻炼，使其融入患者的日常生活中。在术后阶段，当患者存在尿失禁时，应进行体检来分析漏尿的原因，并为患者制订合适的治疗和锻炼计划。如前所述并在文献中描述，前列腺切除术后尿失禁通常有以下原因。

膀胱尿道部位的切开或缝合，或者神经血管束损伤导致的去神经化导致尿道括约肌功能失调，或者因膀胱尿道吻合缝合或因神经血管束损伤导致去神经支配都可能导致尿道括约肌功能障碍。正如 Kim 等[8] 指出，大多数内括约肌功能障碍的患者主要表现为压力性尿失禁。

手术所致膀胱去神经化可能导致膀胱功能障碍，引起球海绵体肌过度活动、膀胱顺应性减弱或球海绵体肌收缩力受损。患者可能会出现尿频、尿急和急迫性尿失禁的症状之一，或者同时出现膀胱过度活动症（overactive bladder，OAB）和压力性尿失禁的混合性症状。

膀胱尿道吻合口狭窄导致膀胱出口梗阻。这会导致漏尿、急迫性尿失禁，以及尿潴留。

（八）盆底锻炼时长和锻炼姿势

建议患者先从平躺位开始练习，随着对动作的熟悉，可以进一步尝试以不同的姿势（如坐位、站位，甚至活动时）进行锻炼。此外，患者也可以根据本人的体检结果选择个性化的锻炼方案。对于盆底锻炼最适宜的频率和运动量，是否应该进行极量或亚极量的收缩，以改善和保持尿控，尚无共识。人们正在试验不同的锻炼方式，越来越多的人意识到骨盆周围的所有肌肉，包括腰骶区域的肌肉，腹部和呼吸肌肉相互作用，其中一组的功能障碍可能会影响"椎盆核心"中所有肌肉的功能，包括盆底复合体。这种潜在的肌肉不平衡或不稳定，或者在执行盆底收缩时其他肌肉的不正确协调，如果不加以治疗，可能会妨碍尿控恢复。然而，没有争议的是强大而有反应的盆底肌肉复合体与腰盆肌肉组织协同工作对维持和恢复尿控是有利的。在女性尿压力性尿失禁的诊治领域，以及对前列腺手术后尿失禁的物理疗法的研究，已经有很多文献报道[25, 32, 33]。

Glazener 等[32] 在 MAPS 试验中，强调了1 对 1 盆底锻炼的益处，并尝试开发一种针对良性或恶性前列腺疾病手术后尿失禁的独特的保守治疗方案。尽管结果不如人意，但这项试验，以及最近的一些研究激发了人们对肌力锻炼相关的运动学的研究，并让大家意识到将这些知识应用于盆底肌复合体的重要性。我们对盆底康复作为椎盆核心的组成部分的认识也在进行相当多的研究和开发。作者认为，这些新的盆底治疗方法将改善我们对患者治疗干预的选择和患者的预后。

十、盆底锻炼的原理

如前所述，鼓励患者进行有针对性的锻炼，可以改善特定肌肉的功能，增加肌肉体积和功能。因此，通过完成极量和次极量、长时保持和短时间保持的盆底收缩训练可以使两种类型的肌肉纤维都得到锻炼。随着症状的改善，他们需要进一步通过改变姿势和进行功能性的运动来对抗不断增加的负荷。

（一）长时间保持

嘱咐患者呼气时收缩盆底肌肉，并维持收缩同时继续呼吸，目标是维持盆底肌肉收缩达 10～12s。

在最初的评估中，患者可能会在盆底肌出现疲劳时只能维持几秒钟，但需要相信这是正常现象。这时需要记录患者盆底肌出现疲劳的时间，并在短暂休息 5s 后，要求患者重复收缩，最多 10 次，直到其不能再维持先前的收缩强度和时间。这个保持时间和重复次数即可以作为他们最初的盆底肌力指标，用作以后的参照。例如，患者能够维持 6s 的收缩时间，重复 4 次。那么在家里，就鼓励患者进行 4 次 6s 的收缩，每完成一组锻炼后休息相同或双倍的时间。需要向患者解释休息时间的重要性，以避免患者因休息时间太短造成肌肉过度紧张和疲劳，这样反而不利于盆底肌功能的恢复。此外，在锻炼后让患者完全放松盆底肌也非常重要，这样可以避免盆底肌复合体出现疼痛不适。随着患者肌力和功能的改善，可以进一步增加收缩保持时间，并减少休息时间，从而让盆底肌的锻炼符合特定性和超负荷的运动原则。

（二）短时间维持

在体检时，还应该评估患者在腹内压突然升高的情况下，控制盆底肌进行快速、协调和短时收缩的能力。在每组练习中，让患者进行最多 10～12 次最大收缩运动，每次收缩 1s，中间休息 2s。

（三）窍门

"预先收缩"被认为是改善前列腺治疗后尿失禁的"窍门"，关于其概念在前面已经提到过，应该被纳入患者术前和术后的锻炼计划中。患者学习在做可能引起尿失禁的动作之前预先进行盆底收缩。通过有意识地进行盆底收缩运动，减少或防止漏尿，并且通过反复练习，可以促进盆底肌在突发压力增加时的反射性收缩。

（四）锻炼频率

对于尿失禁患者一天中应该完成多少组盆底收缩锻炼，目前还没有一致意见。但可以为患者设定一个能够实现的目标，理想的目标是每 24h 至少间隔进行 3 组练习。练习应该在一天中分开进行，长时保持和重复的次数应增加到 10～12 次，同时可以尝试在不同姿势和活动状态下进行盆底锻炼。

（五）锻炼依从性

鼓励患者寻找方法将锻炼纳入日常生活中。向患者解释尿失禁是可逆的，如果不坚持锻炼来保持盆底肌的强韧，肌肉强度会变弱，功能会变差[34]。此外，盆底锻炼的动作要强调的是质量而非数量，可以建议患者通过在手机 APP 设置提醒或在家里粘贴便签来提醒自己坚持锻炼。由于正确的呼吸模式和腹部运动也非常重要，因此，可以在专业骨盆健康理疗师的指导下为患者设计个体化的锻炼方案。

在术前阶段，锻炼的目的是让患者养成盆底收缩的习惯。在术后时期，随着生活方式的改变，适当的锻炼则是为了恢复膀胱的尿控能力。

（六）术后盆底康复理疗

不同患者在术后接受盆底康复理疗的时机可能因医院的治疗方式和资源的差异而有所不同。但有大量证据显示，在拔除导尿管后尽早开始保守治疗，将会明显缩短恢复尿控的时间[36]。文献综述也一致建议，轻度至中度尿失禁患者应在术后前 3 个月内开始盆底康复理疗，最好在术后前 2 周即开始。盆底康复理疗应维持到患者恢复尿控能力，假如在手术 1 年后患者仍存在尿失禁，则应将患者转诊至专门负责诊断、治疗和管理尿失禁的泌尿科顾问医师处[36]。

在开始进行术后理疗之前，会让患者填写一些表格，如生活质量调查问卷，其目的是评估尿失禁的频率、严重程度和对生活健康的各个方面的影响。常用的是国际尿失禁调查问卷，简称为 ICIQ-UISF。此外，还需要患者填写一份频率 / 尿量表（frequency/volume chart，FVC），可以客观记录患者 3 天内的膀胱功能和液体摄入量。从问卷和 FVC 收集的信息将有助于评估患者的健康状况、尿失禁的严重程度，以及尿失禁对患者心理的影响。这也代表了患者在治疗开始时的基线情况，并且用于在治疗的不同阶段以及治疗结束后的重新评估。

（七）频率 / 尿量表

根据需要，频率 / 尿量表被设计成不同的形式，如纸质形式，以及手机中的应用程序形式。这样可以让患者尽可能正常地继续日常生活，并且每次如厕或饮水时都可以及时对排尿和摄入量进行记录。

填写频率 / 尿量表的目的包括如下几种。

- 记录 24h 内饮用的液体量及类型。鼓励患者测量他们的杯子或玻璃杯的容积，这样可以准确地记录他们每天摄入的液体总量。
- 记录排尿的时间点和排尿量，可以在马桶旁放置一个旧量壶来记录每次排尿的量并给出容量提示。
- 记录尿失禁症状的紧迫性和严重性。由数字表示，"0"表示没有紧迫性，由其他原因导致尿失禁，直至"4"表示急迫性尿失禁，即在到达厕所之前出现漏尿。此外，也可以将尿失禁的情况描述为"无、轻度、中度或重度尿失禁"。

- 记录漏尿的时间及漏尿量和导致漏尿的原因，如"几乎干燥、湿润、潮湿或湿透"，以及触发因素，如"咳嗽、姿势改变或尿急"。
- 记录24h内使用的尿垫或者隔垫设施的数量。此外，记录尿垫重量也是评估尿失禁严重程度的有效方法。

在第一次预约术后理疗时需要提供此表，作为客观病史的补充，这有助于了解尿失禁的性质和严重程度。根据 FVC 和 ICUI-SF 表格的信息，可以辅助临床医生对进行诊断和制订干预措施的重点[37]。

（八）主观检查

主观评估需要详细了解患者的内科、外科和泌尿科病史。内容包括患者以往针对前列腺或膀胱的干预措施或治疗药物。同时，需要对任何可能影响患者尿控的并发症进行评估。例如，可能的神经系统疾病、脊柱功能障碍或损伤，以及前列腺癌治疗前后出现的任何肠道问题或勃起功能障碍等问题。

在咨询过程中，如果根据患者的病史需要做进一步的评估，应该将患者转诊到专家处。如果患者的尿失禁在前列腺切除术后将近一年都没有改善，应该优先将其转诊到专业的治疗和管理尿控功能的泌尿科医生处。

根据主观病史，如果患者没有参加过术前理疗评估，将需要完成相应的体格检查。如果患者反馈存在膀胱过度活动的症状，并且该症状在 FVC 表中证明确实存在，那么需要指导患者改变生活方式，并向其介绍膀胱锻炼、冲动抑制和排尿后挤压后尿道的手法，并将这些锻炼方式纳入治疗计划的一部分，

与尿失禁的个体化锻炼方案一起实施。如果有必要，也可以考虑辅助疗法和核心稳定性练习，以促进盆底肌肉的活动及强化。资源允许的话，上述治疗将持续 1~2 周。每 1 个月、3 个月、6 个月通过尿垫试验、FVC 和患者症状评分对治疗方案进行重复评估[26]。当患者反馈病情稳定或渗漏程度不再对其生活质量和身体健康产生负面影响时，治疗就可以结束了。然而，如前所述，如果术后 1 年尿失禁的情况仍未得到改善或解决，建议患者接受全面的泌尿科评估和治疗。

（九）结论

盆腔理疗对于前列腺治疗后尿失禁的患者有重要意义，每位患者都应有机会在手术前后表达他们的担忧。随着时间的推移，盆腔理疗的获益也会越来越多。患者甚至可能不需要药物和外科治疗。当然，如果必要，患者也应做好准备接受药物或手术治疗。

十一、药物治疗

对于有膀胱过度活动症的患者，可以首先尝试一线抗胆碱能药物治疗。然而，Lovvik 等评论称大多数研究认为抗胆碱能药物的作用有限，并不总是能够有用。

抗抑郁药度洛西汀被证明对一些患有压力性尿失禁的女性有效。在男性中的研究表明，使用度洛西汀治疗压力性尿失禁在用药一个月时的有效率为 50%，但接受治疗的队列中只有 35% 的患者能够耐受该药物[38]。因此，如果要使用度洛西汀，需要让患者充分了解该药物可能带来的不良反应，以及这种药物并不能永久解决尿失禁问题。该药物也可作为盆底锻炼的辅助方案。

十二、手术干预

对液体管理或盆底康复没有反应的尿失禁患者可能会选择忍受尿失禁的影响，年长的患者更倾向于这样做。然而，许多相对的年轻患者则会非常苦恼，因为他们体力活动比较多，经常穿戴护垫或尿裤并不能解决他们的问题。

因此，如果保守治疗无效，应该考虑手术治疗。

除手术外，有些患者还接受了放射治疗，放射治疗的使用确实改变了前列腺癌的治疗模式。因为相比于放射治疗，任何手术干预造成尿失禁的风险都更大。

目前有三种治疗选择可以改善尿失禁。

- 填充剂或 ProAct 系统治疗[39]。
- 男性吊带。
- 人工尿道括约肌（治疗"金标准"，并且被广泛使用）[40]。

（一）填充剂

填充剂用于治疗男性压力性尿失禁已经有几十年的历史。但这些产品并不受欢迎，因为治疗的结果不是非常好。Nguyen[41] 撰写综述显示，填充剂获益在 13%～100%。向男性尿道注射膨胀物质也不是一个容易的过程，这非常依赖于术者的操作技水平。在少数情况下，甚至会造成尿失禁症状恶化。然而，由于这是一个相对简单的日间手术，还是值得向一些合适的患者推荐这种疗法，因为对于一些患者，该疗法是非常有用的。

根据 Nestler 等的研究，经验丰富的术者使用 ProAct 可以让患者更多获益。然而，因注射失误需要重新填充 ProAct 的概率很高（47%）。作者认为，尽管需要重复注射，患者的满意度仍然很高。

（二）男性吊带

男性吊带最近才开始被用于治疗男性尿失禁。它是基于女性经闭孔吊带发明的一种网状吊带。有一种男性经闭孔吊带已经成功地用于许多根治性前列腺切除术后发生轻度至中度压力性尿失禁的男性患者。

目前主要有两种类型男性吊带，包括可调型和不可调型，两者各有优势和不足。Chung[42] 进行的一系列研究表明，可调型吊带比不可调型吊带更容易被患者接受。然而，选择合适的患者很重要。研究表明，每天使用 3 片以上的护垫会增加吊带植入术后的失败率。同样对于放射治疗患者，接受男性吊带手术的失败率也较高。此外，吊带对尿失禁的控制效果也会随着时间的推移而减弱[43]。Collado-Serra 等研究表明，60% 的患者在吊带术后 5 年可以不用穿戴尿垫[43]。然而，目前在英国，由于吊带的争议，吊带治疗已经被暂时停用。未来可能会重新开放对吊带的使用。此外，任何其他形式的吊带，如男性自体吊带由于操作复杂，也应该避免使用。

（三）人工尿道括约肌

人工尿道括约肌（AMS800）是根治性前列腺切除术后出现压力性尿失禁的标准治疗方式，具有很好的疗效，这种手术方式已经有将近 40 年的历史，许多男性因此获益。AMS800 沿用至今主要得益于其巧妙的设计。

需要明确告知患者人工尿道括约肌的潜在风险和并发症，如存在感染和侵蚀的风险，一旦出现这种情况，可能需要通过手术来移除。

如果人工尿道括约肌放置得当，在手术后 6 周内患者将会获得良好的尿控，也通常会非常满意。在植入人工尿道括约肌之前，确保膀胱和尿道的健康，以及无尿道梗阻是非常重要的。因为一旦植入了人工尿道括约肌，那么尿道梗阻的问题将很难治疗，因为在使用内镜手术时有损坏人工尿道括约肌的风险。

人工尿道括约肌被植入男性后的预期寿命通常为 10 年。AUS 800 可以根据情况进行维修或更换。对于接受过放射治疗或手术联合放射治疗的患者，人工尿道括约肌仍然是严重尿失禁患者的有效选择，但并发症发生率会稍高。

如果植入的人工尿道括约肌失效，重要的是要寻找问题出在哪里。如果有感染，那么应该用抗生素治疗。如果感染反复存在，则应进行内镜检查，以确保括约肌的吊带没有被侵蚀。如果吊带被侵蚀，则必须立即移除所有的部件。

在移除人工尿道括约肌后，如果尿道组织愈合满意，那么 6 个月后可以更换新的人造尿道括约肌。

如果人工括约肌无法工作，通常是因为系统有渗漏。根据作者的经验，如果先查探气球，可以检查一下气球内液体的体积，一般是 23ml。如果有液体流失，那么可能气球本身问题，应该对气球进行泄漏测试。如果气球上存在小孔，可以单独更换气球。如果气球完好无损，那么应该接着检查袖带，因为袖带泄漏仅次于气球泄露。如果需要移除某些组件，可以单独更换相应的部件，假如人工尿道括约肌已经植入超过 7～8 年，那么也可以选择进行整体更换。

为了确保人工尿道括约肌正常工作，最好是每年对患者进行随访。

许多研究已经报道了 AUS800 的长期效果。Sacomani [44] 的报告显示，87.9% 的患者成功接受了人工尿道括约肌植入术，其中 67.8% 的患者术后能够摆脱尿垫，而 19.8% 的患者则需要对植入装置进行调整。Tutolo 等 [45] 报道显示，58% 的患者植入人工尿道括约肌后能够获得良好的尿控能力，30.7% 的患者则需要调整植入装置。此外，大医疗中心具有更高的成功率和更低的并发症风险 [46]。这是值得鼓舞的。

除了 AUS800，另外的一些用于治疗男性尿失禁的替代装置也已经被研发出来，其中包括 FlowSecure [46] 和 ATOMS 系统 [47]。这些装置的长期疗效还有待观察。

对常规手术没有反应的患者也不适合手术治疗。

老年人或存在基础疾病的尿失禁患者可以使用尿垫。Conveen 系统是一种固定于阴茎上的控尿装置，对一些患者来说是有用的。

（四）非手术解决方案

有一些患有重度尿失禁的患者，或者对手术干预没有反应的患者，以及因为并发症可能需要移除植入物的患者，不适合手术及不希望手术的患者，以及长期留置耻骨上造瘘管并每 6 周更换的患者，其中很少一部分可能采用回肠流出道手术治疗尿失禁，这种方案只有存在严重并发症（如耻骨瘘）和接受放射治疗的情况下才使用。

（五）结论

男性患者在接受前列腺癌治疗后出现尿失禁的情况并不少见。高达 10% 的前列腺癌术后患者可能会发生尿失禁，这是个严重的问题。因此，在进行任何手术之前，都应该充分告知患者潜在的风险。患者在术前应积极接受关于盆底康复的建议、咨询和培训。如果患者在手术后出现尿失禁，应该由专业的盆底理疗师进行治疗，并为患者提供一种可供选择的治疗方案来帮助缓解症状，改善病情。然而，如果接受前列腺癌手术 1 年后，患者的尿失禁症状仍没有改善，那么如果患者渴望获得良好的尿控能力，则应考虑手术治疗。

参 考 文 献

[1] Eapen RS, Radomski SB. Review of the epidemiology of overactive bladder. Res Rep Urol. 2016;8:71–6.

[2] Chen RC, Basak R, Meyer AM, et al. Association between choice of radical prostatectomy, external beam radiotherapy, brachytherapy, or active surveillance and patient-reported quality of life among men with localized prostate cancer. JAMA. 2017;317(11):1141–50.

[3] Cameron AP, Suskind AM, Neer C, et al. Functional and anatomical differences between continent and incontinent men post radical prostatectomy on urodynamics and 3T MRI: a pilot study. Neurourol Urodyn. 2015;34(6):527–32.

[4] Freiberger C, Berneking V, Vögeli TA, Kirschner-Hermanns R, Eble MJ, Pinkawa M. Quality of life up to 10 years after external beam radiotherapy and/or brachytherapy for prostate cancer. Brachytherapy. 2018;17(3):517–23.

[5] Peyronnet B, Brucker BM. Management of overactive bladder symptoms after radical prostatectomy. Curr Urol Rep. 2018;19(12):95.

[6] Bang SL, Yallappa S, Dalal F, Almallah YZ. Post prostatectomy Vesicourethral stenosis or bladder neck contracture with concomitant urinary incontinence: our experience and recommendations. Curr Urol. 2017;10(1):32–9.

[7] Simpson P. Prostatectomy: information provision and education for patients. Br J Nurs. 2015;24(9):S24–8.

[8] Kim PH, Pinheiro LC, Atoria CL, Eastham JA, Sandhu JS, Elkin EB. Trends in the use of incontinence procedures after radical prostatectomy: a population based analysis. J Urol. 2013;189(2):602–8.

[9] Daugherty M, Chelluri R, Bratslavsky G, Byler T. Are we underestimating the rates of incontinence after prostate cancer treatment? Results from NHANES. Int Urol Nephrol. 2017;49(10):1715–21.

[10] Gontero P, Marra G, Alessio P, et al. Salvage radical prostatectomy for recurrent prostate cancer: morbidity and functional outcomes from a large Multicenter series of open versus robotic approaches. J Urol. 2019;202(4):725–31.

[11] Dosanjh A, Baldwin S, Mytton J, et al. A national study of artificial urinary sphincter and male sling implantation after radical prostatectomy in England. BJU Int. 2020;125(3):467–75.

[12] Averbeck MA, Woodhouse C, Comiter C, et al. Surgical treatment of post-prostatectomy stress urinary incontinence in adult men: report from the 6th international consultation on incontinence. Neurourol Urodyn. 2019;38(1):398–406.

[13] Soto González M, Da Cuña Carrera I, Lantarón Caeiro EM, Gutiérrez Nieto M, López García S, Ojea Calvo A. Correlation between the 1–hour and 24–hour pad test in the assessment of male patients with post-prostatectomy urinary incontinence. Prog Urol. 2018;28(11):536–41.

[14] MacKenzie KR, Davis J, Harding C, Aning JJ. Patient-reported outcomes and urodynamic findings in men with persistent lower urinary tract symptoms following robot-assisted radical prostatectomy. Neurourol Urodyn. 2019;38(5):1353–62.

[15] Solomon E, Kass-Iliyya A, Malde S, Kirkham APS, Greenwell TJ, Ockrim JL. The correlation between retrograde leak point pressure and 24–hour pad weight. Neurourol Urodyn. 2017;36(4):1119–23.

[16] Thüroff JW, Abrams P, Andersson KE, et al. EAU guidelines on urinary incontinence. Eur Urol. 2011;59(3):387–400.

[17] Rajkowska-Labon E, Bakuła S, Kucharzewski M, Sliwiński Z. Efficacy of physiotherapy for urinary incontinence following prostate cancer surgery. Biomed Res Int. 2014;2014:785263.

[18] Bernards AT, Berghmans BC, Slieker-Ten Hove MC, Staal JB, de Bie RA, Hendriks EJ. Dutch guidelines for physiotherapy in patients with stress

urinary incontinence: an update. Int Urogynecol J. 2014;25(2):171–9.

[19] Marchiori D, Bertaccini A, Manferrari F, Ferri C, Martorana G. Pelvic floor rehabilitation for continence recovery after radical prostatectomy: role of a personal training re-educational program. Anticancer Res. 2010;30(2):553–6.

[20] Dorey G, Glazener C, Buckley B, Cochran C, Moore K. Developing a pelvic floor muscle training regimen for use in a trial intervention. Physiotherapy. 2009;95(3):199–209.

[21] Bernardo-Filho M, Barbosa Júnior ML, da Cunha Sá-Caputo D, et al. The relevance of the procedures related to the physiotherapy in the interventions in patients with prostate cancer: short review with practice approach. Int J Biomed Sci. 2014;10(2):73–84.

[22] Kao TC, Cruess DF, Garner D, et al. Multicenter patient self-reporting questionnaire on impotence, incontinence and stricture after radical prostatectomy. J Urol. 2000;163(3):858–64.

[23] Cornel EB, de Wit R, Witjes JA. Evaluation of early pelvic floor physiotherapy on the duration and degree of urinary incontinence after radical retropubic prostatectomy in a non-teaching hospital. World J Urol. 2005;23(5):353–5.

[24] Bourke L, Stevenson R, Turner R, et al. Exercise training as a novel primary treatment for localised prostate cancer: a multi-site randomised controlled phase II study. Sci Rep. 2018;8(1):8374.

[25] Moore KN, Valiquette L, Chetner MP, Byrniak S, Herbison GP. Return to continence after radical retropubic prostatectomy: a randomized trial of verbal and written instructions versus therapist-directed pelvic floor muscle therapy. Urology. 2008;72(6):1280–6.

[26] Sathianathen NJ, Johnson L, Bolton D, Lawrentschuk NL. An objective measurement of urinary continence recovery with pelvic floor physiotherapy following robotic assisted radical prostatectomy. Transl Androl Urol. 2017;6(Suppl 2):S59–63.

[27] Goonewardene SS, Gillatt D, Persad R. A systematic review of PFE pre-prostatectomy. J Robot Surg. 2018;12(3):397–400.

[28] Patel MI, Yao J, Hirschhorn AD, Mungovan SF. Preoperative pelvic floor physiotherapy improves continence after radical retropubic prostatectomy. Int J Urol. 2013;20(10):986–92.

[29] Katz A, Katz A. The top 13: what family physicians should know about prostate cancer. Can Fam Physician. 2008;54(2):198–203.

[30] BφK. Pelvic floor muscle training in treatment of female stress urinary incontinence, pelvic organ prolapse and sexual dysfunction. World J Urol. 2012;30(4):437–43.

[31] Davie: Kings Cross Health and Community Care Centre, Kings Cross Hospital, Dundee, UK; T. Cook & P. Rochester: Division of Physiotherapy and Occupational Therapy, School of Health Studies, University of Bradford, Bradford, UK.

[32] Glazener C, Boachie C, Buckley B, et al. Urinary incontinence in men after formal one-to-one pelvic-floor muscle training following radical prostatectomy or transurethral resection of the prostate (MAPS): two parallel randomised controlled trials [published correction appears in lancet. 2012 Feb 4;379(9814):412]. Lancet. 2011;378(9788):328–37.

[33] Nahon I, Dorey G, Waddington G, Adams R. Systematic review of the treatment of post-prostatectomy incontinence. Urol Nurs. 2006;26(6):461–82.

[34] Marques A, Stothers L, Macnab A. The status of pelvic floor muscle training for women. Can Urol Assoc J. 2010;4(6):419–24.

[35] Alewijnse D, Mesters I, Metsemakers J, van den Borne B. Strategies to enhance adherence and reduce drop out in conservative treatment. In: Bo K, Berghmans B, Møkved S, Van Kampen M, editors. Evidence based physical therapy for the pelvic floor. Bridging science and clinical practice. Edinburgh: Butterworth Heinemann Elsevier; 2007. p. 133–46.

[36] Graham J, Baker M, Macbeth F, Titshall V, guideline development group. Diagnosis and treatment of prostate cancer: summary of NICE guidance [published correction appears in BMJ. 2014;348:g394]. BMJ. 2008;336(7644):610–2.

[37] Goode PS, Burgio KL, Johnson TM 2nd, et al. Behavioral therapy with or without biofeedback and pelvic floor electrical stimulation for persistent postprostatectomy incontinence: a randomized controlled trial. JAMA. 2011;305(2):151–9.

[38] Neff D, Guise A, Guralnick ML, et al. Duloxetine for the treatment of post-prostatectomy stress urinary incontinence. Can Urol Assoc J. 2013;7(5–6):E260–2.

[39] Nestler S, Thomas C, Neisius A, et al. Long-term results of ProACT primary and repeat implantation for treatment of stress urinary incontinence in men. World J Urol. 2019;37(6):1173–9.

[40] Wallis CJ, Herschorn S, Liu Y, et al. Practice patterns

of post-radical prostatectomy incontinence surgery in Ontario. Can Urol Assoc J. 2014;8(9–10):E670–4.

[41] Nguyen L, Leung LY, Walker R, Nitkunan T, Sharma D, Seth J. The use of urethral bulking injections in post-prostatectomy stress urinary incontinence: a narrative review of the literature. Neurourol Urodyn. 2019;38(8):2060–9.

[42] Chung E, Smith P, Malone G, Cartmill R. Adjustable versus non-adjustable male sling for post-prostatectomy urinary incontinence: a prospective clinical trial comparing patient choice, clinical outcomes and satisfaction rate with a minimum follow up of 24 months. Neurourol Urodyn. 2016;35(4):482–6.

[43] Collado-Serra A, Domínguez-Escrig J, Ramírez-Backhaus M, Gómez-Ferrer á, Casanova J, Rubio-Briones J. Long-term functional outcome and complications of male suburethral slings in the management of post-prostatectomy incontinence: a prospective five-year follow-up study. Resultados funcionales a largo plazo y complicaciones de los cabestrillos suburetrales masculinos en el manejo de la incontinencia postprostatectomía: estudio prospectivo con seguimiento a cinco años.. Arch Esp Urol. 2019;72(4):381–8.

[44] Sacomani CAR, Zequi SC, Costa WHD, et al. Long-term results of the implantation of the AMS 800 artificial sphincter for post-prostatectomy incontinence: a single-center experience. Int Braz J Urol. 2018;44(1):114–20.

[45] Tutolo M, Cornu JN, Bauer RM, et al. Efficacy and safety of artificial urinary sphincter (AUS): results of a large multi-institutional cohort of patients with mid-term follow-up. Neurourol Urodyn. 2019;38(2):710–8.

[46] García Montes F, Knight SL, Greenwell T, Mundy AR, Craggs MD. Esfínter Urinario artificial "FlowSecure": un nuevo concepto de esfínter artificial regulable y con oclusión condicional Para la incontinencia urinaria de esfuerzo ["Flowsecure" artificial urinary sphincter: a new adjustable artificial urinary sphincter concept with conditional occlusion for stress urinary incontinence]. Actas Urol Esp. 2007;31(7):752–8.

[47] Giammò A, Ammirati E, Tullio A, et al. Implant of ATOMS?system for the treatment of postoperative male stress urinary incontinence: results of a single Centre. Int Braz J Urol. 2019;45(1):127–36.

第 21 章　挽救性前列腺癌治疗中的勃起功能
Erectile Dysfunction in Salvage Prostate Cancer Therapies

Raveen Sandher　Majid Shabbir　著

郭三维　译

对许多男性来说，保护性功能非常重要。Singer 等发现，68% 的前列腺癌患者在初诊后的前 5 年内，为了使勃起功能的维持能力提高 50%，为此会增加 10% 的死亡风险[1]。这项研究对揭示男性心理和性功能的关系有重要联系。许多患者可能选择初始治疗，是因为该治疗方式的性功能障碍风险较低。他们现在可能正面临着一开始想要避免的治疗，但这一次他们希望保留的性功能将面临更大的风险。

根治性放射治疗后的挽救性治疗方案包括挽救性前列腺切除术、激素治疗、高或低剂量率近距离放射治疗（H/LDR-BT）、冷冻疗法和局灶治疗，如高能聚焦超声（HIFU）。据报道，由于并发症降低，局灶治疗已成为一种受欢迎的治疗方式。根治性前列腺切除术后的挽救治疗只包括放射治疗和激素治疗。

一、放射治疗后复发前列腺癌的挽救性治疗

（一）挽救性根治性前列腺切除术

放射治疗后的挽救性根治性前列腺切除术（SRP）是一项技术难度较高的手术。放射治疗后对局部组织进行解剖具有挑战性，容易引起术后并发症从而严重影响生活质量。根据 CaPSURE 研究，只有 <1% 的男性适合在放射治疗后接受 SRP 治疗[2]。Marconi 等发现接受 SRP 手术后的性能力恢复比例（potency rate）很低（10.8%）[3]。但这项研究对性功能有更宽泛的定义，即"在使用或不使用 PDE_5I 的情况下进行自发性交的能力"，而不是更严格的"无其他辅助情况下恢复正常勃起功能"的定义。无论使用何种初始治疗，初始治疗 +SRP 手术后的具有性能力的概率都是相似的（局灶治疗 +SRP 后具有性能力概率为 12.4%，而外部放射治疗 +SRP 后具有性能力概率为 10.8%，P=0.61）。在其他队列研究中，初次放射治疗 +SRP 后具有性能力概率相似，为 10%[4]。

Yuh 等报道了一个单中心 SRP 的结果。在 56 例接受 SRP 的患者中，72% 的患者在初次治疗（外照射放射治疗、HIFU、冷冻疗法、近距离放射治疗或质子束疗法）后已经出现勃起功能障碍[5]。13 例术前有性能力的患者在 SRP 后无人恢复自主勃起功能。该队列中只有 3 例患者对 PDE_5I 有充分反应，另有 3 例患者继续需使用海绵体内注射（ICI）或阴茎假体。

在行 SRP 手术时保留神经似乎很重要。马斯顿等报道了他们在放射治疗后 SRP 的经验。在 6 例仍然具有性能力的患者中，5 例接受了保留双侧神经的手术。他们在 SRP 期间探索了周围神经移植的以保留性能力方法，但遗憾的是，接受双侧神经移植的患者均未恢复性能力[4]。SRP 期间手术平面（surgical plane）的定义是困难的，这可能解释了这种挽救治疗后性能力比例较低的原因。

挽救性前列腺切除术（SRP）适用于少数人，而且在性功能、术中和术后发病率方面风险很高。文献中报道的术后具有性能力的比例较低。然而，与原发性根治性前列腺切除术的研究一样，SRP 的研究也缺少对勃起功能障碍进行明确统一的定义，使得对不同中心的数据进行分析和对比存在困难。与原发性 RP 相比，挽救性手术的疗效明显更差。需要更多关于术后性能力结果的证据，使患者在开始 SRP 之前能得到更好的咨询。

（二）冷冻疗法

冷冻疗法包括经会阴将冷冻针插入前列腺。该方法可使组织冷却至 −30℃，直接破坏细胞膜，以及间接引起缺血和凝固性坏死。快速冷冻和加温会可带来最佳效果，即核心区域坏死和周围区域水肿。当冷冻疗法的低温延伸到神经血管束时，容易引起勃起功能障碍。

作为一种主要治疗方法，冷冻疗法在术后 6 周和 3 年后的勃起功能障碍发生率明显高于外放射放射治疗[6]。Onik 等[7] 描述了保留神经的冷冻疗法，以维持勃起功能（需要挽救治疗的患者未进入研究）。在 9 例接受了保留原发神经冷冻手术的男性中，有 7 例在手术后仍然具有性能力。

挽救性冷冻疗法可以局部使用，也可以作为整个前列腺体冷冻疗法使用。De Castro Abreu 等发布了比较这 2 种疗法的有关数据[8]。在 7 例接受局部挽救性冷冻疗法前有性能力的患者中，4 例在治疗后仍具有性能力，2 例在全腺体挽救性冷冻疗法前有性能力的患者在治疗后均无性能力。前列腺癌相关的预后相当。Eisenberg 等报道了接受部分挽救性冷冻疗法的患者的性能力变化。在这项小型研究中，5 例男性中只有 2 例在治疗后仍然具有性能力[9]。

随着时间的推移，冷冻疗法这项技术得到了改进，Lian 等比较了 32 例采用第三代技术进行冷冻疗法的患者的结果[10]。第三代技术使用氦气和氩气、尿道加热和经尿道超声来帮助减少与冷冻疗法相关的并发症发生率。报告称，研究中 32 例患者中有 14 例（43.8%）在挽救性冷冻疗法之前，勃起功能良好，国际勃起功能指数问卷表（IIEF）评分为 22～25 分。14 例原本有性能力的患者中有 8 例（57.1%）在挽救性冷冻疗法后随访 5 年，都失去勃起功能。

伊斯梅尔等追踪了第一批 100 例既往接受放射性之后出现肿瘤复发的前列腺癌患者，这些患者之后都接受了冷冻疗法[11]。这项单中心研究对患者进行了 33.5 个月的随访。使用国际勃起功能指数问卷表（IIEF）对这些患者进行评估。在完成问卷调查的 63 例患者中，38 例患者（60%）在靶向冷冻疗法前出现勃起功能障碍。37 例男性在治疗后仍患有勃起功能障碍（59%）；有趣的是，1 例患者恢复了良好的勃起功能。报告勃起功能良好的 25 例患者中，14 例男性不需要勃起功能方面的协助，11 例男性确实需要勃起功能方面的协助。经迷走神经冷冻疗法后，在不需要勃起功能协助的患者中，6例在治疗后恢复了基础勃起功能（baseline function），6例功能减退，2例勃起完全丧失。确实需要勃起功能方面的协助的11例患者中，5例患者保持不变，6例患者失去勃起功能。术后勃起功能障碍总发生率为86%，其中包括冷冻疗法前发生勃起功能障碍的患者。

（三）高能聚焦超声

高能聚焦超声（HIFU）利用声波的热能和气蚀破坏前列腺癌细胞，导致坏死。超声波能量集中在一个固定点上，其密度可达 $1500W/cm^2$。温度 $>80℃$。

HIFU作为一种主要治疗方式，患者术后仍具有性能力的比例在54%～100%[12]。然而，这个比例包括了需要其他辅助治疗的患者，如 PDE_5I。Yap等汇集了3项前瞻性试验的数据，涉及110例患者[13]。他们发现国际勃起功能指数问卷表（IIEF）评分从最初检查时的23分下降到4周时的9分。在1年后，IIEF得分提高到20分。

HIFU治疗项目的报告称，与术后性能力比例为30%的主要非神经保留治疗技术相比，用于原发性癌症治疗的保留神经HIFU方案术后性能力比例为40%～60%[14]。然而，保留神经HIFU的患者肿瘤复发率更高。这可能是由于为了保护神经血管束而对周围区域治疗不彻底。这些患者在3个月时需要进一步治疗。HIFU治疗项目中没有讨论累积HIFU治疗对性能力的影响。

一项单中心回顾性研究对接受高能聚焦超声（HIFU）治疗的局部器官局限性前列腺癌（localised organ-confined prostate cancer）患者进行了14年的随访[15]。尽管在14年内跟踪了患者的预后，但仅统计了术后12个月内患者的性能力比例。202例患者中有169例患者具有性能力（83.7%）。12个月时，在没有其他辅助的情况下，性能力为25.4%[16]，在有其他辅助的情况下，性能力为39.6%。35%的患者患有勃起功能障碍。作者发现，不同年代的高能聚焦超声（HIFU）技术使用并没有带来结果的差异。

Warmuth等[17]对高能聚焦超声（HIFU）在挽救手术情况下的有效性和安全性进行了系统评价。他们发现，在17项研究中，不良性能力比例为1%～77%[17]。这些研究是观察性病例系列，证据水平非常低[17]。与其他挽救手术一样，关于挽救HIFU治疗的研究很少，可用的研究也很少。Chalasani等比较了放射治疗后高能聚焦超声（HIFU）治疗与前列腺切除术和冷冻疗法的疗效[18]。这是一个相对较大的临床研究，有167例患者。不幸的是，他们没有在挽救手术后评估勃起功能。Mallick等[19]发现，在他们研究的68例患者中，66.2%在挽救治疗后出现勃起功能障碍。Thueroff等[20]招募了8例患者，发现勃起功能障碍率为100%。HIFU在挽救手术中使用时勃起功能障碍发生率高。

（四）近距离放射治疗

近距离放射治疗是一种基于放射治疗的治疗方法，使用放射性同位素，如 ^{125}I、^{103}Pd、^{192}Ir 和 ^{131}C。放射性同位素籽源（radioisotope seed）通过针头插入会阴。近距离放射治疗可以作为外照射放射治疗后或前一次近距离放射治疗后的挽救治疗。

首次近距离放射治疗后行挽救性近距离放射治疗（SBT）的毒性缺乏研究。Lacy等描述了一项针对21例患者的研究。7例术前具有性能力[21]。近距离放射治疗后，只有1

例患者勃起困难。

Yamada 等收集了外照射放射治疗术后的局部复发前列腺癌患者，探究这些患者接受挽救性近距离放射治疗效果[22]。11 项研究中有 4 项报告了挽救性近距离放射治疗术后出现勃起功能障碍。勃起功能障碍发生率在 2%～95%。但现有证据的质量较差，并且在已发表的研究中缺乏统一的勃起功能障碍的定义。

二、根治性前列腺切除术后复发性前列腺癌的挽救治疗

（一）外照射放射治疗

一般认为，内皮功能障碍、缺氧诱导的海绵体神经损伤和纤维化可导致放射治疗后勃起功能障碍[23]。放射治疗可引起海绵体神经炎症，从而导致神经元损伤。一氧化氮合酶的释放减少，进而导致一氧化氮的生成减少。延迟性纤维化引起的动脉损伤可导致血流量减少，最后引起平滑肌萎缩和损伤。

Van Stam 等研究了 241 例前列腺癌患者在接受挽救性放射治疗后对生活质量影响[24]。该研究对患者进行 24 个月的随访，并让患者填写健康相关生活质量问卷。与其他研究一样，他们发现挽救性放射治疗组在 24 个月时的性能力比例比原发性根治性前列腺切除术组差。他们还发现，一期根治性前列腺切除术和挽救性放射治疗之间间隔时间越长，挽救性放射治疗后的性满意度就越高。

Olsson 等对 124 例接受挽救性放射治疗的男性进行了为期 1～14 年（平均 5 年）的随访[25]。与初始放射治疗队列相比，挽救性放射治疗患者的勃起功能明显较差。在初始放射治疗组中，没有药物或技术辅助，43/160 例患者（27%）无法勃起，而在挽救组中，70/124 例患者（57%）无法勃起。

赛博刀（Cyberknife）是一种立体定向全身放射治疗（SBRT）技术。其精度＜1mm，用于挽救性治疗。一个典型的方案是连续 5 天进行 34Gy 剂量的放射治疗。Fuller 等[26]研究了 SBRT 后的毒性。他们将性能力定义为＞15 分。治疗后评分下降≥5 分，即确定性能力下降。50 例患者中有 15 例（30%）在挽救性 SBRT 是有性能力的。他们发现，在挽救性 SBRT 治疗后有 82% 的患者性能力大幅下降。Fuller 等评论说，"在所有再治疗系列（retreatment series）中，相当大比例的患者出现性能力丧失，但没有人能够对一种治疗方式与另一种治疗方式的结果进行有效的比较"[26]。

最近，研究者对使用放置在直肠和前列腺之间的水凝胶间隔物感兴趣，该间隔物可以减少前列腺放射治疗时的治疗毒性。研究发现，间隔物可将阴茎球的放射治疗剂量从 30Gy 降至 10Gy。在治疗后第 3 年，与对照组相比（37.5%），有间隔物治疗的患者中 66.7% 患者有足以性交的勃起。但没有挽救性患者进入这项 Ⅲ 期研究，因此这项技术是否会在挽救治疗中产生类似的效果仍有待观察。

到目前为止，还没有研究比较原发性 RP 后挽救性放射治疗与原发性放射治疗后挽救性前列腺切除术（SRP）在功能结果上的差异。这样的研究是有必要的，因为它有助于评估患者在挽救治疗后的累积不良反应，从而为需要挽救性治疗患者在面临挽救性治疗时进行风险评估。

（二）雄激素剥夺疗法

雄激素剥夺疗法（ADT）被用作挽救放射治疗的辅助方法。ADT 是一种化学阉割。将睾酮水平降至无法检测会对男性产生显著的生理影响。它通过剥夺原癌细胞的雄激素来控制癌症。睾丸激素的降低会导致勃起功能障碍、性欲丧失、阴茎和睾丸萎缩。

Gandaglia 等[27]发现，只有具有侵袭性疾病特征的前列腺癌患者在早期挽救性放射治疗时受益于激素治疗。因此，对于 PSA 较低或病理状况良好的患者，ADT 的不良反应可以避免。

ADT 治疗后的阴茎康复方案尚未达成共识。PDE$_5$I 在睾酮水平低、性欲低的情况下治疗效果较差，在这种情况下，使用海绵内注射或真空装置等替代疗法可能更合适。

三、勃起功能障碍的治疗

在原发或挽救性治疗中，接受放射治疗或局灶治疗的患者缺少特定的治疗策略。许多可用的数据都与原发性根治性前列腺切除术后的功能康复有关。虽然文献中没有针对挽救性前列腺切除术（SRP）后具体康复策略，但无论采用何种挽救性治疗，许多首次术后的挽救性治疗方式都可以有效使用。

（一）前列腺切除术后的结构变化

研究表明，原发性前列腺切除术后阴茎海绵体的结构会发生变化[28]，可逐渐引起静脉闭塞性勃起功能障碍[29]。早期采用预防阴茎组织损伤的疗法可能会缓解这种情况发生。该领域的许多专家提倡在阴茎纤维化发展之前采用这种"阴茎康复"治疗[30]。英国的一

份共识文件推测这种疗法可以恢复辅助和非辅助勃起功能，防止结构变化，维持阴茎的血流，最大限度地修复海绵体神经，以实现自然穿透性勃起功能，防止阴茎缩短、内皮损伤和促进组织的再氧化[31]。

虽然治疗后（术后第 1 天、拔除导管时或之后）开始"阴茎康复"治疗的确切时间尚未达成共识，但研究表明，第一个月的早期治疗能改善患者结局[32-36]。这一点得到了体内研究证据的支持，体内研究表明，早期使用 PDE$_5$I 可预防与海绵体神经损伤相关的一些超微结构变化，包括体内凋亡、胶原沉积和随后的静脉闭塞功能障碍[37-40]。根据这些研究，在治疗肿瘤时尽早开始"阴茎康复"治疗有利于改善勃起功能。

目前，尚不清楚这些"阴茎康复"治疗在挽救治疗中是否有效，或者在冷冻疗法或放射治疗等替代疗法后是否有效。然而，这些挽救治疗对勃起功能的直接负面影响可能会导致相同的海绵体组织损伤和纤维化，因此早期开始某种形式的"阴茎康复"治疗是合乎逻辑的。

（二）PDE$_5$I

PDE$_5$I 的出现彻底改变了 ED 的治疗方式。这种口服疗法的易用性和有效性提高了 ED 治疗的依从性。过去 10 年的动物研究表明，PDE$_5$I 可以通过减少阴茎缺氧、平滑肌细胞凋亡和纤维化，以及保护内皮功能障碍来改善体内海绵体损伤的影响。在患者身上也发现了一些证据，Schwartz 等[28]显示，机器人辅助根治性前列腺切除术（RARP）术后活检中发现，相比于连续 6 个月服用 50mg 西地那非的男性，服用 100mg 西地那非的男性海绵体平滑肌含量显著增加。

然而，作为阴茎康复计划的一部分，使用 PDE_5I 改善 RP 后 ED 的临床证据尚不清楚。在保留神经的 RP 术后早期使用 PDE_5I 可能是有益的；但与按需治疗相比，目前的大量证据并不明确支持在这种情况下每天使用 $PDE_5I^{[41]}$。在神经损伤风险较高的挽救手术中，PDE_5I 的益处不太清楚。然而，它们仍然是一种易于使用的一线治疗方式；但在两条神经明显不受迷走神经支配的情况下，或在接受激素治疗的患者中，替代一线治疗方法，如海绵体内注射，可能更合适。

（三）海绵体内注射治疗

18 年前，海绵体内注射（ICI）成了第一个阴茎康复治疗的项目。Montorsi 等每周使用前列地尔注射液进行海绵体内注射 3 次，持续 12 周，效果良好[16]；80% 的患者能够完成 3 周一次的注射计划，67% 的患者报告恢复了令人满意的自发勃起，而对照组为 20%。这种海绵体内注射疗法的常规使用通常受限于患者的意愿和阴茎疼痛，30%～40% 使用前列地尔的患者会出现阴茎疼痛。

Gontero 等评估了非神经保留 RP 术后患者开始海绵体内注射治疗的最佳时间[42]。术后 1 个月开始使用前列地尔海绵体内注射的患者对治疗的反应最好，但存在最明显阴茎疼痛和阴茎异常勃起的风险。这导致用药的医从性最低。与术后 4～12 个月开始前列地尔海绵体内注射的患者相比，术后 <3 个月开始前列地尔海绵体内注射的患者勃起反应明显更好，他们得出结论，基于治疗有效性和患者依从性 2 个方面，术后 3 个月是海绵体内注射的最佳开始时间。

在所有挽救治疗后，这种海绵体内注射治疗有效管用，因为它不依赖完整的神经元功能或正常的睾酮环境才能有效，并且与初始手术相比，在挽救手术治疗后海绵体内注射治疗可能发挥更大的作用。

（四）真空负压装置

真空负压装置（vacuum constrictive device，VCD）为阴茎康复和 ED 后治疗提供了一种经济高效且不依赖药物的方法。其疗效与保留神经状态无关。从术后 1 个月开始每天使用（10min）真空负压装置（VCD）已被证明可以限制初始 RP 手术后阴茎长度和周长的损失（阴茎纤维化的替代标志物），并有助于尽早恢复性功能[35, 43]。然而，真空负压装置（VCD）的最大缺点是患者的接受度和依从性较低。许多患者发现，在日常康复中使用真空负压装置（VCD）会令人尴尬、困难和麻烦，在性交中使用它们会感到不舒服和不自然。尽管单独使用它们在临床上可能有效，但在这种情况下，依从性问题使真空负压装置（VCD）不太令人满意。

（五）其他治疗无效情况下的选择：人工海绵体植入术

阴茎植入手术是一种公认的 ED 治疗方法，即使所有其他形式的治疗都失败了，阴茎植入手术也是有效的。在替代治疗无法耐受的情况下，阴茎植入手术也很有用，并形成了 RP 后 ED 的第三线治疗。与 PDE_5I 或 ICI 相比，在患者和伴侣中，在这种情况下使用阴茎假体是安全、可行、有效和可靠的，治疗满意度更高[44-46]。接受挽救手术患者由于神经损伤和勃起功能障碍的风险较高，口服治疗难以耐受，阴茎植入手术在这些患者中可发挥着更大的作用。

在为患者提供植入咨询时，他们必须

意识到手术是不可逆转的。他们应该被告知不同类型的植入物，即充气式或可塑性植入物。80%的人更喜欢三件式充气装置，而那些在得到正确的咨询后选择可延展装置的患者对植入治疗效果也同样满意。植入手术应在专业中心进行，以获得最佳效果。在挽救治疗中，有可塑性和可充气植入物可供提供，但由于手术和放射治疗或其他局灶治疗对Retzius间隙的额外影响，在植入可充气假体贮液囊时需要更加小心。局部解剖的纤维化可能会使"盲"插入贮液囊更加危险，而开放或异位贮液囊植入是一种更安全的方法。

性心理咨询

勃起功能障碍既有生理因素，也有心理因素，对性功能和性欲有同样的负面影响。在治疗后，虽然前者肯定占主导地位，但前者并不是唯一的因素。癌症复发的影响和重复治疗的叠加效应可能对心理健康产生重大影响，而心理健康本身也可能影响性功能。

患者应清楚地了解到挽救治疗后可能导致的变化，了解其发生的原因，以及不同治疗策略的作用和范围，其中包括功能恢复的概念和恢复时间表。这应该在初始治疗前开始，并在挽救治疗后继续进行。可以通过患者小组讨论会或ED诊所的个人讨论会来实现。对于有明确的心理因素影响勃起功能障碍的患者，可与性心理咨询师进行沟通而从中获益。

研究表明，接受性心理咨询可以对结果产生积极影响。与未接受咨询的海绵体内注射（intracavernosal injection，ICI）治疗患者相比，接受海绵体内注射（ICI）治疗并接受性心理咨询的患者在性功能方面的结果显著更好。接受咨询的患者的平均国际勃起功能指数问卷表（IIEF）得分更好（26.5分 vs. 24.3分，$P<0.05$），性满意度更好（73% vs. 43%），治疗退出率更低（0% vs. 28%，$P<0.05$）[47]。

四、总结

前列腺癌的治疗需在肿瘤控制和可接受的不良反应之间做出权衡。决定挽救治疗是一个更困难的选择，因为患者可能经常偏离特定的主要治疗（如手术），因为患者发现这些术后不良反应不可接受。在挽救治疗中，任何类型挽救治疗的不良反应都比初始治疗的不良反应更严重。这反过来意味着患者需要得到更好的咨询。显然，挽救治疗的重要目标是肿瘤得到控制，但理想的治疗效果还包括患者将恢复到新的生存状态，并保留性功能。对性功能影响的研究表明，性功能受影响确实会对患者造成一定程度的困扰；但对某些患者来说，挽救治疗后性功能保留较好的患者的生存率可能会降低。

在这一领域缺乏良好的证据，这使得给患者充分的咨询和预测性功能结果变得困难。需要更多的研究来探究挽救治疗的累积影响，以及如何减少这些影响。联合治疗对神经和血管造成更大的损伤，这意味着简单的性功能治疗不再有效，可能需要Caverjet或阴茎植入物来恢复性功能。患者应事先得到相应的咨询。

参 考 文 献

[1] Singer PA, Tasch ES, Stocking C, Rubin S, Siegler M, Weichselbaum R. Sex or survival: trade-offs between quality and quantity of life. J Clin Oncol. 1991 Feb;9(2):328–34.

[2] Agarwal PK, Sadetsky N, Konety BR, Resnick MI, Carroll PR. Treatment failure after primary and salvage therapy for prostate cancer. Cancer. 2008 Jan 15;112(2):307–14.

[3] Marconi L, et al. MP78–12 Robotic assisted radical prostatectomy after focal therapy: oncological and functional outcomes. J Urol. 2019; https://doi.org/10.1097/01. JU.0000557344.17080.9b.

[4] Masterson TA, Stephenson AJ, Scardino PT, Eastham JA. Recovery of erectile function after salvage radical prostatectomy for locally recurrent prostate cancer after radiotherapy. Urology. 200. Sep;66(3):623–6.

[5] Yuh B, Ruel N, Muldrew S, Mejia R, Novara G, Kawachi M, et al. Complications and outcomes of salvage robot-assisted radical prostatectomy: a single-institution experience. BJU Int. 2014;113(5):769–76.

[6] Robinson JW, Donnelly BJ, Siever JE, Saliken JC, Ernst SD, Rewcastle JC, et al. A randomized trial of external beam radiotherapy versus cryoablation in patients with localized prostate cancer. Cancer [Internet]. 2009 Oct 15;115(20):4695–704.

[7] Onik G, Narayan P, Vaughan D, Dineen M, Brunelle R. Focal 'Nerve-Sparing' cryosurgery for treatment of primary prostate cancer: a new approach to preserving potency adult urology. Urology. 2002;60:109–14.

[8] de Castro Abreu AL, Bahn D, Leslie S, Shoji S, Silverman P, Desai MM, et al. Salvage focal and salvage total cryoablation for locally recurrent prostate cancer after primary radiation therapy. BJU Int. 2013 Aug;112(3):298–307.

[9] Eisenberg ML, Shinohara K. Partial Salvage Cryoablation of the prostate for recurrent prostate cancer after radiotherapy failure. Urology [Internet]. 2008 Dec;72(6):1315–8.

[10] Lian H, Yang R, Lin T, Wang W, Zhang G, Guo H. Salvage cryotherapy with third-generation technology for locally recurrent prostate cancer after radiation therapy. Int Urol Nephrol. 2016 Sep 1;48(9):1461–6.

[11] Ismail M, Ahmed S, Kastner C, Davies J. Salvage cryotherapy for recurrent prostate cancer after radiation failure: a prospective case series of the first 100 patients. BJU Int. 2007 Oct;100(4):760–4.

[12] Valerio M, Ahmed HU, Emberton M, Lawrentschuk N, Lazzeri M, Montironi R, et al. The role of focal therapy in the management of localised prostate cancer: a systematic review. Eur Urol. 2014;66(4):732–51.

[13] Yap T, Ahmed HU, Hindley RG, Guillaumier S, McCartan N, Dickinson L, et al. The effects of focal therapy for prostate cancer on sexual function: a combined analysis of three prospective trials. Eur Urol. 2016 May;69(5):844–51.

[14] Colombel M, Poissonnier L, Martin X, Gelet A. Clinical results of the prostate HIFU project. Eur Urol Suppl. 2006 Apr;5(6):491–4.

[15] Ganzer R, Fritsche H-M, Brandtner A, Bründl J, Koch D, Wieland WF, et al. Fourteen-year oncological and functional outcomes of high-intensity focused ultrasound in localized prostate cancer. BJU Int. 2013 Aug;112(3):322–9.

[16] Montorsi F, Guazzoni G, Strambi LF, et al. Recovery of spontaneous erectile function after nerve-sparing radical retropubic prostatectomy with and without early intracavernous injections of alprostadil: results of a prospective, randomized trial. J Urol. 1997;4(158):1408–10.

[17] Warmuth M, Johansson T, Mad P. Systematic review of the efficacy and safety of high-intensity focussed ultrasound for the primary and salvage treatment of prostate cancer. Eur Urol. 2010;58:803–15.

[18] Chalasani V, Martinez CH, Lim D, Chin J. Salvage HIFU for recurrent prostate cancer after radiotherapy. Prostate Cancer Prostatic Dis. 2009;12:124–9.

[19] Mallick S., DAFYLTSBH. High-intensity focused ultrasound as a salvage therapy for patients having failed radiation therapy as a primary treatment for prostate cancer. Prostate Cancer Symposium. 2007;168.

[20] Thueroff S., KKCC. 10 years high intensity focused ultrasound (HIFU) as local treatment of prostate cancer: profile of side effects. AUA Annual Meeting. 2006;1133.

[21] Lacy JM, Wilson WA, Bole R, Chen L, Meigooni AS, Rowland RG, et al. Salvage brachytherapy for biochemically recurrent prostate cancer following

primary brachytherapy. Prostate Cancer. 2016;2016:1–9.

[22] Yamada Y, Okihara K, Iwata T, Masui K, Kamoi K, Yamada K, et al. Salvage brachytherapy for locally recurrent prostate cancer after external beam radiotherapy. Asian J Androl. 2015 Nov 1;17(6):899–903.

[23] Mahmood J, Shamah AA, Creed TM, Pavlovic R, Matsui H, Kimura M, et al. Radiation-induced erectile dysfunction: Recent advances and future directions. Adv Radiat Oncol. 2016;1:161–9.

[24] van Stam MA, Aaronson NK, Pos FJ, Bosch JLHR, Kieffer JM, Tillier CN, et al. The effect of salvage radiotherapy and its timing on the health-related quality of life of prostate cancer patients. Eur Urol. 2016;70(5):751–7.

[25] Olsson CE, Alsadius D, Pettersson N, Tucker SL, Wilderäng U, Johansson KA, et al. Patient-reported sexual toxicity after radiation therapy in long-term prostate cancer survivors. British J Cancer. 2015 Sep 1;113(5):802–8.

[26] Fuller D, Wurzer J, Shirazi R, Bridge S, Law J, Crabtree T, et al. Retreatment for local recurrence of prostatic carcinoma after prior therapeutic irradiation: efficacy and toxicity of HDR-like SBRT. Int J Radiat Oncol Biol Phys. 2020 Feb 1;106(2):291–9.

[27] Gandaglia G, Fossati N, Karnes RJ, Boorjian SA, Colicchia M, Bossi A, et al. Use of concomitant androgen deprivation therapy in patients treated with early salvage radiotherapy for biochemical recurrence after radical prostatectomy: long-term results from a large, multi-institutional series. Eur Urol. 2018 Apr 1;73(4):512–8.

[28] Schwartz EJ, Wong P, Graydon RJ. Sildenafil preserves intracorporeal smooth muscle after radical retropubic prostatectomy. J Urol [Internet]. 2004 Feb;171(2):771–4.

[29] Mulhall JP, Slovick R, Hotaling J, Aviv N, Valenzuela R, Waters WB, et al. Erectile dysfunction after radical prostatectomy: hemodynamic profiles and their correlation with the recovery of erectile function. J Urol. 2002 Mar;167(3):1371–5.

[30] Salonia A, Burnett AL, Graefen M, Hatzimouratidis K, Montorsi F, Mulhall JP, et al. Prevention and management of postprostatectomy sexual dysfunctions part 2: recovery and preservation of erectile function, sexual desire, and orgasmic function. Eur Urol. 2012 Aug;62(2): 273–86.

[31] Kirby MG, White ID, Butcher J, Challacombe B, Coe J, Grover L, et al. Development of UK recommendations on treatment for post-surgical erectile dysfunction. Int J Clin Pract. 2014 May;68(5):590–608.

[32] Pace G, del Rosso A, Vicentini C. Penile rehabilitation therapy following radical prostatectomy. Disabil Rehabil [Internet]. 2010 Jan 15;32(14):1204–8.

[33] Mulhall JP, Parker M, Waters BW, Flanigan R. The timing of penile rehabilitation after bilateral nerve-sparing radical prostatectomy affects the recovery of erectile function. BJU Int. 2010. Jan;105(1):37–41.

[34] Nandipati K, Raina R, Agarwal A, Zippe CD. Early combination therapy: intracavernosal injections and sildenafil following radical prostatectomy increases sexual activity and the return of natural erections. Int J Impot Res. 2006 Sep 16;18(5):446–51.

[35] Raina R, Agarwal A, Ausmundson S, Lakin M, Nandipati KC, Montague DK, et al. Early use of vacuum constriction device following radical prostatectomy facilitates early sexual activity and potentially earlier return of erectile function. Int J Impot Res. 2006 Jan 18;18(1):77–81.

[36] Mulhall JP, Bella AJ, Briganti A, McCullough A, Brock G. Erectile function rehabilitation in the radical prostatectomy patient. J Sex Med [Internet]. 2010b Apr;7(4):1687–98.

[37] Kovanecz I, Rambhatla A, Ferrini MG, Vernet D, Sanchez S, Rajfer J, et al. Chronic daily tadalafil prevents the corporal fibrosis and veno-occlusive dysfunction that occurs after cavernosal nerve resection. BJU Int [Internet]. 2007 Sep 20;0(0):070921231855003.

[38] Özden E, Öztürk B, Koşan M, Tezel GG, Aki FT, Gür S, et al. Effect of sildenafil citrate on penile weight and physiology of cavernous smooth muscle in a post-radical prostatectomy model of erectile dysfunction in rats. Urology. 2011 Mar;77(3):761.e1–7.

[39] Sirad F, Hlaing S, Kovanecz I, Artaza JN, Garcia LA, Rajfer J, et al. Sildenafil promotes smooth muscle preservation and ameliorates fibrosis through modulation of extracellular matrix and tissue growth factor gene expression after bilateral cavernosal nerve resection in the rat. J Sex Med. 2011 Apr;8(4):1048–60.

[40] Lysiak JJ, Yang S-K, Klausner AP, Son H, Tuttle JB, Steers WD. Tadalafil increases Akt and extracellular signal-regulated kinase 1/2 activation, and prevents apoptotic cell death in the penis following denervation. J Urol. 2008 Feb;179(2):779–85.

[41] Montorsi F, Brock G, Stolzenburg J-U, Mulhall J,

Moncada I, Patel HRH, et al. Effects of tadalafil treatment on erectile function recovery following bilateral nerve-sparing radical prostatectomy: a randomised placebo-controlled study (REACTT). Eur Urol. 2014 Mar;65(3):587–96.

[42] Gontero P, Fontana F, Bagnasacco A, Panella M, Kocjancic E, Pretti G, et al. Is there an optimal time for intracavernous prostaglandin e1 rehabilitation following nonnerve sparing radical prostatectomy? results from a hemodynamic prospective study. J Urol. 2003 Jun;169(6):2166–9.

[43] Köhler TS, Pedro R, Hendlin K, Utz W, Ugarte R, Reddy P, et al. A pilot study on the early use of the vacuum erection device after radical retropubic prostatectomy. BJU Int. 2007 Oct;100(4):858–62.

[44] Hellstrom WJG, Montague DK, Moncada I, Carson C, Minhas S, Faria G, et al. Implants, mechanical devices, and vascular surgery for erectile dysfunction. J Sex Med. 2010 Jan;7(1):501–23.

[45] Bettocchi C, Palumbo F, Spilotros M, Lucarelli G, Palazzo S, Battaglia M, et al. Patient and partner satisfaction after AMS inflatable penile prosthesis implant. J Sex Med. 2010 Jan;7(1):304–9.

[46] Menard J, Tremeaux J-C, Faix A, Pierrevelcin J, Staerman F. Erectile function and sexual satisfaction before and after penile prosthesis implantation in radical prostatectomy patients: a comparison with patients with vasculogenic erectile dysfunction. J Sex Med. 2011 Dec;8(12):3479–86.

[47] Titta M, Tavolini IM, Moro FD, Cisternino A, Bassi P. Original research—psychology: sexual counseling improved erectile rehabilitation after non-nerve-sparing radical retropubic prostatectomy or cystectomy—results of a randomized prospective study. J Sex Med [Internet]. 2006 Mar;3(2):267–73.

附录　缩略语
Abbreviations

缩略语	英文全称	中文名称
^{18}F-FECH	^{18}F-fluoroethylcholine	^{18}F–氟乙基胆碱
^{68}Ga-PSMA	^{68}Ga-PSMA-HBED-CC	新型肿瘤显像剂^{68}Ga-PSMA-HBED-CC
ADC	apparent diffusion coefficient	表观扩散系数
ADT	androgen-depri-vation therapy	雄激素剥夺治疗
AF	atrial fibrillation	心房颤动
AL	anastomotic leak	吻合口漏
ART	adjuvant radiotherapy	辅助放射治疗
ARY	arrhythmia	心律失常
AS	active surveillance	主动监测
BCR/BR	biochemical recurrence	生化复发
BCR-FS	biochemical recurrence-free survival	无生化复发生存
BF	bowel function	肠功能
BNC	bladder neck contracture	膀胱颈挛缩
BPFS	biochemical progression-free survival	无生化复发生存率
BS	bone scan	骨显像
BT	brachytherapy	近距离放射治疗
CASP	critical skills appraisal programme	关键技能评估项目

CR	cancer recurrence	癌症复发
CRD	cancer-related deaths	癌症相关死亡
CRO	cryotherapy	冷冻疗法
CSS	cancer-specific survival	肿瘤特异性生存
CT	computer tomography	计算机断层扫描术
DCEI	dynamic contrast-enhanced imaging	动态对比增强成像
DFS	disease-free survival	无病生存期
DSS	disease specific survival	疾病特异性生存
DRE	digital rectal examination	直肠指检
DVT	deep venous thrombosis	深静脉血栓形成
DWI	diffusion-weighted imaging	弥散加权成像
EAU	European Association of Urology	欧洲泌尿外科学会
EBRT	external beam radiotherapy	外照射放射治疗
ED	erectile dysfunction	勃起功能障碍
EN	enterotomy	肠切开术
EPE	extraprostatic extension	前列腺外延长
EPIC	expanded prostate cancer index	扩展性前列腺癌复合指数量表
EV	extravasation	外渗
FBBN	foreign body at bladder neck	膀胱颈异物
FLA	focal laser ablation	局部激光消融
FT	focal therapy	局灶治疗
GI	gastrointestinal	消化道
GU	genitourinary	泌尿生殖系统
HBR-BT	high dose brachytherapy	高剂量近距离放射治疗
HDR/HDR-BT/HDRB	high dose rate brachytherapy	高剂量率近距离放射治疗
HIFU	high-intensity focused ultrasound	高能聚焦超声

HN	hernia	疝
HT	hormone therapy	激素治疗
HTT	helical tomotherapy	螺旋断层放射治疗
HU	hematuria	血尿
IFN	infection	感染
IL	ileus	肠梗阻
ILV	ileovesicostomy	回肠造口术
IMRT	intensity-modulated radiotherapy	调强放射治疗
IRE	irreversible electroporation	不可逆电穿孔
LDR/LDRB	low dose rate brachytherapy	低剂量率近距离放射治疗
LN	lymph node	淋巴结
LND	lymphadenectomy	淋巴结清扫术
LNP	lymph node positivity	淋巴结阳性
LRP	laparoscopic radical prostatectomy	腹腔镜根治性前列腺切除术
MCID	minimally clinically important difference	临床意义最小的差异
MDT	metastasis-directed therapy	转移导向治疗
MRI	magnetic resonance imaging	磁共振成像
mpMRI	multiparametric MRI	多参数 MRI
MS	meatal stricture	大动脉狭窄
NVB	neurovascular bundle	神经血管束
OS	survival	生存
PCa	prostate cancer	前列腺癌
PCSS	prostate cancer-specific survival	前列腺癌特异性生存
PDE_5I	phosphodie-sterase type 5 inhibitor	5 型磷酸二酯酶抑制药
PEM	pulmonary embolism	肺栓塞
PET	positron emission tomography	正电子发射体层成像

PPD	prolonged pelvic drainage	延长盆腔引流
PSA	prostate-specific antigen	前列腺特异性抗原
PSA-DT	prostate-specific antigen doubling time	前列腺特异性抗原倍增时间
PSM	positive surgical margins	手术切缘阳性
PSMA	prostate-specific membrane antigen	前列腺特异性膜抗原
PSMA PET	prostate-specific membrane antigen positron emission tomography	前列腺特异性膜抗原正电子发射体层成像
PUD	posterior urethral division	后尿道分裂
QoL	quality of life	生活质量
RFS	recurrence-free survival	无复发生存
RGS	radioguided surgery	放射导向手术
RL	rectal laceration	直肠撕裂伤
RP ❶	radical prostatectomy	根治性前列腺切除术
RT	radiotherapy	放射治疗
RUF	rectourethral fistula	直肠尿道瘘
RVF	rectovesicular fistula	直肠膀胱瘘
SBE	small bowel enterotomy	小肠肠切开术
SBRT	stereotactic body radiation	立体定向放射治疗
SBT	salvage brachytherapy	抢救近距离放射治疗
SC	salvage cryosurgery	挽救性冷冻手术
SF	sexual function	性功能
SHIM	sexual health inventory for men	男性性健康清单
SIB	simultaneous integrity boost	同时补量照射技术
SLND	salvage lymphadectomy	挽救性淋巴结清扫术
SLRP	salvage laparoscopic prostatectomy	挽救性腹腔镜前列腺切除术

❶ 由于中外语言差异，文中 RRP、RARP、RPF、均译为"根治性前列腺切除术"。

SORP	salvage open radical prostatectomy	挽救性开放式根治性前列腺切除术
SRARP	salvage radical laparoscopic assisted robotic prostatectomy	挽救性根治性腹腔镜辅助机器人前列腺切除术
SRP	salvage radical prostatectomy	挽救性根治性前列腺切除术
SS	septic shock	感染性休克
SVI	seminal vesicle invasion	精囊侵犯
sXRT/SRT	salvage radiotherapy	挽救性放射治疗
TNM	tumour-lymph node-metastasis staging	肿瘤－淋巴结－转移分期
TME	tumour microenvironment	肿瘤微环境
UF	urinary function	泌尿功能
UI	ureteral injury	输尿管损伤
UI/UO	urinary irritation/urinary obstruction	尿路刺激／尿路梗阻
UR	urinary retention	尿潴留
US	urethral stricture	尿道狭窄
UVS	urethrovesicular stricture	尿道膀胱狭窄
UT	urethral transection	尿道横断
UTI	urinary tract infection	尿路感染
VTP	vascular targeted phototherapy	血管靶向光疗
VUA	vesicourethral anastomosis	膀胱尿道吻合术

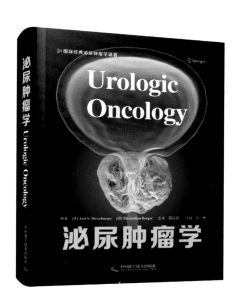

原著　[德] Axel S. Merseburger　　[德] Maximilian Burger

主审　郭应禄　　主译　张　骞

ISBN 978-7-5046-9810-0

定价　598.00 元

　　本书引进自 Springer 出版社，是一部关于泌尿系统肿瘤治疗和患者预后的前沿国际指南，凝聚了从事一线工作的泌尿外科、放射科、病理科、护理学、康复医学等学科知名专家的观点与经验，反映了当今该学科的高水平研究方向。本书由国际知名的泌尿外科专家 Axel S. Merseburger 和 Maximilian Burger 联合相关领域专家共同编写，详细介绍了泌尿系统肿瘤研究的新进展。全书系统介绍了泌尿系统肿瘤的分子机制、临床表现、临床试验及其原则、骨靶向治疗新进展，并详细介绍了前列腺癌、膀胱癌、肾癌、睾丸肿瘤、阴茎癌和其他罕见泌尿系统肿瘤的流行病学，以及组织病理学、影像诊断成像技术、实验室检查、不同分期的治疗方式和随访等内容，同时对泌尿系统肿瘤的未来诊疗发展进行了展望。本书内容实用且聚焦前沿，可为从事一线工作的泌尿外科医师提供强有力的帮助。

相 关 图 书 推 荐

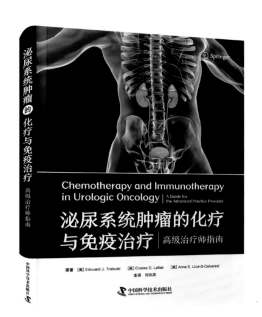

原著　[美] Edouard J. Trabulsi　[美] Costas D. Lallas 等

主译　何志嵩

ISBN 978-7-5046-9832-2

定价　159.00 元

　　本书引进自 Springer 出版社，是一部重点向泌尿科及相关科室临床医生介绍泌尿系统恶性肿瘤化疗与免疫治疗方案的实用指南。全书共 25 章，旨在让临床从业者熟悉泌尿系统恶性肿瘤的全身治疗选择和医疗管理，包括前列腺癌、膀胱癌、肾细胞癌、睾丸癌和阴茎癌，系统介绍了各类型肿瘤的化疗、放射治疗、免疫治疗、靶向治疗、雄激素剥夺治疗及一些新型疗法。本书由该领域的引领型专家团队撰写，回顾了当前泌尿生殖系统恶性肿瘤的化疗和免疫治疗方案，并讨论了适应证、治疗效果和不良反应，以及相关临床试验的内容，可作为泌尿科医生及相关专业技术人员的实用参考书。

出版社官方微店